浙江省普通本科高校"十四五"重点立项建设教材

医学物理学

主　编　邵和鸿

副主编　蒋云峰　姜培培　林维豪　金　鑫

参　编　蔡双双　陈亮亮　余温雷

电子工业出版社

Publishing House of Electronics Industry

北京 · BEIJING

内 容 简 介

本书是依据医学物理学教学大纲和作者长期的医学物理学教学实践编写的，也是作者长期从事医学物理学教学经验的总结。本书内容包含力学、热学、电磁学、光学、原子物理、综合应用 6 个结构模块，根据学科的特点，在综合应用模块中增加了包括医学影像的物理基础、激光及其在生物医学领域中的应用等内容。

本书适合高等医药院校五年制和八年制临床、基础、口腔、眼视光、预防、医学检验、卫生检验、护理、麻醉、影像、儿科、全科、康复、精神医学、放射医学、药学等专业使用，也可供高等院校生命科学有关专业使用。

未经许可，不得以任何方式复制或抄袭本书之部分或全部内容。

版权所有，侵权必究。

图书在版编目（CIP）数据

医学物理学 / 邵和鸿主编. —北京：电子工业出版社，2022.12

ISBN 978-7-121-44814-0

Ⅰ．①医… Ⅱ．①邵… Ⅲ．①医用物理学 Ⅳ．①R312

中国版本图书馆 CIP 数据核字（2022）第 256228 号

责任编辑：魏建波

印　　刷：三河市鑫金马印装有限公司
装　　订：三河市鑫金马印装有限公司
出版发行：电子工业出版社
　　　　　北京市海淀区万寿路 173 信箱　邮编　100036
开　　本：787×1092　1/16　印张：19　字数：486.4 千字
版　　次：2022 年 12 月第 1 版
印　　次：2024 年 7 月第 4 次印刷
定　　价：57.00 元

凡所购买电子工业出版社图书有缺损问题，请向购买书店调换。若书店售缺，请与本社发行部联系，联系及邮购电话：（010）88254888，88258888。

质量投诉请发邮件至 zlts@phei.com.cn，盗版侵权举报请发邮件至 dbqq@phei.com.cn。

本书咨询联系方式：（010）88254609 或 hzh@phei.com.cn。

前　言

医学物理学是高等医学教育中的一门基础课程。它的任务是比较系统地教授学生物理学知识，使他们能够掌握物理学中的基本概念、基本规律和基本方法，为学习后续课程以及将来从事医疗实际工作准备物理基础。医学物理学是对学生进行科学思维、创新能力训练的一门重要的基础课程，它不仅可以加深学生对大学物理学理论的理解，更重要的是使学生获得基本物理知识，以及在医学方面的应用，在科学方法和处理问题能力诸方面得到较为系统、严格的训练，培养他们进行科学工作的能力和良好的工作作风。本书是依据医学物理学教学大纲和作者长期的医学物理学教学实践编写的，是作者长期从事医学物理学教学经验的总结。

本书内容包含力学、热学、电磁学、光学、原子物理、综合应用 6 个结构模块，还根据学科的特点，在综合应用模块里增加了包括医学影像的物理基础、激光及其在生物医学领域中的应用等内容。

本书由邵和鸿担任主编；蒋云峰、姜培培、林维豪、金鑫担任副主编，其中邵和鸿编写绪论、第四章、第五章、第十一章、第十三章；蒋云峰编写第一章、第十四章；姜培培编写第六章、第九章；林维豪编写第七章、第十章；金鑫编写第十二章；蔡双双编写第三章；余温雷编写第二章；陈亮亮编写第八章。

本书适合高等医药院校五年制和八年制临床、基础、口腔、眼视光、预防、医学检验、卫生检验、护理、麻醉、影像、儿科、全科、康复、精神医学、放射医学、药学等专业使用，也可供高等院校生命科学有关专业使用。

许多物理前辈对本书的出版做了很多工作，在此一并表示衷心感谢！

本书的编写得到电子工业出版社的大力支持，在此表示衷心感谢！

由于编者水平有限，本书难免有不当之处，敬请使用本书的师生批评指正。

编者

2022 年 5 月

目　　录

绪 论

一、医学物理学的概述

物理学是探索物质的内部结构，以及物质最基本、最普遍的运动规律的一门基础学科。它是其他科学和生产技术发展的先导与基础。物理学长期处于整个自然科学的前沿，对科学和技术的发展、革新起了巨大的促进作用。今后，它仍将是基础学科的带头学科之一。

医学物理学是物理学的重要分支学科，它是现代物理学与医学相结合所形成的交叉学科。

二、医学物理学的研究对象和方法

我们周围的客观存在都是物质，物质包括实物和场，所有物质都在永不停息地运动着，一切自然现象都是物质运动表现，物质运动的形式极其复杂、多样，而物理学是研究物质最基本、最普遍的运动规律的学科。物理学具体所研究的运动包括机械运动、热运动、电磁运动、原子及内部运动、场与实物相互作用等。随着科学的发展，各学科相互融合，物理学与其他学科交叉融合，形成了化学物理学、地球物理学、天体物理学、宇宙物理学、介观物理学、生物物理学等分支学科。医学物理学就是物理学的一门分支学科，它是现代物理技术与医学相结合所形成的交叉学科。

各科学学科包括物理学在内，其研究方法都遵循"实践→理论→实践"的认知法则，具体物理学研究方法包括观察、实验、假说和理论等几个环节。物理学的研究方法及其相应的方法原理包括解释原理、简单性原理、图像统一原理、数学模型化原理、守恒原理、对称原理、互补原理等。物理学研究方法系统，创新思维突出，学好物理，能更好地认识世界并提高创新能力。

三、物理学与生命科学的关系

医学物理学是关于物理学理论与技术在医学领域应用的一门学科。因此，本质上它是一门应用学科，并和其他学科一样，它的根本进展依赖于物理学的理论、方法与技术的发展。医学物理学日益发展和壮大得益于医学的不断发展，反过来它又促进了物理学的发展。

物理学在医学中的应用有着悠久的历史渊源，近些年来，医学物理学作为一门应用学科有了迅速而广泛的发展。在医学日益走向定量化并深入探讨生命微观机制的今天，物理学的理论、方法与技术在医学领域中的应用概括起来主要包括以下两个方面。

一是用物理的概念和方法去认识人体（包括健康的和病态的）。随着人类对生命现象认识的逐渐深入，医学各分支学科已越来越多地把它们的理论建立在精确的物理科学基础之上。由于人的机体运动形式属于高级运动形式，该高级运动形式包含了基本的物理学运动原理。以生理过程为例，不管是呼吸、消化还是血液循环，无不牵涉到各式各样的生物化学反应，而这些反应以及过程本身又都是和一些力学、分子运动论、热学和电学等过程分不开的。很明显，不掌握基本的物理规律就无法深入理解生命的本质。又如，要弄清血液在血管中的运动情况，在什么情况下容易形成栓塞，就必须知道流体动力学的规律；要了解人体在高速飞行过程中的情况，就必须较好地掌握力学知识；要学习核医学就必须学习原子和原子核物理；想用声、光、电、磁等物理因子治疗疾病就必须掌握声学、光学、电学、磁学、热学等方面的物理知识。大量研究资料表明，物理学在医学中的应用越来越深入，两者的关系越来越密切。随着科学的发展，物理学在医学中必将发挥越来越大的作用。现在已有不少理论物理工作者和工程技术人员深入到了医学领域。

二是利用物理的方法和技术，特别是物理研究的最新成果去诊断、治疗疾病。常见的光学显微镜、X光机、心电、脑电、肌电、超声和各种理疗器械对基础医学和临床诊断治疗的贡献为人们早已熟知。X-CT的出现是放射诊断技术上的一个革命性突破，它能消除大量重叠信息，更真实地显示出患部微小的解剖学改变。磁共振成像（MRI）是新发展起来的一种生物磁学核自旋成像技术，这种成像既无放射性损伤，又能获得其他成像技术所不能获取的器官和组织的功能信息。利用放射性核素的示踪作用可以进行高灵敏度的监测，放射性示踪原子分析法在放射免疫分析中，可以把灵敏度提高很多倍。在激光医学中，利用激光的优异特性可以做很精细的手术，例如，用激光做矫治眼睛屈光不正手术，其损伤小、视力恢复稳定。还可用光纤把激光导向体内进行治疗。利用射线治疗肿瘤也有新突破，X刀、γ刀可以在体外对肿瘤做精确的定位治疗。利用其他物理因子的治疗方法也在迅速发展，如利用微波治疗骨肿瘤已取得比较满意的效果，新的治疗技术也在不断出现。

物理学是自然科学的带头学科，一直在科学技术发展中发挥着极其重要的作用。物理学的发展对人类文明的进步起到了极大的推动作用，过去如此，现在如此，将来必定如此。

第一章 流体的运动

1. 掌握理想流体和稳定流动的概念；掌握连续性方程及其应用；掌握理想流体的伯努利方程及其应用；掌握黏性流体的泊肃叶定律及其在医学中的应用。

2. 理解层流、湍流的基本概念，理解黏性的物理意义。

3. 了解斯托克斯定律及其应用，了解收尾速度的物理意义。

流体是气体和液体的总称。在我们的生活中，处处可以见到流体。大气和水是最常见的两种流体，地球外部包裹着大气，地球表面将近 70%都是水，所以大气、海洋洋流运动等现象的相关研究都与流体有关。在人体中，血管中的血液和气管中的空气是最重要的流体。掌握流体的运动知识，能够帮助我们掌握与心脏和肺等有关的疾病的发病机理与治疗基础。比如冠心病是如何产生的，应当如何给予治疗；在呼吸窘迫或者快速失血时，应当如何选择合适的管道，进行输氧或输血，这些都会在本章中得到回答。

要对流体的力学效应进行研究，首先就要了解流体的压强，我们知道静止流体的压强随着距离液面的深度增加而增强。但对于流动的流体来说，压强除了与所处位置的高度有关之外，还与流速有关，这就是伯努利方程。忽略流体的黏性，可以帮助我们得到很多有用的结论。但在实际情况中，有些物质（如甘油、血浆等）的黏性是不可忽略的，黏性流体通过管道的流量与很多因素有关（如压强差、管道半径等），这就是泊肃叶定律。此外，本章还介绍了斯托克斯定律，该定律与红细胞、微生物等物质在黏性流体中的运动机理有关。

第一节 连续性方程

一、稳定流动

具有流动性的物体统称为流体，流体一般包括气体和液体。实际流体的运动非常复杂，比如心脏和血管中血液的流动，呼吸过程中肺部气体及微粒的运动等。但有些时候，我们可以将实际流体简化为理想流体。

理想流体是一种不可压缩（即密度不会发生变化）且没有黏性（即内部摩擦力）的流体。液体在大部分情况下是不可压缩的；如果气体内部不同区域的压力差别不是太大，我们也可以将气体视为不可压缩的。当流体内部两个相邻的流体层发生移动时，两层流体之间存在一个摩擦力（也称为剪切应力），例如，当流体经过障碍物时，靠近障碍物处的流体速度几乎为零，其他位置速度不受影响；水管中流体运动时，靠近水管壁的流体速度很小。但在某些时候，这个内部的摩擦力与液体内部的压力或者重力相比很小，可以忽略不计，就不需要考虑流体的黏性。采用不可压缩、不含黏性的理想流体模型，不仅给我们研究流体的运动带来很大方便，而且还能反映流体运动的客观规律。

流体在空间中的每一点都有自己的速度，称为流速，流速在三维空间中的分布称为流体速度场，简称流场。在流体中，可以画出一系列假想曲线，曲线上每一点的切线方向与该点的流速方向相同，这样的曲线就是流线，如图 1-1 所示。如果流线上每一点的速度大小和方向都不随时间变化，即流线的形状不会随时间变化，我们就把这种流动称为稳定流动。注意稳定流动并非匀速流动。在图 1-1 中，A、B、C 三点有各自的速度 v_A、v_B 和 v_C，稳定流动的时候，这三个速度可以不相等，但必须保持不变。如果是匀速流动，那么将有 $v_A=v_B=v_C$。稳定流动和匀速流动是两种不同的运动。在本章，我们将只考虑稳定流动的流体。

如果在稳定流动的流体中画出一个小截面 S_1（见图 1-2），其周边所有的流线围成一个管形状，我们称为流管。由于稳定流动的流线是固定不变的，所以流管内外的流体都不会穿越管壁。我们只需对流管中的流体做分析，就可以了解稳定流动的流体的运动规律。

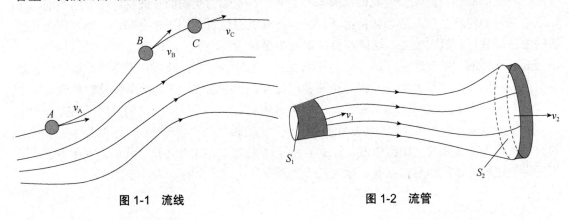

图 1-1　流线　　　　　　　　　　　　图 1-2　流管

二、连续性方程概述

由于流动的流体的质量在流动过程中保持不变，由此可以得到描述流体运动的第一个重要关系式——连续性方程。如图 1-2 所示，在横截面 S_1 和 S_2 之间取一段流管，假定 S_1 截面处速度为 v_1，S_2 截面处速度为 v_2，假定流体不可压缩，且密度保持不变为 ρ，则在很小的一段时

间间隔 Δt 内，从 S_1 处流入该流管的流体质量为

$$m_1 = \rho v_1 \Delta t S_1$$

而从 S_2 处流出该流管的质量为

$$m_2 = \rho v_2 \Delta t S_2$$

由于流入流出的质量守恒，所以 $m_1 = m_2$，所以

$$v_1 S_1 = v_2 S_2 \qquad\qquad (1\text{-}1)$$

公式（1-1）对流管中任意两个位置的截面都是成立的，所以我们可以把这个式子写成

$$Sv = \text{常量} \qquad\qquad (1\text{-}2)$$

式（1-2）是不可压缩的流体做稳定流动时的连续性方程，Sv 是单位时间通过任一截面 S 的流体体积，称为体积流量。故式（1-2）又被称作体积流量守恒定律。需要注意的是，体积流量守恒定律，仅仅要求流体不可压缩而已，所以对含有黏性的非理想流体，体积流量守恒定律也是成立的。该定律表明，当不可压缩的流体在流管中做稳定流动时，单位时间内通过垂直于流管的任一截面的流体体积都相等。因此流速与横截面积成反比，截面积大处流速小，截面积小处速大。

　　[例 1-1] 一正常血管半径为 4mm，其中一部分被一血块阻塞而变窄为 2.5mm，问变窄处的血流速会变大还是变小？若未变窄处的血流速度为 40cm/s，则变窄处的血流速度为多少？假设血管中的血液不可压缩。

　　解：由连续性方程可知，同一根流管中体积流量守恒，所以横截面积越小，流速越大。血管发生阻塞时，阻塞位置的血流速度会变大。

$$v_1 S_1 = v_2 S_2$$

$$v_2 = \frac{v_1 S_1}{S_2} = \frac{400 \times 4^2}{2.5^2}\,\text{mm}/\text{s} = 1024\,\text{mm}/\text{s} = 102.4\,\text{cm}/\text{s}$$

所以变窄处的血流速度为 102.4cm/s。

第二节　伯努利方程

一、伯努利方程简介

　　根据连续性方程，流体在沿着流线的流动过程中，流速会发生变化。其实，流体的压强也会发生变化，在之前的知识中，我们学过，静止流体的压强差与高度差成正比，即 $\Delta P = \rho g \Delta h$，且离液面越深的地方压强越大。但在本节，我们还会学到，流体的压强还与流速 v 有关，这就是伯努利方程。

　　按照牛顿定律的分析，流体在流管中流动时，不同横截面积的速度不同，因此必定存在

一个加速度，对于水平流管来说，这个加速度必定来自周围流体对它的压力，因此流体不同截面积的压强会有所不同。接下来，我们将运用功能原理推导伯努利方程的具体表达式。

如图 1-3 所示，流体在流管中从左往右流动，我们截取 XY 段流体作为研究对象，且 X 处截面的流体速度为 v_1，Y 处截面的流体速度为 v_2，在很短的时间间隔 Δt 内，流体从 XY 位置移动到了 $X'Y'$ 位置。图中 X、Y 处液面高度和压强分别为 h_1、P_1 与 h_2、P_2，流体的密度为 ρ。

假定流体不可压缩，且 X 处截面面积为 S_1，Y 处截面面积为 S_2，那么由连续性方程可知

$$v_1 S_1 = v_2 S_2$$

由上式可知，XX' 段流体与 YY' 段流体的体积相等，设为 V，即

$$v_1 S_1 \Delta t = v_2 S_2 \Delta t = V$$

我们再假定流体不含黏性，即流体在流动过程中的摩擦力可以忽略不计，那么流体在往前流动的过程中，除了重力以外，只有流体两端的压力对这段流体做功，其中 X 处压力为 F_1，Y 处压力为 F_2，即

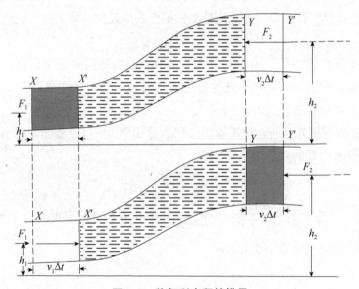

图 1-3　伯努利方程的推导

$$F_1 = P_1 S_1, F_2 = P_2 S_2$$

F_1 方向往右，做正功；F_2 方向往左，做负功。按照功能原理，非重力的外力做功等于机械能（包括重力势能和动能）的变化。其中非重力的外力所做的功为

$$W = F_1 v_1 \Delta t - F_2 v_2 \Delta t = P_1 S_1 v_1 \Delta t - P_2 S_2 v_2 \Delta t$$

结合前面的连续性方程，我们可以把 W 简化为

$$W = (P_1 - P_2) S_1 v_1 \Delta t = (P_1 - P_2) V$$

接下来我们考虑流体的机械能的变化，由于流体是稳定流动的，所以，当流体从 XY 位置流动到 $X'Y'$ 位置时，X' 位置与 Y 位置之间的流体的机械能是没有发生变化的。整段流体的机械能的变化只是体现在将流体从 XX' 段移动到 YY' 段。所以在考虑机械能的变化时，初状态的机

械能就相当于 XX' 段的机械能，末状态的机械能就是 YY' 段的机械能

$$\Delta E = \left(\frac{1}{2}\rho V v_2^2 + \rho V g h_2\right) - \left(\frac{1}{2}\rho V v_1^2 + \rho V g h_1\right)$$

按照功能原理，$W=\Delta E$，所以

$$\left(P_1 - P_2\right)V = \left(\frac{1}{2}\rho V v_2^2 + \rho V g h_2\right) - \left(\frac{1}{2}\rho V v_1^2 + \rho V g h_1\right)$$

$$P_1 - P_2 = \frac{1}{2}\rho\left(v_2^2 - v_1^2\right) + \rho g\left(h_2 - h_1\right)$$

对上式进行整理，我们就得到伯努利方程的表达式

$$P_1 + \frac{1}{2}\rho v_1^2 + \rho g h_1 = P_2 + \frac{1}{2}\rho v_2^2 + \rho g h_2 \tag{1-3}$$

由于上式中的下标 1 和 2 可以指代流管中任意两处位置，所以我们也可以将伯努利方程写成以下形式

$$P + \frac{1}{2}\rho v^2 + \rho g h = 常量 \tag{1-4}$$

在伯努利方程的表达式中，P 为流体的压强，v 为流速，h 为该点的高度。需要注意的是，h 是一个相对值，在列伯努利方程时，需要事先确定一个共同的参考零点，且在推导伯努利方程的过程中，我们同时用了不可压缩和不含黏性两个限定条件，所以伯努利方程只能适用于理想流体。

当流体静止时，$v_1=v_2=0$，此时，伯努利方程变为

$$P_1 - P_2 = \rho g\left(h_2 - h_1\right)$$

所以对于静止液体来说，h 越大，压强 P 越小。如果以液面为 0 平面，液面内部的 h 值将为负数，那么距离液面越深的地方，h 越小，压强越大；且压强差与高度差成正比，$\Delta P = \rho g \Delta h$。我们初中所学的压强知识，恰好就是伯努利方程在 $v=0$ 条件下的特例而已。

如果流体在水平管中流动，即 $h_1=h_2$，此时，伯努利方程变为

$$P_1 + \frac{1}{2}\rho v_1^2 = P_2 + \frac{1}{2}\rho v_2^2$$

由上式可知，流体的速度越大的地方，压强越小；而流速小的地方，压强则会变大。这个原理在日常生活中的应用非常广泛，如飞机起飞、旋转球的运动轨迹等。当流体速度很大时，会导致管内流体压强很小，甚至小于大气压，这时候如果在该位置开一个小孔，里面的流体不会流出来，反而会有空气被吸进去，这就是空吸作用。

二、伯努利方程的应用

目前，我们学习了连续性方程和伯努利方程两个重要公式。连续性方程适用于不可压缩的流体的稳定流动，而伯努利方程则只能适用于不可压缩、不含黏性的理想流体。在实际模

型中，我们常常需要运用这两个公式一起来解决问题。

[例1-2] 水流经过如图1-4所示粗细不均匀的圆形水管。已知 A 处截面直径为20cm，压强为 2×10^5Pa，B 处截面直径为12cm，且 AB 处高度差为2m。已知水流量为 0.2m³/s，水的密度为 1000kg/m³。求 B 点的压强。

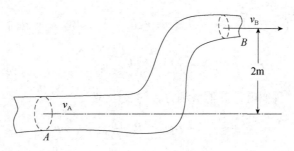

图1-4 例1-2图

解：因 AB 两个点在同一流管中，故同时满足连续性方程与伯努利方程，将两个方程联立即可得到解答。在列伯努利方程时，可假定 A 所在平面为零平面，则 $h_A=0$，$h_B=2$m。

$$\begin{cases} S_A v_A = S_B v_B = Q \\ P_A + \dfrac{1}{2}\rho v_A^2 + \rho g h_A = P_B + \dfrac{1}{2}\rho v_B^2 + \rho g h_B \end{cases}$$

可以解得

$$\begin{cases} v_A = \dfrac{Q}{S_A} = \dfrac{4Q}{\pi d_A^2}, \quad v_B = \dfrac{Q}{S_B} = \dfrac{4Q}{\pi d_B^2} \\ P_B = P_A + \dfrac{1}{2}\rho\left(v_A^2 - v_B^2\right) + \rho g\left(h_A - h_B\right) \end{cases}$$

将 d_A=0.2m，d_B=0.12m，Q=0.2m³/s，h_A=0，h_B=2m，ρ=1000kg/m³，P_A=2×10⁵Pa，g=9.8m/s² 代入可以得到 P_B=4.5×10⁴Pa。

[例1-3] 图1-5所示为汾丘里流量计，将其放入流体中可以测量得到流体的流量。流量计两端粗，中间细，粗细位置各接一根竖直管与外界空气相通，这两根竖直管用于测量两个位置的压强差 ΔP，假设粗细两处液面高度差为 h，且管子粗细两处截面积、压强分别为 S_1、P_1 和 S_2、P_2，求最终测得的流量 Q。

解：将连续性方程与伯努利方程联立可得，注意对于水平管来说，即 $h_1=h_2$

$$\begin{cases} S_1 v_1 = S_2 v_2 = Q \\ P_1 + \dfrac{1}{2}\rho v_1^2 = P_2 + \dfrac{1}{2}\rho v_2^2 \end{cases}$$

由于1所在位置距离竖直管液面更深，所以 $P_1>P_2$，压强差为

$$P_1 - P_2 = \rho g h$$

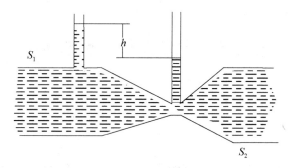

图 1-5　汾丘里流量计

将以上三式联立可得

$$\begin{cases} v_1 = S_2\sqrt{\dfrac{2gh}{S_1^2 - S_2^2}} \\[3mm] Q = S_1 v_1 = S_1 S_2\sqrt{\dfrac{2gh}{S_1^2 - S_2^2}} \end{cases}$$

因此只要测得两竖直管中的液面高度差 h，就可以求出管中的流量 Q。

[例 1-4] 皮托管是一种测量流体流速的简易装置，如图 1-6 所示。图中 a 是一直管，b 是一直角弯管，这样当流体从直管 a 下端 c 处，流入弯管 b 下端 d 处时，会在 d 处受到阻碍，在此处形成一滞止区，即 d 处流速为 0。c 处和 d 处的压强差与这两处的竖直管的液面高度差有关。假设高度差为 h，求流体的流速 v_c。

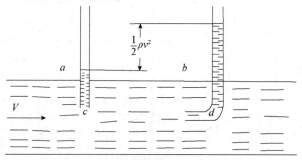

图 1-6　皮托管测量流速

解：流体在 c 处流到 d 处形成水平稳定流动，且 $v_d=0$。据此，可以列出伯努利方程为

$$P_c + \frac{1}{2}\rho v_c^2 = P_d$$

由于 d 处距离竖直管液面更深，所以 $P_d > P_c$，压强差为

$$P_d - P_c = \rho gh$$

将以上两式联立可得

$$v_c = \sqrt{2gh}$$

所以在皮托管中只要测得竖直管液面的高度差，就可以求出流体的流速。

第三节　黏性流体的运动规律

一、黏度

当我们往一个杯子里倒水时，液体会快速地流动；我们倒油时，液体会缓慢地流动，这个区别就是液体的黏性不同，油流动时的内部摩擦力大，所以油的黏性大。在上一节，我们研究的是不含黏性的理想流体，但有时候，黏性会对实际流体的流动有很重要的影响。黏性实际上就来源于流体的内摩擦力，当流体做分层流动时，两流层之间存在切向的阻碍相对滑动的相互作用力，这个力就是内摩擦力或者黏性力。内摩擦力的大小与黏性成正比。黏性一般用黏度 η 表示，不同的液体，黏度不同；液体的温度越高，黏度越低。η 的国际单位是 Pa·s，有时也用 P（泊）来表示，1P=0.1Pa·s。表 1-1 中列出了几种液体的黏度值。

表 1-1　几种流体的黏度

流体	温度/℃	黏度/（10^{-5}Pa·s）	流体	温度/℃	黏度/（10^{-3}Pa·s）
空气	0	1.71	水	0	1.8
	20	1.82		37	0.69
	100	2.71		100	0.3
氢气	20	0.88	乙醇	0	1.77
	251	1.30		20	1.19
二氧化碳	20	1.47	水银	0	1.68
	100	1.83		20	1.55
	250	2.45	蓖麻油	17.5	1 225.0
氧气	20	2.03		50	122.7
氦气	20	1.96	甘油	20	8.30
甲烷	20	1.96		26.5	4.94
氨	20	0.974	血液	37	3.0～5.0
水蒸气	100	1.30	血浆	37	1.0～1.4
			血清	37	0.9～1.2

二、层流与湍流

层流，就是流体做分层流动。相邻两层流体之间只做相对滑动，流层之间没有横向混杂。如图 1-7 所示，打开底部活塞，甘油在玻璃管中从静止开始流动，不同部位的甘油流速不同，中心管轴处流速最大，而管壁处的甘油流速最小，几乎为 0。这就说明，流体沿着竖直方向分为很多个环状薄层，每个薄层的流速不一样，发生相对滑动，管内流体是分层流动的。

当流体的流动速度超过某个临界值时，流动的模式将不再是层流，而会变得极其不规则和复杂，无法维持一个稳定流动的状态，这种不规则、混沌的流动模式就是湍流，如烟雾缭绕、水中的漩涡等，此时，伯努利方程将不再适用。黏度越小，流体越有可能做湍流。虽然在上一节中，我们讨论伯努利方程时，假定流体黏度为0。但是事实上，还是需要流体有一点黏度来保证流体做层流流动的。对于黏度确定的流体，当速度达到临界值时，流体的流动将会变得不稳定，受到的干扰不断增长（这种干扰可能来自管壁的粗糙度的影响、流体密度的变化等），并

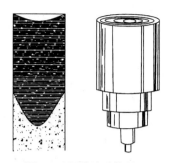

图 1-7　层流流动的甘油

最终破坏了整个层流模式，出现湍流。流体做湍流时消耗的能量较多，甚至会发出声音，比如河水湍流的声音、听诊时心脏的杂音等。

三、泊肃叶定律

已有的实验表明，流体在等截面水平圆管中做层流时，其体积流量 Q 满足泊肃叶定律

$$Q = \frac{\pi R^4 \Delta P}{8\eta L} \tag{1-5}$$

上式中 R 为圆管的半径（简称管半径），η 是液体的黏度，L 是管子的长度，ΔP 是管两端的压强差，如图 1-8 所示。从上式可以看出水平管的两端必须要存在压强差 ΔP，才能产生流量。这是因为黏性流体在水平管中流动时，会受到内摩擦力的阻力，只有管两端有压力差，才能克服摩擦力推动流体向前做稳定流动，而且流量与压强差 ΔP 成正比。液体的黏度 η 越大，受到阻力越大；管长 L 越大，阻力做功越多，所以流量都会变小。值得注意的是，圆管的半径 R 对流量的影响非常大，流量与圆管的半径的四次方成正比。

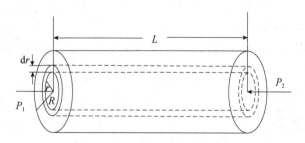

图 1-8　泊肃叶定律的水平圆管

对于忽略黏性的层流流体，其内部速度处处相等。但当黏性流体做层流时，内部位置的流速将会有所不同，中心流速最大，管壁处流速最小，据此可以定义平均流速

$$\bar{v} = \frac{Q}{\pi R^2} = \frac{R^2 \Delta p}{8\eta L} \tag{1-6}$$

仿照欧姆定律 $I = U/R$，我们也可以将泊肃叶定律写成 $Q = \Delta P/R_f$。此处 R_f 与欧姆定律的电

阻对应，称为流阻

$$R_f = \frac{8\eta L}{\pi R^4}$$ （1-7）

同样流阻也与圆管的半径四次方成反比，半径的微小变化会对流阻造成很大的影响。

黏性流体的层流运动规律在医学中有很重要的应用。血液就是有黏性的流体，为驱动血液在血管中流动，需要心脏提供压强差 ΔP。其中心脏的左心室增加动脉血压，驱动血液流过除肺部以外的身体所有部位，右心室接收来自静脉的低压血液并将其压入肺部进行气体交换。另一方面，由于血管的半径对流量的影响非常显著，血液的循环系统通过扩展和收缩经过各个器官的动脉以及其中的毛细管，来调节进入各个器官的血流量。一旦动脉血管中出现斑块沉积，或者动脉硬化，导致血管半径变小，这时候就需要心脏增加压强差，引发高血压或其他并发症。如果给心脏自身供血的冠状动脉出现硬化，就会导致心肌缺血甚至心肌梗塞。此外，在临床手术中，如果患者失血迅速，则必须输血以防止患者失血过多，如果所用的静脉注射针尺寸不合适，则可能会出现并发症。

[例 1-5] 由于斑块沉积，冠状动脉中的血液流量减少为正常值的一半，假设没有湍流发生，问动脉的半径缩小了多少？

解：血液做层流流动，由泊肃叶定律得

$$Q = \frac{\pi R^4 \Delta p}{8\eta L}$$

由于半径减小，流量也变小。假设 R_1 为缩小后的半径，对应流量为 Q_1；R_2 为正常半径，对应流量为 Q_2，所以

$$\frac{Q_1}{Q_2} = \frac{R_1^4}{R_2^4} = \frac{1}{2}$$

$$R_1 = \left(\frac{1}{2}\right)^{1/4} R_2 = 0.84 R_2$$

故动脉半径缩小了 16%。

在这个例题中，虽然半径减小得很少，但要恢复正常供血，压强差需要增加两倍，从而给心脏造成压力。

四、斯托克斯定律

黏性除了会对流体自身的流速有影响外，也会对在其中移动的物体有影响。在黏性流体中运动的小球会受到一个阻力，阻力的大小可以用下式计算

$$F_f = 6\pi \eta v r$$ （1-8）

式中，r 是小球的半径，v 是小球的速度，η 是流体的黏度。F_f 称为斯托克斯阻力。式（1-8）就称为斯托克斯定律。

从斯托克斯定律可以看到，小球在流体中受到的阻力会随着速度的增加而增大，所以在流体中落下的物体并不可能无限加速，而是最终随着阻力的增加，下落的加速度变为0，速度达到一个恒定值，变为匀速运动，称为收尾速度。

[例 1-6] 如图 1-9 所示，一小球因重力作用在黏性液体中下降，假设该小球半径为 r，密度为 ρ，液体密度为 σ。求小球下落的收尾速度。

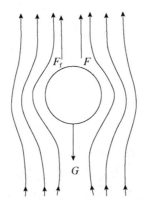

图 1-9 小球在液体中的沉降

解：小球在黏性液体中下降时，受到向下的重力 G，以及向上的浮力 F 和斯托克斯阻力 F_f。其中重力大小为

$$G = mg = \frac{4}{3}\pi r^3 \rho g$$

浮力大小为

$$F = \frac{4}{3}\pi r^3 \sigma g$$

斯托克斯阻力大小为

$$F_f = 6\pi \eta v r$$

小球在下降过程中所受的合力为

$$F_合 = \frac{4}{3}\pi r^3 \rho g - \frac{4}{3}\pi r^3 \sigma g - 6\pi \eta v r$$

随着小球的下降，速度 v 不断增大，阻力也越来越大，当上式中三个力达到平衡时，合力为 0，即

$$\frac{4}{3}\pi r^3 (\rho - \sigma)g = 6\pi \eta v r$$

小球将以此时的速度匀速下降，根据上式可得速度 v

$$v = \frac{2}{9\eta} r^2 g(\rho - \sigma) \qquad (1\text{-}9)$$

式（1-9）中的速度称为收尾速度。

从式（1-9）可知，当小球在黏性流体中下降时，下落的速度与颗粒半径的平方、密度差

以及重力加速度成正比，与流体的黏度成反比。如果沉降的颗粒很小或颗粒与液体的密度差很小，如空气中的尘埃，液体中的细胞、大分子、胶粒等，颗粒的沉降很慢，这时可用离心分离器来加速沉降。在生物化学实验中，我们也可以通过测量这个收尾速度来测量液体的黏度。此外，斯托克斯定律对生物力学中研究微粒（如细胞、微生物等）的运动机理也很重要。

阅读材料

伯努利简介

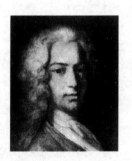

伯努利家族是 17 世纪瑞士著名的数学大家族，祖孙三代出过十几位数学家。丹尼尔·伯努利出生于 1700 年的荷兰格罗宁根。他的叔叔雅各布·伯努利是当时最有名的数学家之一，雅各布·伯努利第一次提出了积分的术语，提出了数学常数 e，而且首次利用变分法解决了最速降线的问题，也是概率论的早期发现者。他的父亲约翰·伯努利也是微积分的早期研究者之一。

丹尼尔·伯努利的父亲开始试图让他学习经商挣钱，但明显他对数学的兴趣更为浓厚，于是他的父亲把他送去学医。丹尼尔先后在巴塞尔大学、海德堡大学、斯特拉斯堡大学学习医学，并于 1720 年获医学博士学位。后来，他向他的父亲学习数学，并准备将数学和物理的理论知识应用于医学模型中。丹尼尔·伯努利最早的著作是关于数学和流体运动的《数学练习》，于 1724 年在哥德巴赫的帮助下出版。这本著作使得他声名鹊起，并帮助他在圣彼得堡的科学院获得一个职位。丹尼尔·伯努利在圣彼得堡创作了他的第二本著作，这本著作是关于概率论和经济学的，在这本著作中，他提出了一种"边际效用递减"理论，即"随着财富的增加，人的满足程度的增加速度会下降"。丹尼尔·伯努利最重要的著作是他的《流体动力学》，这本书同样主要完成于圣彼得堡时期，但直到 1938 年，丹尼尔·伯努利离开圣彼得堡之后才得以出版。在这本书中，他研究了流体流动的基本性质，尤其是压力、密度、流速之间的基本关系，并基于能量守恒定律提出了伯努利原理，即流体中的压力随着流体的速度增加而减小；另外书中还对气体分子的热运动进行了研究，奠定了分子动力学的基础。值得一提的是，丹尼尔的父亲约翰·伯努利也于同一年出版了一本类似的著作《液压》，学届普遍认为这是抄袭了他儿子的著作。离开彼得堡后，丹尼尔·伯努利也完成了很多与天文学和航海有关的科学工作，先后获得 10 次巴黎学院奖。其中有一次，由于他和他的父亲约翰·伯努利共同分享了巴黎学院奖，这也导致了他们父子关系的破裂，他的父亲甚至为此将他赶出家门。1732 年，丹尼尔·伯努利返回巴塞尔大学，讲解植物学和生理学。1750 年，他被任命为学校的物理学主席，开设物理学讲座，直到 1782 年逝世。

习题一

1-1 两艘船在水中平行前进时要保持一定的距离，不能离得太近，为什么？

1-2 为什么自来水沿一竖直管道向下流动时，能形成连续不断的水流；从高处自由下落时，则会断裂成水滴？

1-3 有人认为从连续性方程来看，管子越粗，流速越小，而从泊肃叶定律看，管子越粗流速越大，两者似乎有矛盾。为什么？

1-4 为什么小水滴可以在空中悬浮变成云，而变成大水滴后，就会落下来形成降雨？

1-5 如果患者出现严重低血压，需要立即进行静脉输液，那么下列哪种针头能给予更多血液？（ ）

A. 长 7cm，半径 1mm 的针头 　　　　B. 长 5cm，半径 1mm 的针头

C. 长 7cm，半径 2mm 的针头 　　　　D. 长 5cm，半径 2mm 的针头

1-6 将一容量很大且高为 H 的水箱置于地面，在箱壁的一半 $H/2$ 处开一小孔，则该孔的水出射的射程为多少？（ ）

A. $H/4$ 　　　　B. $H/2$ 　　　　C. H 　　　　D. $2H$

1-7 水在截面不同的水平管中做稳定流动，出口处的截面积是管最细处的 3 倍，若出口处水流速度为 3m/s，问最细处的压强是多少？若在此最细处开一小孔水是否会流出来？

1-8 一直立圆柱形容器，半径为 0.2m，顶部开启，底部有一面积为 1cm^2 的小孔，水以 2×10^{-4}m^3/s 的速度从水龙头自上流入容器中。

（1）问容器内的水面最终维持在多少高度？（假设容器足够高）

（2）若达到某高度后不再放水，则容器内的水流尽需要多少时间？（备注：该小题需要应用微积分知识：$Qdt=Sdh$）

1-9 当用皮托管测量水流速度时，测得两管中水柱高度分别为 2cm 和 5cm，则水流速度为多少？

1-10 在第 1-6 小题中，请问在水箱的哪个高度开孔，水出射的射程最远？

1-11 用如图 1-10 所示的虹吸管将容器内液体吸出，已知虹吸管横截面均匀。假定液体做稳定流动，且容器的横截面远远大于虹吸管的横截面，则虹吸管最高处 P 点的液体压强为多少？

1-12 假设某人心脏的血输出量为 0.8×10^{-4}m$^3\cdot$s^{-1}，血液做体循环的总压强差为 10kPa，则此人总流阻是多少？

1-13 通过静脉注射向患者体内注入生理盐水时，所用的针头半径为 0.15mm，长度 2.5cm。假设盐水黏度为 1×10^{-3}Pa·s，患者静脉中血压为 8mmHg。如果要产生 0.1cm^3/s 的流量，则针头入口处应该产生多大的压强？如果采用点滴瓶输入，则点滴瓶应挂在至少多高的位置？（1mmHg=133.3Pa；盐水密度 1g/cm^3；

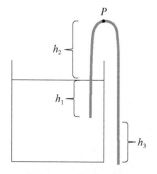

图 1-10 题 1-11 图

$g=9.8m/s^2$）

1-14　红细胞在血浆中会发生沉降现象，在医学上也称为血沉。若血沉速度过快，则有风湿、结核、肿瘤等风险。一个红细胞可以近似认为是一个半径为 $2.0×10^{-6}m$ 的小球，假设血液黏度为 $1.2×10^{-3}Pa·s$，密度为 $1×10^3kg/m^3$。试计算该红细胞在血液中沉淀 1cm 所需要的时间。

第二章 ▶ 机械振动

学习要求

1. 掌握简谐振动的基本规律
2. 掌握两个同方向、同频率简谐振动的合成
3. 理解简谐振动的能量
4. 了解拍的现象，两个同频率相互垂直的简谐振动的合成

在自然界中，几乎到处都可以看到物理中的一种特殊的运动方式，即物体在平衡位置附近做往返的周期性运动，这种运动方式称为机械振动。例如，钟摆的运动、喉头声带的振动、心脏的跳动、一切声源的振动等。广义地说，任何一个物理量，在某一定值附近做周期性的变化，均可以称为振动（Vibration）。如交流电中电流与电压的周期性变化，电磁波中电场和磁场的周期性变化等，均属于振动的范畴。

由于一切振动现象都具有相同的规律，所以我们可以从机械振动的分析中，了解振动现象的一般规律。

第一节 简谐振动

振动的形式是多种多样的，大多比较复杂。简谐振动（Simple Harmonic Motion）是最简单、最基本的振动，任何复杂的振动都可由两个或多个简谐振动合成，所以我们的讨论就从简谐振动开始。

一、简谐振动方程

如图 2-1 所示，质量为 m 的物体（可视为质点）系于一个一端固定的轻弹簧的自由端，

该系统被称为弹簧振子。若将弹簧振子置于光滑的水平面上，当弹簧为原长时，物体所受的合外力为零，处于平衡状态，此时物体所在的位置称为平衡位置。当物体偏离平衡位置时就受到弹性力（线性回复力）的作用，在弹性力的作用下，物体做简谐振动。

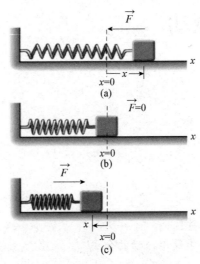

图2-1 弹簧施加在物体上的力随着物体相对平衡位置（ x = 0 ）的位移而变化

（a）当 x 为正时（弹簧被拉伸），弹性力向左；（b）当 x 为零时（弹簧未拉伸），弹性力为零；

（c）当 x 为负时（弹簧被压缩），弹性力向右

设物体沿 x 轴运动，取物体的平衡位置 O 为坐标原点，向右为正向。根据胡克定律，物体所受到的弹性力 F 与物体的位移成正比，即

$$F = -kx \qquad (2-1)$$

其中 k 为轻弹簧的劲度系数，负号表示弹性力与物体位移的方向相反。

我们定义该弹性力 F 为线性回复力，即质点所受的合力与位移成正比，方向始终指向平衡位置。如果物体在某一方向上的合力是线性回复力，那么该物体在此方向上的运动称为简谐振动。

根据牛顿第二定律，物体的运动方程可表示为

$$F = ma = m\frac{\mathrm{d}^2 x}{\mathrm{d}t^2}$$

式中，k 和 m 均为正量，令 $k/m = \omega^2$，将方程（2-1）代入上式，则可写为

$$\frac{\mathrm{d}^2 x}{\mathrm{d}t^2} + \omega^2 x = 0 \qquad (2-2)$$

广义上说，一切满足方程（2-2）的运动都是简谐振动。这是二阶线性微分方程，其解可表示为

$$x = A\cos(\omega t + \varphi) \qquad (2-3)$$

式中，A 和 φ 为积分常数。这种用时间的余弦（或正弦）函数来描述质点位移的运动，称为简谐振动。式（2-2）或式（2-3）称为简谐振动方程。

将式（2-3）对时间求一阶、二阶导数，得简谐振动物体的速度和加速度方程

$$v = \frac{dx}{dt} = -\omega A \sin(\omega t + \varphi) \tag{2-4}$$

$$a = \frac{d^2 x}{dt^2} = -\omega^2 A \cos(\omega t + \varphi) = -\omega^2 x \tag{2-5}$$

可见，物体做简谐振动时，其速度和加速度也随时间做周期性变化。

二、简谐振动的特征量

对一定的简谐振动来说，A、ω 和 φ 为常量，它们是描述简谐振动的 3 个重要物理量。知道了这 3 个量，就可以确定振动系统在任一时刻的运动状态，因而振动也就完全确定了。

1. 振幅 A（Amplitude）

在简谐振动中，振动物体离开平衡位置的最大位移，称为振幅，常用 A 表示。振幅的大小反映振动的强弱。在没有摩擦力的理想情况下，简谐运动的物体在 $x=-A$ 和 $x=A$ 的位置之间运动。

2. 周期 T（Period）和频率 f（Frequency）

振动物体完成一次振动（围绕平衡位置来回一次）所需要的时间，称为振动周期，常用 T 表示。例如，周期 T 是物体从 $x=A$ 到 $x=-A$ 再回到 $x=A$ 的一个完整运动过程所用的时间。在单位时间内所完成的振动次数，称为频率，常用 f 表示。振动物体在 2π 秒内所完成的振动次数，称为角频率（Angular Frequency），常用 ω 表示。显然 ω、f 和 T 三者的关系为

$$f = \frac{1}{T}$$

$$\omega = 2\pi f = \frac{2\pi}{T} \tag{2-6}$$

T、f 和 ω 的单位分别是 s（秒）、Hz（赫兹）和 rad·s^{-1}（弧度/秒）。周期、频率和角频率都是反映物体振动快慢的物理量。考虑到 $k/m=\omega^2$，并联系式（2-6）可知，$\omega = \sqrt{k/m}$，$f = \frac{1}{2\pi}\sqrt{k/m}$，$T = 2\pi\sqrt{m/k}$，所以对于弹簧振子，其 ω、f 和 T 由弹簧劲度系数 k、振子的质量 m 决定。由此可见，无阻尼自由振动的 ω、f 和 T 完全决定于振动系统本身的性质，故称为系统的固有角频率（Proper Angular Frequency）、固有频率（Proper Frequency）和固有周期（Proper Period）。

3. 相位（Phase Angle）和初相位（Initial Phase）

式（2-3）中的（$\omega t + \varphi$）称为简谐振动的相位，单位是 rad（弧度）。φ 是 $t=0$ 时刻的相位，称为初相位。振动质点在某一时刻所处的运动状态，一般用它在该时刻的位移和速度来

表示。但是，当 A 和 ω 给定后，只要知道 t 时刻的相位就可以确定质点在该时刻的位移和速度（包括大小和方向）。因此，相位是决定振动质点运动状态的物理量。在一个周期内，每一时刻的相位不同，对应的运动状态也不同。

在 A 和 ω 已知的情况下，振动物体在初始时刻的运动状态 x_0 和 v_0 完全取决于 φ。在式（2-3）和式（2-4）中令 $t=0$

$$x_0 = A\cos\varphi$$

$$v_0 = -\omega A\sin\varphi$$

由以上两式可得

$$A = \sqrt{x_0^2 + \frac{v_0^2}{\omega^2}} \tag{2-7}$$

$$\varphi = \arctan\frac{-v_0}{\omega x_0} \tag{2-8}$$

在振幅一定、角频率已知的情况下，振动系统在初始时刻的运动状态，完全取决于初相位。如果振幅相同、频率相同的两个振动的初相位不同，那么在任一时刻，两个振动系统的运动状态都不可能相同。

相位的概念在比较两个同频率的简谐振动的步调时特别有用。设有下面两个简谐振动

$$x_1 = A_1\cos(\omega t + \varphi_1)$$

$$x_2 = A_2\cos(\omega t + \varphi_2)$$

它们的相位差为 $\Delta\varphi = (\omega t + \varphi_2) - (\omega t + \varphi_1) = \varphi_2 - \varphi_1$。

即它们在任意时刻的相位差都等于初相位差而与时间无关。

三、简谐振动的矢量图示法

简谐振动除用三角函数表示外，还可以用一个旋转矢量来描绘。如图 2-2 所示；在 x 轴上取任一点 O 为原点，自 O 点起做一矢量 A。若矢量 A 以匀角速度 ω 绕原点 O 逆时针旋转，则矢量末端 M 在 x 轴上的投影点 P 就在 x 轴上于 O 点两侧做往返运动。设在 $t=0$ 时，A 与 x 轴的夹角为 φ；经过时间 t 后，做匀速圆周运动的矢量 A 运动了 ωt 的角度，此时 A 与 x 轴的夹角变为（$\omega t + \varphi$），则投影点 P 相对于原点 O 的位移为

$$x = A\cos(\omega t + \varphi)$$

这正是简谐振动的运动学方程。可见投影点 P 描述了给定的简谐振动。

以上是用一个旋转矢量末端在一条轴线上的投影点的运动来表示简谐振动的，这种方法称为简谐振动的矢量图示法（见图 2-2）。矢量图示法把描述简谐振动的 3 个重要物理量非常直观地表示出来。

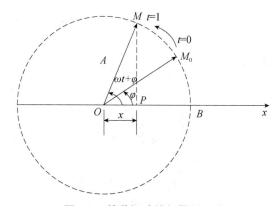

图 2-2 简谐振动的矢量图示法

表 2-1 简谐振动物理模型与旋转矢量模型比较

参数	简谐振动	旋转矢量
A	振幅	半径
ω	角频率	角速度
T	简谐运动周期	圆周运动周期
φ	初相位	初始角坐标
$\omega t + \varphi$	相位	角坐标

四、简谐振动的能量

现仍以弹簧振子为例来讨论简谐振动中能量的转换和守恒问题。由于简谐振动物体具有速度，所以有动能；振动中弹簧发生形变，所以有弹性势能。弹簧振子位移和速度分别由式（2-3）和式（2-4）给出。在任意时刻，系统的动能和弹性势能分别为

$$E_k = \frac{1}{2}mv^2 = \frac{1}{2}m\omega^2 A^2 \sin^2(\omega t + \varphi) \tag{2-9}$$

$$E_p = \frac{1}{2}kx^2 = \frac{1}{2}kA^2 \cos^2(\omega t + \varphi) \tag{2-10}$$

振动系统的总能量为动能和势能之和，即

$$E = E_k + E_p = \frac{1}{2}m\omega^2 A^2 \sin^2(\omega t + \varphi) + \frac{1}{2}kA^2 \cos^2(\omega t + \varphi)$$

因为 $k = m\omega^2$，所以上式可以化为

$$E = E_k + E_p = \frac{1}{2}m\omega^2 A^2 = \frac{1}{2}kA^2 \tag{2-11}$$

由上面的分析，可以得到下面的结论：

（1）在简谐振动中，尽管系统的动能和势能都随时间做周期性变化，当位移（绝对值）最大时，势能也达最大值，动能为零；物体通过平衡位置时，势能为零，动能达最大值，但是系统的总机械能在振动过程中不随时间变化，即总机械能守恒，该结论对任一简谐振动系统都

是正确的。

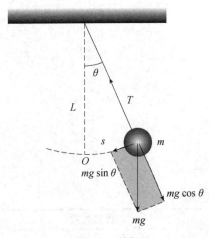

图 2-3　单摆

（2）对一定的振动系统，m、ω 一定时，则总机械能仅与振幅的平方成正比，即 $E \propto A^2$。

［例 2-1］单摆是另一种表现出周期性运动的机械系统。一长度为 L 的无弹性细线，一端被固定，另一端悬挂一质量为 m、体积很小的摆锤物体，如图 2-3 所示（假设细线的质量与摆锤的质量相比非常小，因此可以忽略不计）。静止时，细线沿竖直方向，物体在平衡位置 O 点。现把物体从其平衡位置拉开一段距离，使细线与竖直方向成一小角度 θ，然后由静止释放，摆锤在平衡位置附近往返摆动起来，但它的运动是简谐振动吗？

回答这个问题需要分析作用在单摆上的回复力。这里摆锤沿圆弧运动，而不是在一条直线上来回运动。然而，当振动很小时，摆锤的运动几乎是直线的，因此胡克定律可以近似适用。

在图 2-3 中，选择物体相对平衡位置 O 的角位移 θ 为描述单摆位置的变量，并规定物体处于平衡位置右方时，θ 为正。物体受到两个力的作用，一个是重力 mg，另一个是细线的张力 T。沿着物体运动的弧形路径，将重力分解成大小为 $mg\cos\theta$ 的径向分量和大小为 $mg\sin\theta$ 的切向分量。其中径向分量与细线的张力一起为物体的运动提供向心力，而切向分量是作用于物体上的回复力，使物体返回平衡位置，其作用与弹簧振子中的弹性力一样。这里 s 是摆锤从平衡位置沿弧线的位移，仿照弹簧振子的胡克定律 $F=-kx$，我们可否寻找一个包含 s 的类似表达式，$F_t =-ks$，其中 F_t 是作用在与圆弧相切的方向上的力。由图 2-3 可知，回复力为

$$F_t = -mg\sin\theta$$

由于 $s = L\theta$，F_t 的方程可以写成

$$F_t = -mg\sin\left(\frac{s}{L}\right)$$

这个表达式不是 $F_t =-ks$ 的形式，所以一般来说，单摆的运动不是简谐运动。然而，当 θ 角度很小时（如 $\theta<10^\circ$ 时），以弧度测量的角度 θ 和角度的正弦大致相等，即 $\sin\theta \approx \theta$。因此，我们将运动限制在小角度时，上式可写成

$$F_t = -mg\sin\theta \approx -mg\theta$$

代入 $\theta= s/L$，我们得到

$$F_t = -mg\frac{s}{L}$$

该方程遵循胡克力定律 $F_t =-ks$ 的一般形式，其中 $k=mg/L$。所以在偏角 θ 很小时单摆的振动是简谐振动。

对比弹簧振子的角频率和周期，根据公式（2-6）对应单摆系统的角频率和周期分别为

$$\omega = \sqrt{\frac{k}{m}} = \sqrt{\frac{mg/L}{m}} = \sqrt{\frac{g}{L}}$$

$$T = \frac{2\pi}{\omega} = 2\pi\sqrt{\frac{L}{g}}$$

上式方程揭示了做简谐运动的单摆的周期仅取决于单摆的长度和自由落体加速度，与物体质量无关。

第二节　简谐振动的合成

在实际问题中，振动往往比较复杂，但任何一个复杂的振动，都可以由两个或多个简谐振动合成。那么，几个简谐振动是怎样合成一个复杂振动的呢？根据运动叠加原理，合振动的位移是多个振动的位移的矢量和。一般的振动合成问题比较复杂，下面我们只讨论几种常见的特殊情况。

一、两个同方向、同频率简谐振动的合成

设一个物体同时参与了同一直线（x 轴）上的两个独立的同频率的简谐振动，在任一时刻 t 的这两个简谐振动的位移可表示为

$$x_1 = A_1 \cos(\omega t + \varphi_1)$$

$$x_2 = A_2 \cos(\omega t + \varphi_2)$$

由于这两个位移在同一直线上，因此合位移 x 是 x_1 和 x_2 的代数和，即

$$x = x_1 + x_2 = A_1 \cos(\omega t + \varphi_1) + A_2 \cos(\omega t + \varphi_2)$$

对于简单的情况可用三角公式求得其合成结果，但以上的数学推导比较烦琐，若采用矢量图示法求它们的合振动，就比较直观简便。如图 2-4 所示，两个分振动分别与旋转矢量 $\boldsymbol{A}_1$ 和 $\boldsymbol{A}_2$ 相对应，在 $t=0$ 时，$\boldsymbol{A}_1$、$\boldsymbol{A}_2$ 与 x 轴的夹角分别为 φ_1、φ_2。在任一时刻 t 时，$\boldsymbol{A}_1$ 和 $\boldsymbol{A}_2$ 在 x 轴上的投影位移分别为 x_1 和 x_2。由于 $\boldsymbol{A}_1$、$\boldsymbol{A}_2$ 以相同的角速度 ω 逆时针旋转，所以它们之间的夹角不变，始终等于 $\varphi_2 - \varphi_1$。因而合矢量 $\boldsymbol{A}$ 的长度也必定是恒定的，并以同样的角速度 ω 做逆时针旋转。从图中可以看出，任一时刻合矢量 $\boldsymbol{A}$ 在 x 轴上的投影 x 正好等于该时刻 $\boldsymbol{A}_1$ 和 $\boldsymbol{A}_2$ 在 x 轴上的投影 x_1 和 x_2 的代数和。

因此，矢量 $\boldsymbol{A}$ 就是合振动所对应的旋转矢量，合振动的运动方程为

$$x = A\cos(\omega t + \varphi)$$

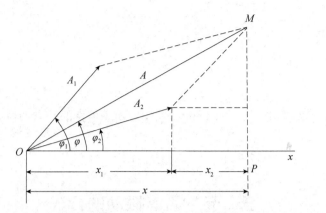

图 2-4 同方向、同频率简谐振动的合成（矢量图示法，平行四边形法则）

可见，两个同方向同频率的简谐振动的合成仍然是一简谐振动，其角频率与分振动角频率相同。利用矢量合成法的几何关系，由图 2-4 可以求得合振动的振幅 A 和初相位 φ 分别为

$$A = \sqrt{A_1^2 + A_2^2 + 2A_1 A_2 \cos(\varphi_2 - \varphi_1)} \qquad （2\text{-}12）$$

$$\varphi = \operatorname{arctg} \frac{A_1 \sin\varphi_1 + A_2 \sin\varphi_2}{A_1 \cos\varphi_1 + A_2 \cos\varphi_2} \qquad （2\text{-}13）$$

由式（2-12）和式（2-13）可知，合振动的振幅和初相位都与两个分振动的振幅和初相位有关。对于 $k=0$，1，2，…，得

（1）当相位差 $\varphi_2 - \varphi_1 = \pm 2k\pi$ 时，两分振动同相，$A=A_1+A_2$，即合振动的振幅等于原来分振幅之和，这时合振幅最大，说明两分振动的合成使振动加强。

（2）当相位差 $\varphi_2 - \varphi_1 = \pm(2k+1)\pi$ 时，两分振动反相，$A=|A_1-A_2|$，即合振动的振幅等于原来分振幅之差的绝对值，合振幅最小，说明两分振动的合成使振动减弱。

（3）若相位差取其他值时，$|A_1-A_2| < A < A_1+A_2$，即合振幅介于 $|A_1-A_2|$ 和 A_1+A_2 之间。

二、两个同方向、不同频率的简谐振动的合成

如果两个同方向简谐振动的频率不同，则在矢量图中两个旋转矢量间的夹角或相位差将随时间变化，因而它们的合矢量也将随时间而变化，合矢量的投影不再是简谐振动，但仍然是周期性振动，而且合振动的频率与分振动中的最低频率相等。其中最低频率称为基频，其他分振动的频率称为倍频。

考虑两个频率不同，但振幅和初相位相同的两个振动的合成，其表达式分别为

$$x_1 = A\cos(\omega_1 t + \varphi_1)$$

$$x_2 = A\cos(\omega_2 t + \varphi_2)$$

利用三角函数的和差化积公式，合位移 x 为

$$x = x_1 + x_2 = A\left[\cos(\omega_1 t + \varphi_1) + \cos(\omega_2 t + \varphi_2)\right]$$

$$= 2A\cos\frac{\omega_2 - \omega_1}{2}t\cos(\frac{\omega_2 + \omega_1}{2}t + \varphi) \tag{2-14}$$

在上式中，当 ω_1 和 ω_2 相差很小时，$(\omega_2 - \omega_1) \ll (\omega_2 + \omega_1)$，因而 $2A\cos\dfrac{\omega_2 - \omega_1}{2}t$ 相对于后者是随时间缓慢变化的量。因此，式（2-14）可以近似地看成振幅为 $\left|2A\cos\dfrac{\omega_2 - \omega_1}{2}t\right|$、角频率为 $\dfrac{\omega_2 + \omega_1}{2}$ 的谐振动（见图 2-5）。这种由于分振动频率的微小差异而产生的合振动振幅时强时弱的现象，称为拍（Beat）。因余弦的绝对值是以 π 为周期的，所以合振幅的变化周期与频率分别为

$$T = \frac{\pi}{2\pi\dfrac{f_2 - f_1}{2}} = \frac{1}{f_2 - f_1}$$

$$f = f_2 - f_1 \tag{2-15}$$

f 称为拍频（Beat Frequency），就是单位时间内振动加强或减弱的次数。由式（2-15）可见，拍频等于两个分振动的频率之差。

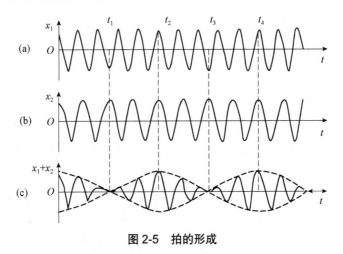

图 2-5 拍的形成

三、两个同频率、互相垂直的简谐振动的合成

设两个频率相同的简谐振动在相互垂直的 x，y 轴上进行，振动方程分别为

$$x = A_1\cos(\omega t + \varphi_1)$$

$$y = A_2\cos(\omega t + \varphi_2)$$

合并两式，消去 t，得合成振动在 xy 平面内的运动轨迹方程

$$\frac{x^2}{A_1^2} + \frac{y^2}{A_2^2} - \frac{2xy}{A_1 A_2}\cos(\varphi_2 - \varphi_1) = \sin^2(\varphi_2 - \varphi_1) \qquad (2\text{-}16)$$

一般来说，这是个椭圆方程。图 2-6 表示相位差为某些值时合成振动的轨迹。可见合振动在直线、椭圆或圆上进行。轨迹的形状和运动方向由分振动振幅的大小和相位差决定，如

（1）$\varphi_2 - \varphi_1 = 0$，两分振动同相，则式（2-16）化为

$$\left(\frac{x}{A_1} - \frac{y}{A_2}\right)^2 = 0 \Rightarrow \frac{x}{A_1} - \frac{y}{A_2} = 0$$
$$\Rightarrow y = \frac{A_2}{A_1}x$$

质点轨迹为通过原点，斜率为 A_2/A_1 的直线，如图 2-6 所示。所以，合振动也是简谐振动，频率等于分振动的频率。

（2）$\varphi_2 - \varphi_1 = \pi$，两分振动反相，则式（2-16）化为

$$\left(\frac{x}{A_1} + \frac{y}{A_2}\right)^2 = 0 \Rightarrow y = -\frac{A_2}{A_1}x$$

质点轨迹还是一条通过原点的直线，但斜率为 $-A_2/A_1$，合振动仍为简谐振动，频率等于分振动的频率，如图 2-6 所示。

（3）$\varphi_2 - \varphi_1 = \pi/2$，则式（2-16）化为

$$\frac{x^2}{A_1^2} + \frac{y^2}{A_2^2} = 1$$

质点轨迹是以 Ox 和 Oy 为轴的椭圆，质点沿顺时针运动，如图 2-6 所示。若 $A_1 = A_2$，则椭圆变为圆。$\varphi_2 - \varphi_1 = 3\pi/2$（或 $-\pi/2$），质点轨迹也是椭圆，但质点的运动方向为逆时针。

从以上讨论可知，任何一个直线简谐运动、椭圆运动或者圆周运动都可分解为两个同频率互相垂直的简谐运动。

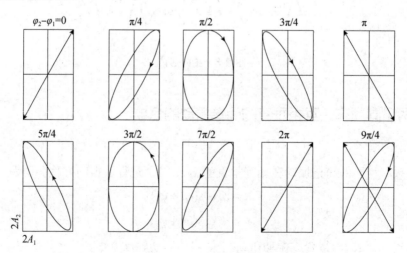

图 2-6 两个同频率、互相垂直的简谐振动的合成

阅读材料

一、胡克简介

罗伯特·胡克，又译罗伯特·虎克（Robert Hooke，1635 年 7 月 18 日—1703 年 3 月 3 日），英国博物学家，发明家。在物理学研究方面，他提出了描述材料弹性的基本定律——胡克定律，且提出了万有引力的平方反比关系。在机械制造方面，他设计制造了真空泵、显微镜和望远镜，并将自己用显微镜观察所得写成《显微术》一书，细胞一词即由他命名。在新技术发明方面，他发明的很多设备至今仍然在使用。除去科学技术，胡克还在城市设计和建筑方面有着重要的贡献。但由于与艾萨克·牛顿的争论导致他去世后少为人知，近来对胡克的研究逐渐兴起。胡克也因其兴趣广泛、贡献重要而被某些科学史家称为"伦敦的莱奥纳多（达·芬奇）"。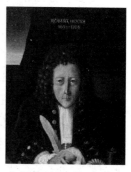

光学贡献：胡克是 17 世纪英国最杰出的科学家之一。他在力学、光学、天文学等多方面都有着重大成就。他所设计和发明的科学仪器在当时是无与伦比的。他本人被誉为英国的"双眼和双手"。在光学方面，胡克是光的波动说的支持者。1655 年，胡克提出了光的波动说，他认为光的传播与水波的传播相似。1672 年，胡克进一步提出了光波是横波的概念。在光学研究中，胡克主要的工作是进行了大量的光学实验，特别是致力于光学仪器的创制。他制作或发明了显微镜、望远镜等多种光学仪器。

力学贡献：胡克在力学方面的贡献尤为卓著。他建立了弹性体变形与力成正比的定律，即胡克定律。他还同惠更斯各自独立发现了螺旋弹簧的振动周期的等时性等。他曾协助玻意耳发现了玻意耳定律。他曾为研究开普勒学说做出了重大成绩。在研究引力可以提供约束行星沿闭合轨道运动的向心力问题上，1662 年和 1666 年间，胡克做了大量实验工作。他支持吉尔伯特的观点，认为引力和磁力相类似。1664 年，胡克曾指出彗星靠近太阳时的轨道是弯曲的。他还为寻求支持物体保持沿圆周轨道的力的关系而做了大量实验。1674 年，他根据修正的惯性原理，从行星受力平衡观点出发，提出了行星运动的理论，在 1679 年给牛顿的信中正式提出了引力与距离平方成反比的观点，但由于缺乏数学手段，还没有得出定量的表示。

胡克定律（弹性定律），是胡克最重要发现之一，也是力学的最重要基本定律之一，在现代，仍然是物理学的重要基本理论。胡克定律指出："在弹性限度内，弹簧的弹力 f 和弹簧的长度变化量 x 成正比，即 $f=-kx$。k 是物质的弹性系数，它由材料的性质所决定，负号表示弹簧所产生的弹力与其伸长（或压缩）的方向相反。"为了证实这一事实，胡克曾做了大量实验，包括各种材料所构成的各种形状的弹性体。

天文生物：胡克在天文学、生物学等方面也有贡献。他曾用自己制造的望远镜观测了火星的运动。1663 年胡克又有了一个非常了不起的发现，他用自制的复合显微镜观察一块软木薄片的结构，发现结构看上去像一间间长方形的小房间，就把这个小房间命名为细胞。他用自己制造的显微镜观察植物组织，于 1665 年发现了植物细胞（实际上看到的是细胞壁），并命名为"cell"，至今仍被使用。

二、伽利略简介

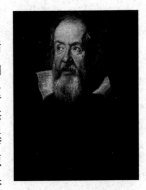

伽利略·伽利雷（Galileo Galilei，1564 年 2 月 15 日—1642 年 1 月 8 日），意大利物理学家、数学家、天文学家及哲学家。其成就包括改进望远镜和用其所带来的天文观测，以及支持哥白尼的日心说。伽利略做实验证明，感受到引力的物体并不是呈匀速运动，而是呈加速度运动的；物体只要不受到外力的作用，就会保持其原来的静止状态或匀速运动状态不变。他的工作，为牛顿的理论体系的建立奠定了基础。1609 年 8 月 21 日，伽利略展示了人类历史上第一架按照科学原理制造出来的望远镜。1642 年 1 月 8 日伽利略卒于比萨。伽利略被誉为"现代观测天文学之父""现代物理学之父""科学之父"及"现代科学之父"。

1583 年伽利略发现摆的等时性。比萨城里有座环境幽静的大教堂，伽利略在比萨大学学医的时候，常常去那里。一天，伽利略坐在教堂里，正好一位司事来灌注教堂顶悬挂的油灯，司事走后这盏吊灯仍然在空中摆动。这件极其平常的事引起了伽利略的注意，他感到惊奇，吊灯的摆动幅度越来越小，每摆动一次所花的时间似乎相等。是不是眼睛看花了？为了核实这一问题，他想起医科老师讲的，脉搏的跳动是有规律的。他一面按着脉，一面注视着灯的摆动，一点也不错。每次摆动的时间完全相同。他回到家里找了绳子和铁块，把铁块固定在绳子的一端，让它摆动，结果每一次摆动的时间相同，实验时他将绳子缩短一点，发现完成一次摆动的时间就缩短一些。通过大量的实验分析，伽利略不但发现了摆的等时性，而且还找出了摆长与完成一次摆动所需时间（周期）的确切关系，可惜他没有进一步将摆锤发展为实用的计时工具。直到 1656 年左右，荷兰物理学家惠更斯利用摆的等时性原理，终于制成了世界上第一架计时摆钟。

习题二

2-1　将弹簧末端的木块拉到位置 $x=A$ 并静止释放。它在一个完整的简谐运动周期中移动的总距离是（　　　）。

A. $A/2$　　　　　　　B. A　　　　　　　C. $2A$　　　　　　　D. $4A$

2-2　一简谐运动曲线如题 2-2 图所示，则其振动的振幅、频率、周期和角频率各是多少？

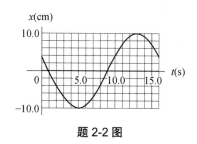

题 2-2 图

2-3　简谐振动的速度与加速度的表达式中都有个负号，这是否意味着速度和加速度总是负值？是否意味着两者总是同方向？

2-4　当一个弹簧振子的振幅增加到两倍时，试分析它的下列物理量将受到什么影响：振动的周期、最大速度、最大加速度和振动的能量。

2-5　宇航员称重。一个 42.5 kg 重的椅子连接到一个弹簧上并允许其摆动。当它是空的时，椅子需要 1.30 秒才能完成一次完整的振动。但当一名宇航员坐在里面，他的脚离开地板时，椅子的振动周期需要 2.54 秒。问宇航员的质量是多少？

2-6　有一弹簧振子在做简谐振动，其振幅是 A 并且系统的总机械能是 E，那么当物体的位置是其最大位移的一半时，其系统的动能是多少？

A. $E/2$　　　　　　B. $3E/4$　　　　　　C. E　　　　　　D. $2E$

2-7　轻弹簧的一端相连的小球沿 x 轴做简谐振动，振幅为 A，位移与时间的关系可以用余弦函数表示。若在 $t=0$ 时，小球的运动状态分别为

（1）$x=-A$。

（2）过平衡位置，向 x 轴正方向运动。

（3）过 $x=A/2$ 处，向 x 轴负方向运动。

（4）过 $x=A/\sqrt{2}$ 处，向 x 轴正方向运动。

试利用旋转矢量法确定上述各种状态的初相位。

2-8　地球上的钟摆以角频率 ω 摆动。将其带到一颗未知行星上，它以角频率 $\omega/2$ 摆动。这个星球上的重力加速度是（　　）。

A. $4g$　　　　　　B. $2g$　　　　　　C. $g/2$　　　　　　D. $g/4$

2-9　一沿 x 轴做简谐振动的物体，振幅为 5.0×10^{-2}m，频率 4.0Hz，在时间 $t=0$ 时，振动物体经平衡位置处向 x 轴正方向运动，求振动表达式。如该物体在 $t=0$ 时，经平衡位置处向 x 轴负方向运动，求振动表达式。

2-10　一个运动物体的位移与时间的关系为 $x=0.10\cos(2.5\pi t+\pi/3)$m，试求：（1）周期、角频率、频率、振幅和初相位；（2）$t=2$s 时物体的位移、速度和加速度。

2-11　两个同振动方向、同频率、振幅均为 A 的简谐运动合成后，振幅仍为 A，则这两个简谐运动的相位差为（　　）。

A. $60°$　　　　　　B. $90°$　　　　　　C. $120°$　　　　　　D. $180°$

第三章 | 机械波

学习要求

1. 掌握平面简谐波波函数及其物理意义、波的干涉及干涉后振幅加强与减弱的条件、声波的特性、多普勒效应。

2. 理解波的能量传播特点、惠更斯原理和波的叠加原理。

3. 了解驻波及其与行波的区别。

波动是一种常见的物质运动形式。例如，绳子上的波、空气中的声波和水面波等，它们都是机械振动在弹性介质中的传播形成的，这类波叫作机械波。但是，波动并不仅限于机械波，无线电波、光波等也是一种波动，这类波是交变的电磁场在空间中的传播形成的，叫作电磁波。机械波与电磁波在本质上存在差异，但是它们都具有波动的共同特征，即具有一定的传播速度，且都伴随着能量的传播，都能产生反射、折射、干涉和衍射等现象，而且具有相似的数学表述形式。本章将从机械波入手，介绍机械波的形成、波函数和波的能量、衍射与干涉等波的基本特征与规律，最后介绍声波的生物学效应和医学应用。

第一节 机械波的基本概念

一、机械波的产生

弹性介质内各质点由弹性力相互作用着。当某个质点在外界的扰动下离开平衡位置时（产生了形变），邻近质点将对其施加弹性回复力，使其回到平衡位置并在平衡位置附近振动起来。根据牛顿第三定律，这一过程中该质点也对邻近质点施以相同的弹性力，迫使邻近质点也在其平衡位置附近振动起来。这样，当弹性介质中的一部分发生振动时，由于各部分之间的弹性相互作用，振动就由近及远地传播开去，在弹性介质内形成了机械波。机械波的产生有两个条件：一是要有引起机械振动的波源，二是要有能够传播振动的弹性介质。

根据质点的振动方向与波的传播方向的关系，机械波可分为横波和纵波，这也是波动的两种最基本的形式。

如图 3-1（a）所示，用手握住一根绷紧的长绳，当手上下抖动时，绳子上各部分质点就依次上下振动起来，这种质点振动方向与波的传播方向相垂直的波，称为横波。对于横波，将会看到绳子上交替出现凸起的波峰和凹下的波谷，并且它们以一定的速度沿绳传播，这就是横波的外形特征。

将一根水平放置的长弹簧一端固定起来，用手拍打另一端，弹簧各部分就依次左右振动起来，如图 3-1（b）所示。这种质点振动方向与波的传播方向相互平行的波，称为纵波。纵波的外形特征是弹簧内交替出现"疏""密"区域，并且以一定的速度传播出去。

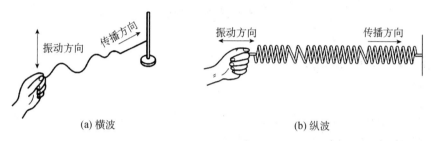

图 3-1　机械波的形成

从图 3-1 还可以看出，无论是横波还是纵波，它们都只是振动状态（振动相位）的传播，弹性介质中各质点仅在各自的平衡位置附近振动，并没有随振动的传播前进。

横波在弹性介质中传播是一层介质相对于另一层介质发生横向的平移，即发生切变。切变只能产生于固体，因此横波只能在固体中传播。而在弹性介质中形成纵波时，介质会被压缩或拉伸，即发生体变。固体、液体和气体都能产生体变，因此纵波可以在固体、液体、气体中传播。顺便指出，水的表面波的形成原因是比较复杂的，不能简单地归入基本的横波或纵波。然而，任何复杂形式的波动都可以看成是横波和纵波的叠加。水表面的质点既受弹性力又受准弹性力的作用，但它仍在平衡位置附近做某种形式的振动，而这种振动也是以一定的速度传播开去形成波动的。本章节主要研究波动的共性和基本规律，对于水表面波这样较复杂形式的波动，我们仅着眼于它们的共性，而不去细究其特性。

二、波面和波线

波传播时将振动相位相同的点连成的面称为波面（Wave Surface），最前面的波面称为波前（Wave Front）。在任一时刻，只有一个波前。波面是同心球面的波称为球面波（Spherical Wave），波面是平面的波称为平面波（Plane Wave），如图 3-2 所示。用以表示波传播方向的线称为波线（Wave Ray），在各向同性的均匀介质中，波线始终垂直于波面，且波动在各个方向的传播速度相同。

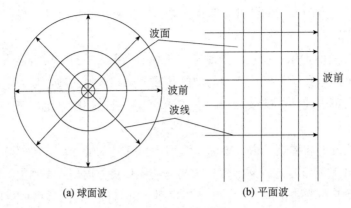

(a) 球面波   (b) 平面波

图 3-2　波面与波线

三、波长、周期和波速

波长、波的周期（或频率）、波速是描述波动的 3 个重要物理量。沿波传播的方向两个相邻的、相位差为 2π 或振动步调相同的质点之间的距离，即为一个波长，用 λ 表示。对于横波，相邻两个波峰或者波谷之间的距离就是一个波长；对于纵波，相邻两个密部或者疏部对应点之间的距离也是一个波长。

波前进一个波长的距离所需要的时间称为波的周期，用 T 表示。周期的倒数即为波的频率，用 ν 表示，ν=1/T。频率表示单位时间内所传播的完整的波的数目。由于波源做一次完整振动，波就前进一个波长的距离，所以波的周期（或频率）就是波源机械振动的周期（或频率）。

某一振动状态（即振动相位）在单位时间内所传播的距离称为波速，用 u 表示。波速是描述振动在弹性介质中传播快慢的物理量。机械波的波速决定于介质的弹性模量和密度。弹性模量是介质弹性的反映，密度则是介质质点惯性的反映。固体既能传播与剪切弹性有关的横波，又能传播与体变或拉伸弹性有关的纵波。在固体中，横波和纵波的波速分别为

$$u = \sqrt{G/\rho} \quad （横波）$$
$$u = \sqrt{Y/\rho} \quad （纵波）\tag{3-1}$$

式中，G 和 Y 分别为介质的切变模量和杨氏模量。液体与气体只能传播与体变弹性有关的纵波。在液体和气体中，纵波的波速为

$$u = \sqrt{K/\rho}\tag{3-2}$$

式中，K 为体变模量。在一个周期内波前进一个波长的距离，所以波速

$$u = \frac{\lambda}{T} = \lambda \nu\tag{3-3}$$

上式具有普遍意义，对各类波都适用。必须指出，波速虽然由介质决定，但波的频率是波

源振动的频率，却与介质无关。因此，由式（3-3）可知，同一频率的波，其波长将随介质的不同而不同。

第二节　平面简谐波

一、平面简谐波的波函数

在均匀无吸收的介质中，当波源做简谐振动时，在介质中所产生的波称为简谐波（Simple Harmonic Wave），波面为平面的简谐波称为平面简谐波。平面简谐波是最简单、最基本的波动。任何非简谐的复杂的波都可以看成是由若干个不同频率的简谐波叠加而成的，因此研究平面简谐波的规律具有特别重要的意义。

如图 3-3 所示，设一平面简谐波在各向同性的介质中，以速度 u 沿 x 轴的正方向无衰减地传播。由于平面波的波线互相平行，因此讨论任一波线上波的传播规律就可以知道整个平面波的传播规律。取波线上任一点 O 为坐标原点，用 x 表示各质点在波线上的位置坐标。设在 t 时刻，O 点简谐振动的方程为

$$y_0 = A\cos(\omega t + \varphi) \tag{3-4}$$

式中，y_0 表示 O 处质点在 t 时刻离开其平衡位置的位移，A 为振幅，ω 为角频率，φ 为初相位。在 x 轴正方向上取任意点 P，P 点距离原点 O 为 x，由于 P 点的振动是从 O 点传过来的，因此 P 点的振动状态（或者相位）比 O 点落后。某种振动状态从 O 点传播至 P 点所需的时间为 x/u。那么，t 时刻 P 处质点离开平衡位置的位移，就是 O 处质点在 $t-x/u$ 时刻的位移。因此 P 点的振动方程为

$$y = A\cos[\omega(t - \frac{x}{u}) + \varphi] \tag{3-5}$$

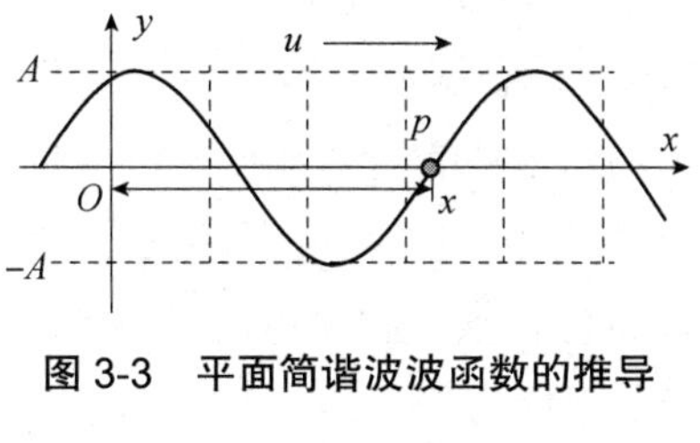

图 3-3　平面简谐波波函数的推导

因为 P 点是 x 轴上的任意一点，式（3-5）实际上表示的是波线上任意一质点在任意时刻 t 离开平衡位置的位移，式（3-5）称为平面简谐波的波函数（Wave Function），也常称为平面简谐波的波动方程。

因为 $\omega = 2\pi\nu$，$u = \dfrac{\lambda}{T} = \lambda\nu$，式（3-5）也可以写成如下几种形式

$$y = A\cos\left[2\pi\left(\frac{t}{T} - \frac{x}{\lambda}\right) + \varphi\right]$$

$$y = A\cos\left[2\pi\left(\nu t - \frac{x}{\lambda}\right) + \varphi\right] \qquad (3\text{-}6)$$

$$y = A\cos\left[(\omega t - kx) + \varphi\right]$$

式中，$k = 2\pi / \lambda$，称为波数（Wave Number）。

如果该平面简谐波是向 x 轴的负方向传播的，则 P 处质点的振动比 O 处质点早开始一段时间 x/u。此时，平面简谐波的波函数应为

$$y = A\cos\left[\omega\left(t + \frac{x}{u}\right) + \varphi\right] \qquad (3\text{-}7)$$

式（3-6）中的符号也必须进行相应修改。

二、波函数的物理含义

为了帮助大家更好地理解波函数的物理含义，我们不妨以沿 x 轴正方向传播的平面简谐波为例进行讨论。

（1）当 x 取值一定时（好似用摄像机对着某一点拍摄），波函数式（3-5）仅为时间 t 的函数，表示的是距原点 O 为 x 处的质点在不同时刻离开平衡位置的位移，即该质点做简谐振动的振动方程

$$y = A\cos\left(\omega t + 2\pi\frac{x}{\lambda} + \varphi\right) \qquad (3\text{-}8)$$

对比式（3-4）与式（3-8）可发现，$2\pi x/\lambda + \varphi$ 即为 x 处质点简谐振动的初相位，比原点 O 落后了 $2\pi x/\lambda$。

（2）当 t 一定时（好似用照相机对着一组质点在某一瞬间拍摄），波函数式（3-5）仅为位置坐标 x 的函数，表示的是该时刻每一个质点做简谐振动离开平衡位置的位移。这时，以 y 为纵坐标，x 为横坐标即可得到该时刻这列波的波形图。

（3）如果让 x 与 t 同时变化，此时波函数就给出了所有质点的位移随时间变化的整体情况。图 3-4 分别给出了 t 时刻与 $t+\Delta t$ 时刻的两个波形图，从而描绘出波动在 Δt 时间内传播了 $\Delta x = u\Delta t$ 距离的情形。换句话说，波在 t 时刻 x 处的振动状态（相位），经过 Δt 时间已传至 $x+\Delta x$ 处。这就告诉我们波的传播是相位的传播，也是振动这种运动形式的传播，或者说是整个波形的传播。波速 u 就是相位或者波形向前传播的速度。总之，当 x 与 t 同时变化时，波函数描述了波的传播过程，所以这种波也称为行波。

［例 3-1］平面简谐波以波速 $u=10$ m/s 在介质中沿 x 轴的正方向传播，已知坐标原点处质点振幅为 6×10^{-3} m，振动频率为 0.25 Hz，初始时刻处于平衡位置并向负方向运动，试写出该平面简谐波的波函数。

解：已知坐标原点 $A=6\times10^{-3}$ m，角频率 $\omega=2\pi\nu=\pi/2$。初始条件 $x_0=0$，$v_0<0$，则由旋转矢

量可判断坐标原点的初始相位 $\varphi=\pi/2$。其振动方程为

$$y_0 = 6 \times 10^{-3} \cos(\frac{\pi}{2}t + \frac{\pi}{2})$$

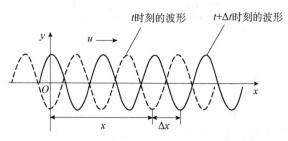

图 3-4 波形的传播

沿波的传播方向上距离坐标原点 x 处取一点，该点的振动状态比坐标原点要落后 $\Delta t = x/u$，用 $t-\Delta t$ 替换上式中的 t，即得到该平面简谐波的波函数

$$y = 6 \times 10^{-3} \cos[\frac{\pi}{2}(t - \frac{x}{u}) + \frac{\pi}{2}]$$

$$= 6 \times 10^{-3} \cos(\frac{\pi t}{2} + \frac{10-x}{20}\pi)$$

[例 3-2] 有一列平面简谐波，坐标原点按 $y = A\cos(\omega t + \varphi)$ 的规律振动。已知 $A=0.1\text{m}$，$T=0.5\text{s}$，$\lambda=10\text{m}$。试求（1）假如 $t=0$ 时坐标原点的位移为 $A/2$，且向平衡位置运动，求坐标原点的初相位，并写出该平面简谐波的波函数。（2）沿波的传播方向上相距 2.5m 的两点的相位差。

解：（1）根据已知条件可得角频率 $\omega = 2\pi/T = 4\pi$。初始时刻，坐标原点 $x_0 = A/2$，且向平衡位置运动，画出如图 3-5 所示的旋转矢量图，并可得知该质点简谐运动的初相位 $\varphi = \pi/3$。

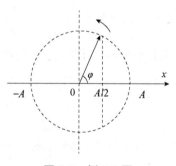

图 3-5 例 3-2 图

坐标原点的振动方程为

$$y_0 = 0.1\cos(4\pi t + \frac{\pi}{3})$$

该平面简谐波的波函数为

$$y = 0.1\cos(4\pi t - 2\pi\frac{x}{\lambda} + \frac{\pi}{3})$$

（2）沿波的传播方向上相距 2.5m 远的两点的相位差 $\Delta\varphi=2\pi\Delta x/\lambda=\pi/2$。

第三节　波的能量

一、波动能量的传播

机械波传播时，介质中各质点进行机械振动，因此具有动能；同时质点间由于发生弹性形变还具有弹性势能。因此波不仅是波源振动状态的传播过程，同时也是某种能量的传播过程。

设一平面简谐波，以速度 u 在密度为 ρ 的均匀介质中传播，其波函数用式（3-5）表示。

为了计算介质中波的能量，在介质中任取一体积为 ΔV，质量为 $\Delta m=\rho\Delta V$ 的体积元。当某一振动状态传到该体积元时，其动能为

$$E_k = \frac{1}{2}\Delta mv^2 = \frac{1}{2}\rho(\Delta V)v^2 \qquad (3\text{-}9)$$

式中，v 是该体积元的振动速度，是它离开平衡位置的位移对时间的一阶偏导数，即

$$v = \frac{\partial y}{\partial t} = -A\omega\sin\left[\omega(t-\frac{x}{u})+\varphi\right] \qquad (3\text{-}10)$$

将式（3-10）代入式（3-9）得

$$E_k = \frac{1}{2}\rho\Delta VA^2\omega^2\sin^2\left[\omega(t-\frac{x}{u})+\varphi\right] \qquad (3\text{-}11)$$

可以证明，在任意位置 x 处的体积元 ΔV，在时刻 t 的动能 E_k 和势能 E_p 都相等，即

$$E_k = E_p = \frac{1}{2}\rho\Delta VA^2\omega^2\sin^2\left[\omega(t-\frac{x}{u})+\varphi\right] \qquad (3\text{-}12)$$

可见，该体积元的动能和势能完全相同，都是时间 t 的周期函数，并且大小相等、相位相同，它们同步地在与最大值 $\frac{1}{2}\rho\Delta VA^2\omega^2$ 之间做周期性的变化。由此可得该体积元 ΔV 在 t 时刻的总能量为

$$E = E_k + E_p = \rho\Delta VA^2\omega^2\sin^2\left[\omega(t-\frac{x}{u})+\varphi\right] \qquad (3\text{-}13)$$

式（3-13）表明该体积元的总能量在零和最大值 $\rho\Delta VA^2\omega^2$ 之间进行周期性变化。当体积元位于平衡位置时，动能、势能、总能量均达到最大值；当体积元位于位移最大位置时，动能、势能、总的机械能均为零。在能量由零增大至最大值的过程中，该体积元从相邻体积元吸收能量；在能量由最大值减小至零的过程中，该体积元向相邻体积元放出能量。这与简谐振动系统中动、势能相互转化，机械能守恒不同。波动中机械能不守恒，沿波的传播方向，体积元不断地从后面的介质获得能量，又传递给前面的介质。能量就这样随着波动的行进，从介质的这一部分传递给另一部分，因此波动是能量传递的一种方式。

二、波的强度

1. 能量密度

介质中单位体积的波动能量，称为波的能量密度（Density of Wave），用 w 表示，即

$$w = \frac{E}{\Delta V} = \rho A^2 \omega^2 \sin^2 \left[\omega(t - \frac{x}{u}) + \varphi \right] \tag{3-14}$$

2. 平均能量密度

能量密度在一个周期内的平均值，称为平均能量密度。因为正弦函数的平方在一个周期内的平均值是 1/2，即

$$\frac{1}{T} \int_0^T \sin^2 \left[\omega(t - \frac{x}{u}) + \varphi \right] dt = \frac{1}{2}$$

所以波的平均能量密度为

$$\bar{w} = \frac{1}{2} \rho A^2 \omega^2 \tag{3-15}$$

式（3-15）说明波的平均能量密度仅由介质的密度、波的振幅及频率决定，与时间 t 无关。该式对横波和纵波都适用。

3. 能流密度（波的强度）

单位时间内通过介质中某一面积的能量，称为通过该面积的能流（Energy Flow）。在介质中垂直于波速 u 取一平面 S，则在一个周期内通过该面积的能量等于体积 uTS 内的能量。通过 S 面的能流是随时间做周期性变化的，通常取一个周期内的平均值，这个平均值称为通过 S 面的平均能流，并表示成

$$\bar{P} = \bar{w} u S = \frac{1}{2} \rho A^2 \omega^2 u S \tag{3-16}$$

通过与波线垂直的单位面积的平均能流，称为能流密度或波的强度（Intensity of Wave），用 I 表示，即

$$I = \frac{\bar{P}}{S} = \bar{w} u = \frac{1}{2} \rho u A^2 \omega^2 \tag{3-17}$$

其单位是 $W \cdot m^{-2}$。上式表明，波的强度与振幅的平方、频率的平方成正比，它是表征波动中能量传播的一个重要的物理量。

三、波的衰减

机械波在介质中传播时，它的强度将随着传播距离的增加而减弱，振幅也随之减小，这种现象称为波的衰减（the Damped of Wave）。导致波衰减的原因主要有波的扩散、散射以及

介质的吸收。下面我们将重点讨论吸收衰减的规律。

实验表明，平面波在均匀介质中传播时，通过厚度为 dx 的一层介质后，所减少的强度 $-\mathrm{d}I$ 与入射波的强度 I 以及所通过的薄层厚度 dx 成正比，即

$$-\mathrm{d}I = \mu I \mathrm{d}x \tag{3-18}$$

其中，μ 称为介质的吸收系数，与介质的密度、黏滞系数、波速、波的频率等有关。式（3-18）也可以写成

$$\frac{\mathrm{d}I}{I} = -\mu \mathrm{d}x \tag{3-19}$$

设在 $x=0$ 处波的强度为 I_0，x 处的强度为 I，将式（3-19）积分可得到

$$\int_0^I \frac{\mathrm{d}I}{I} = -\mu \int_0^x \mathrm{d}x \tag{3-20}$$

解得

$$\ln I = -\mu x + c \tag{3-21}$$

式中，c 为积分常数，已知在 $x=0$ 处波的强度为 I_0，求得积分常数 $c=\ln I_0$，因此得到

$$\ln I = -\mu x + \ln I_0 \tag{3-22}$$

即

$$I = I_0 \mathrm{e}^{-\mu x} \tag{3-23}$$

式（3-23）表明平面波的强度在传播过程中按指数规律衰减。因为波的强度 I 与振幅 A 的平方成正比，故有

$$A = A_0 \mathrm{e}^{-\mu x/2} \tag{3-24}$$

第四节　惠更斯原理波的干涉

一、惠更斯原理

波的传播是由于介质中质点之间的相互作用引起的，介质中任一质点都将引起其邻近质点的振动，因而波动中的任一振动质点都可以看作新的波源。荷兰物理学家惠更斯（C. Huygens）于 1679 年首先提出：介质中波动传播到的各点都可以看作是发射子波的波源，而在其后的任意时刻，这些子波的包络就构成了新的波前。这就是惠更斯原理。对于任何波动过程（机械波或电磁波），不论其传播波动的介质是均匀的还是非均匀的，是各向同性的还是各向异性的，惠更斯原理都是适用的。若已知某一时刻波前的位置，就可以根据这一原理，用几何作图的方法，确定出下一时刻波前的位置，从而确定波的传播方向。

下面以球面波为例，说明惠更斯原理的应用。如图 3-5（a）所示，波动从波源 O 出发，形成以 O 为中心的球面波以速度 u 向四周传播，已知 t 时刻的波前是半径为 $R_1=ut$ 的球面 S_1。

根据惠更斯原理，S_1 上的各点都可以看成是发射子波的波源。以 S_1 上各点为球心（子波的波源），以 $r=u\Delta t$ 为半径，画出许多半球形子波，那么这些子波的包络 S_2 即为 $t+\Delta t$ 时刻的新波前。显然，S_2 是以 O 为球心，以 $R_2=R_1+u\Delta t$ 为半径的球面。依此类推即可不断获得新的波前，如图 3-5（b）所示，这一方法同样可求得平面波的波前。

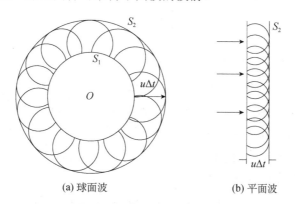

(a) 球面波   (b) 平面波

图 3-5 用惠更斯原理求波前

用惠更斯原理能定性地说明波的衍射现象。当波在传播过程中遇到障碍物时，其传播方向发生改变，并能绕过障碍物的边缘，继续向前传播，这种现象叫作波的衍射。如图 3-6 所示，平面波垂直入射到一宽度与其波长相近的狭缝上时，缝上各点都可看作子波的波源，应用惠更斯原理做出子波的包络，即可得到下一时刻的波前。很明显，此时波前与原来的平面略有不同，除中央部分仍为平面外，靠近狭缝边缘部分发生弯曲，即波绕过了障碍物继续传播。

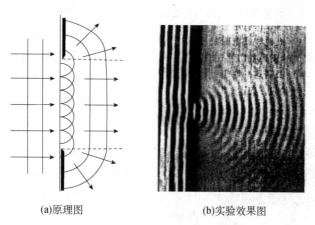

(a)原理图   (b)实验效果图

图 3-6 水波通过狭缝后的衍射

衍射现象显著与否，是和障碍物（狭缝、遮板等）的大小与波长之比有关的。若障碍物的宽度远大于波长，衍射现象不显著；若障碍物的宽度与波长差不多，衍射现象就比较明显；若障碍物的宽度小于波长，则衍射现象更加明显。衍射现象是波独具特征之一。当障碍物尺寸一定时，波长越长，衍射现象越明显。声波波长比光波波长长，易于发生衍射，这就是通常所说"只闻其声，不见其人"的原因。应用惠更斯原理不仅可以定性地解释波的衍射现象，还可以解释波的反射、折射等波的传播问题。

二、波的干涉

1. 波的叠加原理

在日常生活中，例如，管弦乐队合奏时，人们仍能分辨出各种乐器所发的声音，而不混淆。这说明某种乐器发出的声波，并不因其他乐器发出的声波而受到影响。可见，波的传播是独立进行的。又如在水中以两块小石子落下处为中心而发出圆形波，彼此穿过而又离开后，它们仍然是圆形的。通过对这些现象的观察与研究，可总结出如下规律：

（1）几列波可以互不影响地同时通过某一区域，且相遇后保持各自原有的特征（频率、波长、振幅、振动方向等）不变，并按照原来的方向继续前进，好像没有遇到过其他波一样。

（2）在相遇区域内的任一点的振动，为各列波单独存在时在该点所引起的振动位移的矢量和。

这种波动传播的独立性及在相遇处的振动合成，称为波的叠加原理（Superposition Principle）。应该明确，叠加原理只对各向同性的线性介质适用。

2. 波的干涉

我们先观察水波的干涉。把两个小球装在同一支架上，使小球的下端紧靠水面。当支架沿竖直方向以一定的频率振动时，两个小球和水面的接触点就成了两个频率相同、振动方向相同、相位相同的波源，各自发出一列圆形的水面波。在它们相遇的水面上，呈现出如图 3-7 所示的现象。由图可以看出，有些地方水面起伏得很厉害（图中亮处），说明这些位置振动加强了；而有些地方水面只有微弱的起伏，甚至静止不动（图中暗处），说明这些位置振动减弱，甚至完全抵消。在两列波相遇的区域内，振动的强弱按一定的规律分布。

我们把频率相同、振动方向平行、相位相同或相位差恒定的两列波相遇时，使某些地方振动始终加强，而另一些地方振动始终减弱的现象，叫作波的干涉现象。波的干涉现象正是波动的叠加原理的表现形式，也是波动的又一重要特征，它和衍射现象都是作为判别某种运动是否具有波动性的主要依据。

能产生干涉现象的两列波，必须频率相同、振动方向平行、相位相同或相位差恒定，我们把这一条件称为相干条件，满足相干条件的两列波称为相干波，而产生这两列波的波源称为相干波源。

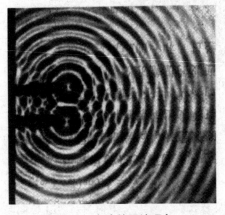

图 3-7　水波的干涉现象

下面我们以平面简谐波为例，利用波的叠加原理，来进一步确定干涉加强和减弱的条件。如图 3-8

所示，设有两个相干波源 S_1、S_2，它们简谐振动的方程分别为

$$y_{S1} = A_1 \cos(\omega t + \varphi_1)$$
$$y_{S2} = A_2 \cos(\omega t + \varphi_2)$$

（3-25）

式中，ω 为两波源的角频率，A_1、A_2 分别为它们的振幅，φ_1、φ_2 分别为两波源的初相位。若两波源发出的波在同一介质中传播，它们的波长均为 λ。当波源 S_1、S_2 产生的波无衰减地传到 P 点时，两列波在 P 点引起的两个分振动的振动方程分别为

$$y_{P1} = A_1 \cos(\omega t + \varphi_1 - \frac{2\pi r_1}{\lambda})$$
$$y_{P2} = A_2 \cos(\omega t + \varphi_2 - \frac{2\pi r_2}{\lambda})$$

（3-26）

式中，r_1、r_2 分别是波源 S_1、S_2 到 P 点的距离。式（3-26）表明，P 点同时参与了两个同方向、同频率的简谐振动，其合振动也应为简谐振动。P 点的合振动方程为

$$y_P = y_{P1} + y_{P2} = A \cos(\omega t + \varphi)$$

（3-27）

式中，φ 为合振动的初相位，即

$$\varphi = \mathrm{arctg} \frac{A_1 \sin(\varphi_1 - \frac{2\pi r_1}{\lambda}) + A_2 \sin(\varphi_2 - \frac{2\pi r_2}{\lambda})}{A_1 \cos(\varphi_1 - \frac{2\pi r_1}{\lambda}) + A_2 \cos(\varphi_2 - \frac{2\pi r_2}{\lambda})}$$

（3-28）

而 A 为合振动的振幅，即

$$A = \sqrt{A_1^2 + A_2^2 + 2A_1 A_2 \cos \Delta\varphi}$$

（3-29）

式中，$\Delta\varphi = \varphi_2 - \varphi_1 - 2\pi \frac{r_2 - r_1}{\lambda}$，为两列波在 P 点的相位差。对于空间中的某一点 P，$\Delta\varphi$ 是常量，合振幅 A 也是一个常量。由式（3-29）可以看出，当满足条件

$$\Delta\varphi = \varphi_2 - \varphi_1 - 2\pi \frac{r_2 - r_1}{\lambda} = \pm 2k\pi, \quad (k = 0, 1, 2, \cdots)$$

（3-30）

空间各点的合振幅最大，其值 $A = A_1 + A_2$。而当满足条件

$$\Delta\varphi = \varphi_2 - \varphi_1 - 2\pi \frac{r_2 - r_1}{\lambda} = \pm(2k+1)\pi, \quad (k = 0, 1, 2, \cdots)$$

（3-31）

空间各点的合振幅最小，其值 $A = |A_1 - A_2|$。若 $A_1 = A_2$，则 $A = 0$，干涉相消。干涉的结果使空间某些点的振动始终加强，而另一些点的振动始终减弱。式（3-30）和式（3-31）分别称为相干波干涉加强和减弱的条件。

如果 $\varphi_1 = \varphi_2$，即对于初相位相同的相干波源，$\Delta\varphi$ 只决定于两个波源到点 P 的波程差，$\delta = r_2 - r_1$。当

$$\delta = r_2 - r_1 = \pm 2k\frac{\lambda}{2}, \quad (k = 0, 1, 2, \cdots)$$

（3-32）

即波程差等于半波长的偶数倍时，P 点为干涉加强。当

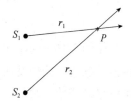

图 3-8 两相干波源发出的波在空间相遇

$$\delta = r_2 - r_1 = \pm(2k+1)\frac{\lambda}{2}, \quad (k = 0,1,2,\cdots) \tag{3-33}$$

即波程差等于半波长的奇数倍时，P 点为干涉减弱。

综上所述，当两个相干波源初相位相同时，在两个波的叠加空间内，波程差等于波长整数倍的各点，合振动振幅最大（加强）。而波程差等于半波长奇数倍的各点，合振动振幅最小（减弱）或为零（抵消）。

与波的衍射一样，波的干涉现象也是波动的重要特征。

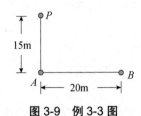

[例 3-3] 如图 3-9 所示，两相干波源 A 和 B，它们振动的频率为 100 Hz，当 A 处出现为波峰时，B 处出现波谷。波速 u=10 m/s，求介质中 P 点干涉的结果。

解：A 处出现波峰时，B 处刚好出现波谷，$\varphi_A - \varphi_B = \pi$。$r_A$=15m，$r_B = \sqrt{15^2 + 20^2} = 25$m，两个相干波源的振动传播至 P 点的相位差为

图 3-9　例 3-3 图

$$\Delta\varphi = \varphi_A - \varphi_B - \frac{2\pi(r_A - r_B)}{\lambda} = 201\pi$$

相位差 π 的奇数倍，因此，P 为振动减弱点。

三、驻波

当两列振幅相同的相干波沿同一直线相向传播时，会叠加而成一种特殊形式的干涉现象，称为驻波（Standing Wave）。驻波是干涉的特例。图 3-10 是用弦线演示驻波现象的实验示意图。音叉末端系一水平的弦线 AB，B 处有一尖劈，可以左右移动，调节 AB 间的距离。重物 m 使弦产生张力。音叉振动时，弦上产生波动，向右传播，在 B 点产生反射，反射波向左传播。这样，入射波和反射波在同一弦线上沿相反方向传播，它们相互干涉，就能在绳子上产生驻波。接下来我们将重点讨论驻波的形成过程及其特征。

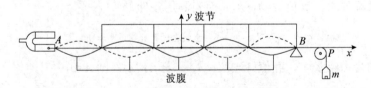

图 3-10　弦线上驻波实验示意图

如图 3-10 所示，设有两列振幅相同的相干波分别沿 x 轴正方向（实线）、负方向（虚线）传播，取两波的振动相位始终相同的点作为坐标原点，并且在 x=0 处振动质点向上移动到最大位移时开始计时，即使得该处质点振动的初相位为零。沿 x 轴正、负方向传播的两列波可分别表示为

$$y_1 = A\cos 2\pi(\frac{t}{T} - \frac{x}{\lambda})$$

$$y_2 = A\cos 2\pi(\frac{t}{T} + \frac{x}{\lambda})$$

（3-34）

两波相遇处各质点的位移为两波各自引起的位移的叠加，即

$$y = y_1 + y_2 = A\cos 2\pi(\frac{t}{T} - \frac{x}{\lambda}) + A\cos 2\pi(\frac{t}{T} + \frac{x}{\lambda})$$

（3-35）

利用三角关系式，上式可化为

$$y = 2A\cos 2\pi\frac{x}{\lambda}\cos 2\pi\frac{t}{T}$$

（3-36）

式（3-36）就是驻波的波函数，常称为驻波方程。式中，$2A\cos 2\pi\dfrac{x}{\lambda}$ 的绝对值就是各点的振幅，其值与时间无关，仅随位置不同做余弦变化。

式（3-36）表明，当形成驻波时，弦线上的各点做振幅为 $\left|2A\cos\dfrac{2\pi}{\lambda}x\right|$、周期为 T 的简谐振动。振幅最大的位置，称为波腹。波腹的位置应满足 $\left|\cos 2\pi\dfrac{x}{\lambda}\right| = 1$，也即

$$\frac{2\pi x}{\lambda} = \pm k\pi, \quad k = 0, 1, 2, \cdots$$

（3-37）

因此波腹位于

$$x = \pm k\frac{\lambda}{2}, \quad k = 0, 1, 2, \cdots$$

（3-38）

相邻两个波腹之间的距离为

$$x_{k+1} - x_k = \frac{\lambda}{2}$$

（3-39）

即相邻两个波腹之间的距离为半个波长。振幅为零，即静止不动的位置，称为波节。同理可知，波节位于

$$x = \pm(2k+1)\frac{\lambda}{4}, \quad k = 0, 1, 2, \cdots$$

（3-40）

相邻两个波节之间的距离也是半个波长。

当驻波形成时，两相邻波节之间各点的振动方向相同、相位相同，故各点必定同时达到最大位移，又同时通过平衡位置。达到最大位移时，各点的速度为零，即动能为零。一个波节两侧的点振动方向相反、相位相反，故波节处的形变最大，所以驻波的能量以弹性势能的形式集中于波节附近。当介质质点通过平衡位置时，各处形变都随之消失，弹性势能为零，驻波的能量以动能的形式集中于波腹附近。可见，驻波中没有能量的定向传播，波腹附近的动能与波节附近的势能之间不断进行相互转换和转移。因此，驻波无所谓传播方向，不传播能量，实质上是一种特殊的振动状态，而不是作为能量传播过程的波。为了区分一般的波与驻波，往往将前者叫作行波（Traveling Wave）。

驻波是日常生活中常见的物理现象，驻波在声学、无线电学和光学中都有重要的应用。

第五节　声波

频率在20～20000Hz的机械波可以引起人的听觉，称为可闻声波，简称声波（Sonic Wave）。频率高于 20000Hz 的机械波称为超声波（Ultrasonic Wave），频率低于 20Hz 的机械波称为次声波（Infrasonic Wave）。可闻声波、超声波、次声波仅频率不同，无本质上的区别。

一、声压、声阻抗和声强

1. 声压（Sound Pressure）

当声波在介质中传播时，介质的密度做周期性变化，稠密时压强大，稀疏时压强小。在某一时刻，介质中某一点的压强与无声波通过时的压强之差，称为该点的瞬时声压（Sonic Pressure），用 P 来表示，单位是 $N \cdot m^{-2}$。声压是空间和时间的函数。声压的大小和介质中质点在声波作用下的振动速度 v、介质的密度 ρ 及声波的传播速度 u 有关。介质中某点的声压 $P=\rho uv$，对于平面简谐声波，则有

$$P = \rho u \omega A \cos[\omega(t - \frac{x}{u}) + \varphi + \frac{\pi}{2}] \tag{3-41}$$

式（3-41）称为声压方程。可见，声波既可表示为位移波，也可以表示为压强波，两者之间存在 $\pi/2$ 的相位差。式中，$P_m = \rho u \omega A$，称为声压幅值，简称声幅。

2. 声阻抗（Acoustic Impedance）

声阻抗定义为声压幅值 P_m 与介质质点振动速度幅值 $v_m = \omega A$ 的比值，用 Z 表示

$$Z = \frac{P_m}{v_m} = \frac{\rho u \omega A}{\omega A} = \rho u \tag{3-42}$$

声阻抗是用来表征介质声学特性的一个重要物理量，单位为 $kg \cdot m^{-2} \cdot s^{-1}$。不同的介质具有不同的声阻抗。声阻抗越大，在相同的声压下质点的振动速度就越小。表 3-1 中列出了几种常见介质的声速、密度和声阻抗。

表 3-1　几种常见介质的声速、密度和声阻抗

介质	声速 u/（$m \cdot s^{-1}$）	密度 ρ/（$kg \cdot m^{-3}$）	声阻抗 ρu/（$kg \cdot m^{-2} \cdot s^{-1}$）
空气	3.32×10^2（0℃） 3.44×10^2（20℃）	1.29 1.21	4.28×10^2 4.16×10^2
水	14.8×10^2（20℃）	988.2	1.48×10^2
脂肪	14.0×10^2	970	1.36×10^6

（续表）

介质	声速 $u/(\mathrm{m \cdot s^{-1}})$	密度 $\rho/(\mathrm{kg \cdot m^{-3}})$	声阻抗 $\rho u/(\mathrm{kg \cdot m^{-2} \cdot s^{-1}})$
脑	15.3×10^2	1020	1.56×10^6
肌肉	15.7×10^2	1040	1.63×10^6
密质骨	36.0×10^2	1700	6.12×10^6
钢	50.5×10^2	7800	39.4×10^6

3. 声强（Sound Intensity）

单位时间内通过垂直于声波传播方向的单位面积的声波能量，称为声强。根据式（3-17）和式（3-42），声强为

$$I = \frac{1}{2}\rho u \omega^2 A^2 = \frac{1}{2}Z v_m^2 = \frac{P_m^2}{2Z} \tag{3-43}$$

上式表明，对于一定的介质，声强与声压幅值的平方成正比。在实际测量中，测量声压比测量声强要容易得多，因此常常用声压表示声音的强度。

声波在传播过程中，遇到两种声阻抗不同的介质界面时，会发生反射和折射。反射波与入射波的强度之比，称为强度反射系数，用 α_{ir} 表示。透射波与入射波的强度之比，称为强度透射系数，用 α_{it} 表示。理论证明，在垂直入射的条件下，有

$$a_{ir} = \frac{I_r}{I_i} = \left(\frac{Z_2 - Z_1}{Z_2 + Z_1}\right)^2 \tag{3-44}$$

$$a_{it} = \frac{I_t}{I_i} = \frac{4Z_2 Z_1}{(Z_2 + Z_1)^2} \tag{3-45}$$

由此可知，当两种介质声阻抗相差较大时，反射强，透射弱；声阻抗相近时，透射强，反射弱。因此，在利用超声波进行人体扫描或治疗时，在探头表面与体表之间要涂抹油类物质或液体等耦合剂来减少介质间的声阻抗差值，从而提高透射波的强度。

二、听觉域

引起人耳听觉的声波，不仅在频率上有一定范围，而且在声强上也有一定范围。就是说，对于任一在可闻声波（20～20000 Hz）范围内的频率来说，声强还必须达到某一数值才能引起人耳听觉。能引起听觉的最小声强称为听阈（Threshold of Hearing）。在图 3-11 中，最下面的一条曲线表示正常人的听阈随声波频率的变化，称为听阈曲线。从曲线可以看出，频率不同时，听阈可以相差很大。由图可见，人耳对于频率为 100 Hz 的声音的听阈值为 37 分贝，频率为 1000 Hz 的声音的听阈值约为 0 分贝，人耳最敏感的频率范围约为 1000～5000Hz，这与耳朵的结构有关。随着声强的增大，人耳感到声音的响度也提高了。但是，当声强超过某一极限值时，声音在人耳中会引起痛觉，这个上限声强值称为痛阈（Threshold of Feeling）。痛阈是人耳所能忍受的最高声强，当声强高于痛阈值只能引起耳的疼痛，不能产生听觉。对于不

同频率的声波，痛阈值也不同。图 3-11 中最上面的一条曲线表示正常人的痛阈随频率的变化，称为痛阈曲线。由听阈线、痛阈线、20Hz 和 20000Hz 线所围成的区域，称为听觉区域（Auditory Region）。

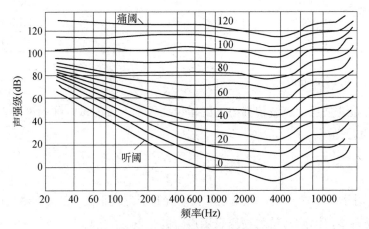

图 3-11　纯音的听阈曲线与痛阈曲线

三、声强级和响度级

1. 声强级（Intensity Lever）

能引起人们听觉的声强的变化范围很大，以 1000Hz 的声波为例，从听阈 10^{-12} W·m^{-2} 到痛阈 1 W·m^{-2}，数量级相差 10^{12}。此外，人耳所感觉到的声音响度近似与声强的对数成正比，因此在声学中通常采用对数标度来量度声强，称为声强级。通常取 1000Hz 声音的听阈值 $I_0 = 10^{-12}$ W·m^{-2} 作为标准参考声强，任一声波的声强 I 与标准参考声强 I_0 的比值的对数，即为该声波的声强级，用 L 表示，即

$$L = \lg \frac{I}{I_0} \text{(B)} \tag{3-46}$$

声强级的单位为 B（贝尔），通常采用 B 的 1/10，即 dB（分贝）单位，此时

$$L = 10 \lg \frac{I}{I_0} \text{(dB)} \tag{3-47}$$

如果有一个声音，其声强 $I = 10^{-12}$ W·m^{-2} 时，则其声强级为 $L = 10 \lg \dfrac{10^{-12}}{10^{-12}}$ dB $= 0$ dB。而当声强 $I = 1$ W·m^{-2} 时，其声强级为 $L = 10 \lg \dfrac{1}{10^{-12}}$ dB $= 120$ dB。由此可知，定义了声强级后，人耳对声强从 10^{-12} W·m^{-2} 至 1 W·m^{-2} 的变化感觉不再分成 10^{12} 个等级，而是分成了 120 个等级。

[例 3-4] 一台机器工作时所产生的噪声为 70dB，若再开动一台同样的机器，则声强级是

多少？

解：设一台机器工作时产生的噪声声强为 I，则两台机器同时开动声强为 $2I$。因此，对应的声强级

$$L = 10\lg\frac{2I}{I_0} = 10\lg 2 + 10\lg\frac{I}{I_0} \approx 3 + 70 = 73\text{dB}$$

2. 响度级（Loudness Lever）

无论是声强还是声强级都是对声能的客观描述，可以用相应的仪器直接测量出来。但是声强或声强级并不反映人耳所听到的响度等级。人耳对声音强弱的主观感觉称为响度（Loudness），它随声强的增大而增加，但两者并不是简单的线性关系。这是因为响度不仅取决于声强的大小，而且还与声波的频率有关；声强或声强级相同，但频率不同的声音，其响度可能相差很大。为了能用数字来比较响度，我们引入响度级来描述人耳对声音强弱的主观感觉。响度级的单位是方（phon）。为了区分各种不同声音响度的大小，选用 1000 Hz 声音的响度作为标准，将其他频率声音的响度与此标准相比较，只要它们的响度相同，它们就有相同的响度级。显然，对 1000 Hz 的声音来说，它的声强级的分贝数在数值上等于响度级。

3. 等响曲线（Loudness Contours）

将频率不同、响度级相同的各对应点连成一条线，构成等响曲线。图 3-11 中画出了不同响度级的等响曲线。听阈曲线是响度级为 0 方的等响曲线，痛阈曲线是响度级为 120 方的等响曲线。

第六节　多普勒效应

前面几节我们所讨论的都是波源与观察者相对介质是静止的情况，所以观察者接收到的波的频率与波源发出的频率是相同的。但是，当波源或观察者或两者同时相对于介质运动时，观察者接收到的波的频率会高于或低于波源的频率。例如，当火车迎面驶来时，汽笛的音调变高（频率变高）；火车驶过去时，汽笛的音调变低（频率变低）。这种由于波源或观察者相对于介质运动，造成观测频率与波源频率不同的现象，称为多普勒效应（Doppler Effect）。

在讨论多普勒效应之前，我们先要把波源的频率、观察者接收到的频率和波的频率分清楚：波源的频率 f，指的是波源在单位之间内振动的次数，或者在单位时间内发出完整波的数目；观察者接收到的频率 f'，是观察者在单位时间内接收到的振动次数或完整波数；而波的频率 f''，则是介质内质点在单位时间内振动的次数，或单位时间内通过介质中某点的完整波数，并且 $f'' = u/\lambda$，其中 u 为介质中的波速，λ 为介质中的波长。这几种频率可能互不相同。假设波源和观察者的运动方向与波传播的方向在一条直线上，波源和观察者相对于介质的速度分别为 v_s 和 v_0，下面分几种情况进行讨论。

1. 波源不动、观察者运动

在这种情况下，$v_s = 0$，$v_0 \neq 0$。若观察者向着波源运动，相当于波以速度 $u' = u + v_0$ 通过观察者。因此单位时间内通过观察者的完整波数，即观测到的频率为

$$f' = \frac{u'}{\lambda} = \frac{u + v_0}{u} f \tag{3-48}$$

上式表明观察者实际观测到的频率 f' 高于波源的频率 f。同理，如果观察者离开波源运动时

$$f' = \frac{u - v_0}{u} f \tag{3-49}$$

可见，在观察者运动的情况下，频率的改变是由于观察者观测到的波数增加或减少造成的。

2. 观察者不动、波源运动

在这种情况下，$v_0 = 0$，$v_s \neq 0$。如图 3-12 所示，当波源以速度 v_s 向着观察者运动时，由于一个周期 T 内波源已逼近观察者 $v_s T$ 的距离，所以在观察者看来，波长缩短为

$$\lambda' = \lambda - v_s T = (u - v_s)T \tag{3-50}$$

波在介质中传播的速度不变，所以观察者实际测得的频率为

$$f' = \frac{u}{\lambda'} = \frac{u}{u - v_s} \cdot \frac{1}{T} = \frac{u}{u - v_s} f \tag{3-51}$$

同理，如果波源远离观察者而去时

$$f' = \frac{u}{u + v_s} f \tag{3-52}$$

可见，在波源运动情况下，观测频率的改变是由于波长的缩短或伸长所致的。因此，当列车向观察者方向驶来时，汽笛声不仅变大，而且音调升高；当列车驶离观察者时，汽笛声不仅变小，而且音调降低。

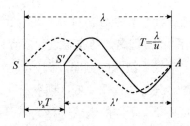

图 3-12 观察者不动，波源以速度 v_s 向观察者运动的情况

3. 波源和观察者同时相对于介质运动

综合以上两种情况，可以证明观察者实际测得的频率为

$$f' = \frac{u'}{\lambda'} = \frac{u \pm v_0}{u \mp v_s} f \tag{3-53}$$

式中，观察者向着波源运动时，v_0 取正值，离开时取负值；波源向着观察者运动时，v_s 取正

值，离开时取负值。

如果波源的速度与观察者的速度不共线，则只要将 v_0 和 v_s 在观察者与波源连线上的分量代入以上各式计算即可，而垂直于连线方向的分量是不会产生多普勒效应的。

多普勒效应在临床上有很多实际的应用，超声彩色多普勒血流仪就是一个很典型的例子。图 3-13 是利用多普勒效应测量血流速度的原理图。图中 v 是血流速度，θ 是超声波传播方向与血流速度方向之间的夹角。探头由发射和接收超声波的两块晶片组成。设作为静止声源的探头发射超声波的频率为 f，血管中随血流以速度 v 运动着的红细胞接收到的频率 f' 为

$$f' = \frac{u + v\cos\theta}{u} f \tag{3-54}$$

u 为超声波在人体内的传播速度。

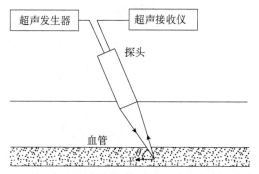

图 3-13　利用多普勒效应测量血流速度的原理图

由红细胞反射回来的超声波被静止的探头接收，这些红细胞相当于以速度 v 运动着的声源，探头接收到的频率 f'' 为

$$f'' = \frac{u}{u - v\cos\theta} f' \tag{3-55}$$

将式（3-55）代入式（3-54），得

$$f'' = \frac{u + v\cos\theta}{u - v\cos\theta} f \tag{3-56}$$

探头发出的超声波频率与接收的回波频率之差，即多普勒频移 Δf 为

$$\Delta f = f'' - f = \frac{2v\cos\theta}{u - v\cos\theta} f \tag{3-57}$$

因为 $u \gg v\cos\theta$，式（3-57）可改写

$$\Delta f = \frac{2v\cos\theta}{u} f \tag{3-58}$$

或

$$f = \frac{u}{2v\cos\theta} \Delta f \tag{3-59}$$

根据上式即可算出血流速度。

对于超声彩色多普勒血流仪，它能将反映血流动态的多普勒信息用彩色实时地显示出来。

如凡指向探头的血流用红色来表示，凡背离探头的血流用蓝色来表示，不论颜色如何，其色彩越亮则表示血流的速度越大。由于超声彩色多普勒血流仪能将探测部位的解剖结构和血流信息结合在一起，医生即可看到血管的部位及血管中的血流，也可看到心脏内部各处的血流方向，测出血流的速度，因此是心血管疾病诊断的有效工具之一。

不仅机械波有多普勒效应，电磁波也有多普勒效应。由于电磁波传播的速度为光速，电磁波的多普勒效应要运用相对论来处理，因此观察者接收到的电磁波频率与式（3-53）有所不同。但是波源与观察者相互接近时，频率变大；相互远离时，频率变小的结论，仍然是相同的。

阅读材料

一、惠更斯简介

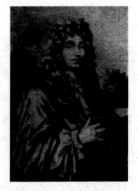

克里斯蒂安·惠更斯（Christiaan Huygens），荷兰物理学家、天文学家、数学家，1629 年 4 月 14 日生于海牙，1695 年 7 月 8 日卒于海牙。他是介于伽利略与牛顿之间一位重要的物理学先驱，是历史上最著名的物理学家之一，他对力学的发展和光学的研究都有杰出的贡献，在数学和天文学方面也有卓越的成就，是近代自然科学的一位重要开拓者。他建立向心力定律，提出动量守恒原理，并改进了计时器。

惠更斯原理是近代光学的一个重要基本理论。但它虽然可以预料光的衍射现象的存在，却不能对这些现象做出解释，也就是它可以确定光波的传播方向，而不能确定沿不同方向传播的振动的振幅。因此，惠更斯原理是人类对光学现象的一个近似的认识。直到后来，菲涅耳对惠更斯的光学理论做了发展和补充，创立了"惠更斯-菲涅耳原理"，才较好地解释了衍射现象，完成了光的波动说的全部理论。

惠更斯在 1678 年给巴黎科学院的信和 1690 年发表的《光论》一书中都阐述了他的光波动原理，即惠更斯原理。惠更斯原理认为：对于任何一种波，从波源发射的子波中，其波面上的任何一点都可以作为子波的波源，各个子波波源波面的包洛面就是下一个新的波面。他认为每个发光体的微粒把脉冲传给邻近一种弥漫媒质（"以太"）微粒，每个受激微粒都变成一个球形子波的中心。他从弹性碰撞理论出发，认为这样一群微粒虽然本身并不前进，但能同时传播向四面八方行进的脉冲，因而光束彼此交叉而不相互影响，并在此基础上用作图法解释了光的反射、折射等现象。《光论》中最精彩部分是对双折射提出的模型，用球和椭球方式传播来解释寻常光和非寻常光所产生的奇异现象，书中有几十幅复杂的几何图，足以看出他的数学功底。

另外惠更斯在巴黎工作期间曾致力于光学的研究。1678 年，他在法国科学院的一次演讲中公开反对了牛顿的光的微粒说。他说，如果光是微粒性的，那么光在交叉时就会因发生碰撞而改变方向。可当时人们并没有发现这现象，而且利用微粒说解释折射现象，将得到与实际相矛盾的结果。因此，惠更斯在 1690 年出版的《光论》一书中正式提出了光的波动说，建立了著名的惠更斯原理。在此原理基础上，他推导出了光的反射和折射定律，圆满地解释了光速在光密介质中减小的原因，同时还解释了光进入冰洲石所产生的双折射现象，认为这是由于冰洲石分子微粒为椭圆形所致。

惠更斯在天文学方面有着很大的贡献。他设计制造的光学和天文仪器精巧超群，如磨制了透镜，改进了望远镜（用它发现了土星光环等）与显微镜，惠更斯目镜至今仍然采用，还有"空中望远镜"（无管、长焦距、可消色差）、展示星空的"行星机器"（即目前天文馆雏型）等。

惠更斯是创建经典力学的先驱。在力学方面的研究，惠更斯是以伽利略所创建的基础为出发点的。他在研究钟摆中阐明了许多动力学概念和规律（包括摆的运动方程，以及离心力、摆动中心、转动惯量的概念），用钟摆测量重力加速度，指出物体在地球赤道处受到的离心力是重量的 1/289，著有《关于钟摆的运动》（1673）。他同 J.沃利斯（1616—1703）和 C.雷恩（1632—1723）在同一时期发现弹性体的碰撞规律。

在 1668—1669 年英国皇家学会碰撞问题征文悬赏中，他是得奖者之一。他详尽地研究了完全弹性碰撞问题（当时叫"对心碰撞"），死后综合发表于《论物体的碰撞运动》（1703）中，包括 5 个假设和 13 个命题。他纠正了笛卡儿不考虑动量方向性的错误，并首次提出完全弹性碰撞前后的守恒。他还研究了岸上与船上两个人手中小球的碰撞情况并把相对性原理应用于碰撞现象的研究。大约在 1669 年，惠更斯就已经提出解决碰撞问题的一个法则——"活力"守恒原理，它成为能量守恒的先驱。

惠更斯从实践和理论上研究了钟摆及其理论，提出著名的钟摆周期公式。在研究钟摆的重心升降问题时，惠更斯发现了物体系的重心与后来欧勒称之为转动惯量的量，还引入了反馈装置——"反馈"，这一物理思想今天更显得意义重大。他设计了船用钟和手表平衡发条，大大缩小了钟表的尺寸。他还用钟摆求出重力加速度的准确值，并建议用秒摆的长度作为自然长度标准。

惠更斯还提出了他的离心力定理，他还研究了圆周运动、摆、物体系转动时的离心力以及泥球和地球转动时变扁的问题等。这些研究对于后来万有引力定律的建立起了促进作用。他提出过许多既有趣又有启发性的离心力问题。惠更斯在他的《摆钟论》中还给出了他关于所谓的"离心力"的基本命题。他提出：一个做圆周运动的物体具有飞离中心的倾向，它向中心施加的离心力与速度的平方成正比，与运动半径成反比。这也是他对有关的伽利略摆动学说的扩充。

后来，惠更斯和胡克还各自发现了螺旋式弹簧丝的振荡等时性，这为近代游丝怀表和手表的发明创造了条件。

二、多普勒简介

多普勒·克里斯蒂安·安德烈亚斯（Doppler Christian Andreas），1803 年 11 月 29 日出生

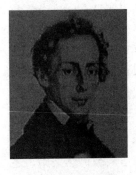

于奥地利的萨尔茨堡（Salzburg），奥地利物理学家，数学家和天文学家。1842 年，他因文章 *On the Colored Light of Double Stars*、"多普勒效应"（Doppler Effect），而闻名于世。1853 年 3 月 17 日，多普勒与世长辞。

著名的多普勒效应首次出现在 1842 年发表的一篇论文上。多普勒推导出当波源和观察者有相对运动时，观察者接收到的波长会改变。他试图用这个原理来解释双星的颜色变化。虽然多普勒误将光波当作纵波，但多普勒效应这个结论却是正确的。多普勒效应对双星的颜色只有些微的影响，在那个时代，根本没有仪器能够量度出那些变化。不过，从 1845 年开始，便有人利用机械波来进行实验。他们让一些乐手在火车上奏出乐音，请另一些乐手在月台上写下火车逐渐接近和离开时听到的波长。实验结果支持多普勒效应的存在。多普勒效应有很多应用，例如，天文学家观察到遥远星体光谱的红移现象，可以计算出星体与地球的相对速度；警方可用雷达侦测车速等。

习题三

3-1 波的强度如何定义？它与哪些因素有关？

3-2 有两个相干波源，在它们的连线的垂直平分线上的各点，两波叠加后的合振动是否一定加强？为什么？

3-3 驻波有什么特点？如已知波源的频率，怎样利用驻波测定波速？

3-4 设某一时刻的某横波波形曲线如题 3-4 图所示，该横波以 1m/s 的速度沿水平箭头方向传播。

（1）试分别用箭头标明图中 A，B，C，D，E，F，H 各质点在该时刻的运动方向。

（2）画出经过 1s 后该波的波形曲线。

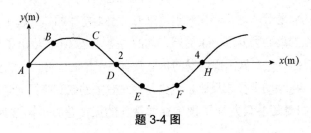

题 3-4 图

3-5 波源做简谐振动，周期为 0.02 s。若该振动以 100 m/s 的速度沿直线传播，设 $t=0$ 时，波源处的质点经平衡位置向正方向运动，求：（1）距离波源 15.0 m 和 5.0 m 两处质点的运动方程和初相位；（2）距离波源分别为 16.0 m 和 17.0 m 的两质点间的相位差。

3-6 一简谐波沿 x 轴正向传播，$\lambda=4m$，$T=4s$，已知 $x=0$ 处质点的振动曲线如题 3-6 图所示，求：（1）$x=0$ 处质点的振动方程；（2）该平面简谐波的波函数。

3-7 什么是声压、声阻、声强？它们之间的关系如何？

3-8 声强级和声强有何不同？关系如何？

3-9 （1）两个频率相同的声波，一个在 20℃的空气中，另一个在 20℃的水中，如其强度相等，则在水中与在空气中声波的声压幅值之比是多少？（2）如果这两个声波的声压幅值相等，则在空气中与在水中声波的声强之比是多少？

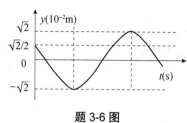

题 3-6 图

3-10 有一波在密度为 $800\,\text{kg/m}^3$ 的媒质中传播，波速为 $10^3\,\text{m/s}$，波幅为 $1.0\times10^{-4}\text{m}$，频率为 10^3Hz。求：（1）波的能流密度；（2）1 min 内垂直通过面积 $S=4\times10^{-4}\,\text{m}^2$ 的总能量。

3-11 M 与 N 为两个同位相、同频率、同振幅振动的相干波源，它们发出频率为 f，波长为 λ 的两列相干波。M、N 相距 $3\lambda/2$，P 为 MN 连线延长线上的一点，试求：（1）自 M,N 发出的两列波在 P 处的相位差；（2）两波在 P 处干涉的合振幅。

3-12 如果两列声波的强度级相差 20dB，求该两声波的强度之比，如果一声波的强度比另一个大 1 倍，则这两个声波的强度级之差为多少？

3-13 一列火车以 25m/s 的速度在静止的空气中行驶，设机车汽笛的频率为 500Hz，声速是 340m/s，求：（1）在机车前和机车后的声波的波长；（2）在机车前和机车后的静止的人所听到的声波频率；（3）在另一列以 15m/s 的速度行驶的火车上的一位乘客在与第一列火车相向驶近时和背向驶离时所听到的声波的频率。

3-14 超声波的频率范围如何？有哪些主要特征？它和物质作用时主要有哪些方式？

3-15 超声波孕检主要用来检查孕妇体内胎儿的成长是否正常。与孕妇腹部贴紧的超声波探头发出频率为 $2.0\times10^6\,\text{Hz}$ 的声波，其在人体内传播的速率约为 $1.5\times10^3\,\text{m/s}$。假设婴儿的心室壁在做简谐振动，其振幅为 1.8 mm，振动频率为每分钟 115 次，求被婴儿的心室壁反射回来的超声波的最大和最小频率。

第四章 ▶ 分子动理论

学习要求

1. 掌握理想气体分子的状态方程、压强公式、能量公式；液体表面现象和弯曲液面的附加压强及毛细现象。

2. 理解理想气体分子的微观模型、分子动理论的统计方法。

3. 了解物质微观结构的基本观点、能量分布规律及表面活性物质的作用。

宏观物体一般是由大量的分子或原子等微观粒子组成的。微观粒子有大小、质量、速度、能量等，用来表示单个微观粒子状态的物理量称为微观量。一般在实验室中测得的是表示大量分子集体特性的物理量，它们称为宏观量，如温度、压强、体积等。单个粒子的运动具有很大的不确定性，因此粒子的微观量很难测量，但就大量微观粒子集体表现来看，却存在一定的统计规律。分子动理论从物质的微观结构出发，应用微观粒子运动的力学定律和统计方法，求出微观量的统计平均值，建立微观量与宏观量之间关系，以了解宏观规律的本质。

生命过程中有很多与热现象有关的过程，分子动理论及其研究方法，对于生命科学具有重要意义。现代医学表明，某些呼吸道传染病患者的唾液飞沫可能携带细菌或病毒，那么这些唾液飞沫在空气中的运动轨迹，又或者这些唾液飞沫在空气中单位时间内又能前进多少距离；为了转运这些呼吸道传染病患者还需要负压隔离舱等。这些问题将在本章内容中有所涉及。本章主要介绍分子动理论的一些基本知识。

第一节　物质的微观结构

宏观物体的分子或原子都处在永不停息的、无规则的运动之中，物体的温度越高，运动就越剧烈。大量分子的这种无规则运动称为热运动（Thermal Motion）。

分子之间存在力的作用。分子能够结合成物体的凝聚态（液态和固态），说明分子间有引力。但固体或液体即使在巨大的压力作用下，其体积的改变也十分微小，这又说明分子之间还存在强大的斥力。分子间的引力和斥力统称分子力（Molecular Force）。根据实验和近代理论分析，物体分子间作用力 F 与分子中心间距离 r 的关系可用下式表示

$$F = \frac{C_1}{r^m} - \frac{C_2}{r^n}$$ （4-1）

式中，C_1、C_2、m、n 都是正数，根据实验数据确定。式（4-1）第一项是正的，代表斥力；第二项是负的，代表引力。由于 m 和 n 都比较大，所以分子力随着分子间距离的增加而急剧减小，故称为短程力。短程力只作用于很短距离，超过有效作用距离后，短程力实际上可以完全忽略。由于 $m>n$，所以斥力的有效作用距离比引力小。分子力 F 与分子中心间距离 r 的关系如图 4-1（a）所示。当 $r=r_0$ 时，斥力与引力恰好平衡，$F=0$，这个位置称为平衡位置。r_0 的数量级约为 10^{-10}m。当 $r<r_0$ 时，F-r 曲线很陡，相当于分子紧挨在一起，彼此间的斥力很大。当 $r>r_0$ 时（r 的数量级约为 $10^{-10} \sim 10^{-8}$m），分子间有一定的引力，随着分子间距离的增大，引力渐趋于零。气体分子间的距离一般情况下是相当大的，因此，气体分子间的引力极为微小，可以忽略不计。

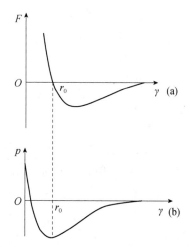

图 4-1　（a）分子间作用力 F 与分子间距离 r 的关系（b）分子间作用势能 E_p 与分子间距离 r 的关系

分子间的相互作用也可以用分子间的势能曲线来描述。分子间的作用势能 E_p 与分子间距离 r 的关系如图 4-1（b）所示。由图可知，当 $r=r_0$ 时，势能最低，分子处于稳定状态。这一位置正好是图 4-1（a）中 $F=0$ 的位置。当分子的位置偏离了 r_0 时，势能增加，分子处于不稳定状态，这时分子就力图回到势能最低的状态。

综上所述，一切物体都是由大量的分子组成的；所有分子都处在不停的、无规则的运动之中；分子间存在力的互相作用。这就是物体微观结构的基本概念。分子力的作用使分子聚集在一起，在空间形成某种有规则的分布（有序排列），而分子的无规则热运动将破坏这种排列，使分子分散开来。物质的聚集态通常有液态、固态、气态、液晶态、等离子态等。不同的温度下，物体之所以会表现为不同的聚集态，是由分子力的作用来决定的。

第二节 理想气体分子动理论

本节从分子热运动的基本观点出发，采用统计的方法，推导出理想气体应该遵循的宏观规律，揭示理想气体宏观特性的微观本质。

一、理想气体状态方程

一定质量的气体在一确定的容器中，只要它与外界没有能量的交换，内部也没有任何形式的能量交换（如化学变化或原子核反应），那么不论气体的原始状态如何，经过相当长的时间后，终将达到气体内各部分具有相同的温度和压强的状态，并且长期维持这一状态不变。在不受外界影响的条件下，一个系统的宏观性质不随时间改变的状态称为平衡态（Equilibrium State）。平衡态只是一种宏观上的寂静状态，在微观上，分子的热运动是永不停息的，系统的平衡态是一种动态平衡。原来处于非平衡态的气体，最终都会由于分子的热运动和分子间的相互碰撞达到平衡态。

系统的平衡态可以用一组表示系统特性的宏观参量来描述，这些宏观参量称为态参量（State Parameter）。对于平衡态下的一定量的气体，一般用它的体积 V、压强 P 和温度 T 来表示其宏观状态，它们就是气体的态参量。

实验表明，平衡态下气体的态参量之间存在着一定的关系式，称为气体的状态方程。在任何情况下绝对遵守玻意耳-马略特定律、盖-吕萨克定律和查理定律的气体称为理想气体（Ideal Gas）。从三条实验定律可以导出理想气体态参量之间的关系式，即理想气体状态方程（Equation of State of Ideal Gas）

$$PV = \frac{M}{\mu}RT \qquad (4-2)$$

式中，$R=8.314\mathrm{J} \cdot \mathrm{mol}^{-1} \cdot \mathrm{K}^{-1}$ 称为摩尔气体常量，也称普适气体常数，μ 是分子量，M 为容器中气体的质量，单位为 kg，容器体积 V 的单位为 m^3，压强 P 的单位为 $\mathrm{N} \cdot \mathrm{m}^{-2}$ 或 Pa。

理想气体实际上是不存在的，它只是真实气体的近似。一般气体，在压强不太大和温度不太低的实验范围内，遵守上述三条实验定律。

[例 4-1] 有一氧气瓶的容积为 $3.5 \times 10^{-2}\mathrm{m}^3$，瓶内氧气的压强为 $1.5 \times 10^7 \mathrm{Pa}$。给病人输氧一段时间后，瓶内氧气的压强降为 $1.2 \times 10^7 \mathrm{Pa}$。设温度为 293K，求这段时间内用去氧气的质量是多少？

解：已知 $V=3.5 \times 10^{-2}\mathrm{m}^3$，$T=293\mathrm{K}$，$\mu=32 \times 10^{-3}\mathrm{kg} \cdot \mathrm{mol}^{-1}$，$P_1=1.5 \times 10^7 \mathrm{Pa}$，$P_2=1.2 \times 10^7 \mathrm{Pa}$，$R=8.314\mathrm{J} \cdot \mathrm{mol}^{-1} \cdot \mathrm{K}^{-1}$。

根据式（4-2）得

$$\Delta M = \frac{\mu V}{RT}\Delta P = \frac{32\times10^{-3}\times3.5\times10^{-2}\times0.3\times10^{7}}{8.314\times293}\text{kg} = 1.38\text{kg}$$

二、理想气体微观模型

在标准状态下，气体分子间的平均距离大约是其本身大小的 10 倍，因此，可以把气体看作是分子间有很大距离的分子的集合。根据这一事实，我们提出理想气体的微观模型：

（1）分子本身的大小与分子之间的平均距离比较起来，可以忽略不计。

（2）除了气体分子相互碰撞和气体分子与容器壁碰撞的瞬间外，气体分子之间以及气体分子与容器壁之间的作用力可以忽略不计。

（3）气体分子之间的碰撞和气体分子与容器壁的碰撞都是完全弹性的。

以上微观模型在具体使用时，还必须做出统计性假设，即认为：同种气体分子的大小和质量完全相同；气体分子的动能，平均说来远比它们在重力场中的势能要大，所以分子所受的重力可以忽略不计；平衡态时，在容器内气体分子的运动是完全紊乱的，分子按位置的分布是均匀的，分子速度按方向的分布也是均匀的。统计性假设只适用于大量分子的集体运动。

以上假设都有一定的实验基础，由它们推得的结果是符合理想气体性质的，且在一定范围内可以解释真实气体的基本性质。

三、理想气体的压强公式

装于容器中的理想气体分子，在做无规则运动时，将不断地与容器壁碰撞。就任一分子来说，它碰在器壁的什么地方、给予器壁多大的冲量都是偶然的，碰撞也是断续的。但就大量分子整体来说，每一时刻都有大量的分子和器壁碰撞。可以认为，容器中的气体施于器壁的宏观压强就是大量分子碰撞器壁的结果。根据理想气体分子模型，气体分子可视为一个个极小的弹性质点，服从经典的力学规律。下面用统计方法，对大量分子的微观量求平均值，在数量上建立压强和分子运动之间的联系。

如图 4-2 所示，边长为 L 的正立方容器，一个顶点位于直角坐标的原点，容器内有 N 个质量各为 m 的同种气体分子，N 很大，忽略重力的作用，且不受其他外场的作用，系统处于热平衡状态，各分子速度不等，分别为 v_1、v_2、v_3、… v_N。首先考虑分子 i 在一次碰撞中对器壁的作用。设分子 i 的速度在 x、y、z 方向的分量分别为 v_{ix}、v_{iy} 和 v_{iz}。此分子与 A_1 面碰撞时，它的 x 方向的分速度 v_{ix} 改变为 $-v_{ix}$，而与 A_2 面碰撞时，再由 $-v_{ix}$ 改变为 v_{ix}。在 y 和 z 方向上的分速度 v_{iy}

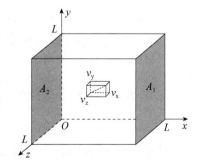

图 4-2　气体的压强

和 v_{iz} 则不受影响。所以这个分子每与 A_1 面碰撞一次，动量的改变为 $-2mv_{ix}$，动量改变的方向垂直于 A_1 面。分子与 A_1 面连续两次碰撞之间，在 x 方向上所经过的距离为 $2L$，所需的时间为 $2L/v_{ix}$。单位时间内，分子 i 与 A_1 面碰撞的次数为 $v_{ix}/2L$，所以，分子 i 在单位时间内与 A_1 面作用的动量改变为

$$\frac{v_{ix}}{2L} \times (-2mv_{ix}) = -\frac{mv_{ix}^2}{L}$$

单位时间内 N 个分子与 A_1 面作用的总的动量改变为

$$-\frac{m}{L}(v_{1x}^2 + v_{2x}^2 + v_{3x}^2 + \cdots + v_{Nx}^2)$$

这也就是器壁给分子的力 F。由牛顿第三定律可知，分子给器壁的力 $F' = -F$。故分子施加给器壁 A_1 面的压强为

$$P = \frac{F'}{L^2} = \frac{m}{L^3}(v_{1x}^2 + v_{2x}^2 + v_{3x}^2 + \cdots\cdots + v_{Nx}^2) \tag{4-3}$$

又因单位体积的分子数 $n=N/V=N/L^3$，n 也称为分子数密度，故

$$P = mn(\frac{v_{1x}^2 + v_{2x}^2 + v_{3x}^2 + \cdots\cdots + v_{Nx}^2}{N}) \tag{4-4}$$

式中，$\dfrac{v_{1x}^2 + v_{2x}^2 + v_{3x}^2 + \cdots\cdots + v_{Nx}^2}{N}$ 是容器中所有分子的 v_x^2 的平均值，用 $\overline{v_x^2}$ 表示。对任一分子来说 $v^2 = v_x^2 + v_y^2 + v_z^2$，且平衡状态下气体的性质与方向无关，所以三个速度分量平方的平均值彼此相等，即 $\overline{v_x^2} = \overline{v_y^2} = \overline{v_z^2} = \dfrac{\overline{v^2}}{3}$，于是式（4-4）可写成

$$P = \frac{1}{3}mn\overline{v^2} = \frac{2}{3}n \cdot (\frac{1}{2}m\overline{v^2}) = \frac{2}{3}n \cdot \bar{\varepsilon} \tag{4-5}$$

式中，$\bar{\varepsilon} = \dfrac{1}{2}m\overline{v^2}$ 表示气体分子的平均平动动能。上式说明，气体的压强正比于分子数密度 n 和分子的平均平动动能 $\bar{\varepsilon}$，n 和 $\bar{\varepsilon}$ 越大，压强也越大。式（4-5）称为理想气体的压强公式，它把宏观量压强 P 与分子的平均平动动能 $\bar{\varepsilon}$ 联系了起来，说明了气体压强是大量气体分子在足够长的时间内对足够大的面积碰撞所产生的平均效果，是一个统计平均值，离开了"大量分子"和"统计平均"，气体压强就失去了意义。P 可以由实验测定，而 $\bar{\varepsilon}$ 不能直接测定，但从这个公式出发能够满意地解释或推证许多实验定律。

四、理想气体的能量公式

从压强公式与理想气体状态方程中消去压强 P，得

$$\frac{1}{2}m\overline{v^2} = \frac{3}{2}\frac{1}{n}\frac{M}{\mu}\frac{RT}{V} \qquad (4\text{-}6)$$

因为 $n = N/V$，而 $N = (M/\mu)N_A$，N_A 是阿伏伽德罗常量，$N_A = 6.022 \times 10^{23}\,\text{mol}^{-1}$，代入式（4-6）得分子的平均平动动能（Average Translational Kinetic Energy）$\bar{\varepsilon}$ 为

$$\bar{\varepsilon} = \frac{1}{2}m\overline{v^2} = \frac{3}{2}\frac{R}{N_A}T = \frac{3}{2}kT \qquad (4\text{-}7)$$

式中，$k = R/N_A$，称为玻耳兹曼常量，其值为 $k = 1.381 \times 10^{-23}\,\text{J}\cdot\text{K}^{-1}$。式（4-7）说明气体分子的平均平动动能只与温度有关，并与绝对温度成正比，而与气体的性质无关。即在相同的温度下，一切气体分子的平均平动动能都相等。温度越高表示物体内部分子热运动越剧烈。式（4-7）称为理想气体的能量公式，它揭示了宏观量 T 和微观量的平均值 $\bar{\varepsilon}$ 之间的联系。由于温度是与大量分子的平均平动动能相联系的，所以温度是大量分子热运动的集体表现，也是有统计意义的。对于单个分子来说，温度是没有意义的。

决定一个物体在空间的位置所需要的独立坐标的数目，称为物体的自由度（Degree of Freedom）。气体分子的自由度随其结构而异。单原子气体分子可视为质点，它在空间的位置可用 3 个独立的坐标 x、y、z 来确定，故有 3 个自由度，这 3 个自由度为平动自由度。对于多原子分子，若忽略分子内原子之间的振动，则可视为刚性分子。刚性双原子分子可视为一直线，描述其质心的位置需要 3 个独立坐标，另外需要两个坐标来确定直线的方位，共有 5 个自由度。刚性三原子或三原子以上气体分子，需要 3 个平动自由度和 3 个转动自由度，共 6 个自由度。

因为 $\overline{v_x^2} = \overline{v_y^2} = \overline{v_z^2} = \dfrac{\overline{v^2}}{3}$，代入式（4-7）得每个自由度的平均平动动能为

$$\frac{1}{2}m\overline{v_x^2} = \frac{1}{2}m\overline{v_y^2} = \frac{1}{2}m\overline{v_z^2} = \frac{1}{6}m\overline{v^2} = \frac{1}{2}kT \qquad (4\text{-}8)$$

可见分子在每一个运动自由度上的平均平动动能都是 $kT/2$。这一结论虽然是对分子平动说的，但在平衡态下，由于气体分子无规则运动的结果，使得任何一种可能的运动都不会比另一种可能的运动更占优势，各个可能的运动机会是完全均等的。因此，平均说来，不论气体分子的何种运动，相应于每一个可能自由度的平均动能都应相等，这一结论称为能量按自由度均分原理（Equipartition Theorem）。如果气体分子有 i 个自由度，则平均每个分子的总动能为 $ikT/2$。1 摩尔自由度为 i 的气体的总动能为

$$E_{\text{mol}} = \frac{i}{2}RT \qquad (4\text{-}9)$$

五、理想气体定律的推导

从理想气体的压强公式和能量公式出发，可以导出理想气体的一些实验定律。作为例子，我们推导阿伏伽德罗定律和道尔顿定律。

1. 阿伏伽德罗定律

将式（4-7）代入式（4-5）可得

$$P = \frac{2}{3} n \cdot \frac{1}{2} m \overline{v^2} = \frac{2}{3} n \cdot \frac{3}{2} kT = nkT \tag{4-10}$$

由上式可知，在相同的温度和压强下，各种气体在相同的体积内所含的分子数相等，这就是阿伏伽德罗定律的完整表达。

在标准状态下，即 $P=1.013 \times 10^5 Pa$，$T=273K$ 时，任何气体在 $1m^3$ 中所含的分子数都等于 $n_0=2.687 \times 10^{25} m^{-3}$。这个数称为洛施密特常量。

2. 道尔顿定律

设在同一容器中有几种彼此不起化学作用的气体，各气体分子的质量和单位体积中的分子数分别为 m_1、m_2、$\cdots$ 和 n_1、n_2、$\cdots$，则在单位体积中混合气体的分子数为 $n=n_1+n_2+\cdots$，因在相同温度条件下，各种气体以及混合气体分子的平均平动动能都相等，即

$$\frac{1}{2} m_1 \overline{v_1^2} = \frac{1}{2} m_1 \overline{v_1^2} = \cdots\cdots = \overline{\varepsilon}$$

设 P_1、P_2、$\cdots$ 分别代表各种气体单独存在于容器内时的压强，即所谓分压强，P 代表混合气体的压强，则根据式（4-5）有

$$P = \frac{2}{3}(n_1 + n_2 + \cdots) \cdot \overline{\varepsilon} = \frac{2}{3} n_1 \frac{1}{2} m_1 \overline{v_1^2} + \frac{2}{3} n_2 \frac{1}{2} m_2 \overline{v_2^2} + \cdots = P_1 + P_2 + \cdots \tag{4-11}$$

上式表明：混合气体的压强等于组成该混合气体各成分的分压强的和，称为道尔顿分压定律，或称道尔顿定律。

[例 4-2] 有一真空管，在 0℃时其真空度为 $1.33 \times 10^{-4} Pa$，求真空管内单位体积中的分子数和总平均平动动能。

解：根据式（4-10）得 $n = P / kT$

已知 $k=1.38 \times 10^{-23} JK^{-1}$，$T=273K$，$P=1.33 \times 10^{-4} Pa$ 代入上式得

$$n = \frac{1.33 \times 10^{-4} Pa}{1.38 \times 10^{-23} J \cdot K^{-1} \times 273K} = 3.53 \times 10^{16} m^{-3}$$

即真空管内气体在每立方米中有 3.53×10^{16} 个分子。

又因为 $P = \frac{2}{3} n \cdot \overline{\varepsilon}$，所以单位体积内气体分子的总平动动能为

$$\overline{\varepsilon} = \frac{3P}{2n} = \frac{3}{2} P = \frac{3}{2} \times 1.33 \times 10^{-4} = 1.995 \times 10^{-4} J \cdot m^{-3}$$

六、玻耳兹曼能量分布定律

气体分子在不受外力作用下达到平衡状态时，尽管分子的速率很不一致，但是每单位体

积内的平均分子数目是相等的。如果气体处于重力场中，则分子除了动能以外还具有势能，分子的分布就不会再是均匀的了。这时单位体积中的分子数目与分子的势能有关，服从玻耳兹曼能量分布定律

$$n = n_0 \mathrm{e}^{-\frac{E_P}{kT}} \tag{4-12}$$

式中，n 表示单位体积中的分子数，n_0 是在势能为零处的单位体积中的分子数，E_P 是分子的重力势能。因为 E_P 和分子所处的位置有关，在不同的位置，气体分子的密度不相同。

式（4-12）就是重力势能场中分子数在空间的分布律。如果把这个结果推广，若粒子不是处于重力场，而是处于其他保守力场中，情况又如何？设想每个分子都带有相同的电荷，并置于静电场中，每个分子都具有各自的静电势能 ε_p。由完全类似的推理可以得出，粒子数密度 n 将随着静电势能 ε_p 按同样的指数规律变化，即

$$n = n_0 \mathrm{e}^{-\frac{\varepsilon_p}{kT}}$$

即电势能越高的地方，粒子数密度越小。

现在再做进一步推广。可以认为式（4-12）对一切形式的势能都成立。设气体分子处于某一保守力场中，分子势能为 ε_p，则其分子数密度均按式（4-12）变化。位于空间某一小区域 $x\sim x+\mathrm{d}x$、$y\sim y+\mathrm{d}y$、$z\sim z+\mathrm{d}z$ 内的分子数 $\mathrm{d}N$ 就是

$$\mathrm{d}N = n_0 \mathrm{e}^{-\frac{\varepsilon_p}{kT}} \mathrm{d}x \mathrm{d}y \mathrm{d}z \tag{4-13}$$

这里 ε_p 就是坐标为 x、y、z 处的粒子的势能。上式就是著名的玻尔兹曼分布律。它表明，在势能场中，分子总是优先占据势能较低的状态。玻尔兹曼分布律的应用非常广，对任何处于保守力场中的气体、固体、液体中的分子和原子都成立。

作为一个例子，我们来了解大气分子在重力场中的分布情况。大气分子在重力的作用下具有势能 $E_P = mgh = \dfrac{\mu}{N_A} gh$，代入式（4-12），得

$$n = n_0 \mathrm{e}^{-\frac{\mu gh}{N_A kT}} = n_0 \mathrm{e}^{-\frac{\mu gh}{RT}} \tag{4-14}$$

式中，n_0 是 $h=0$ 处，即海平面大气分子的 n 值。可见大气分子的浓度（单位体积中的分子数）是随海拔增高做指数衰减的。分子质量越大，受重力作用越大，分子数密度减小得越迅速；气体的温度越高，分子的无规则运动越剧烈，分子数密度减小得越缓慢。

又由于气体的压强 P 和浓度 n 成正比关系，故有

$$\frac{P}{P_0} = \frac{n}{n_0} = \mathrm{e}^{-\frac{\mu gh}{RT}}$$

或

$$P = P_0 \mathrm{e}^{-\frac{\mu gh}{RT}} \tag{4-15}$$

式中，P_0 是海平面的大气压强，P 是海拔高度为 h 处的大气压强。这个公式给出了大气压强与海拔高度的关系。

在登山运动和航空技术中，可应用式（4-15）判断上升的高度。将该式两边取对数，可得

$$h = \frac{RT}{\mu g}\ln\frac{P_0}{P} \qquad\qquad (4\text{-}16)$$

因此，测定大气压随高度的变化，即可判断上升的高度。由上式给出，每升高 10m，大气压约降低 133Pa，这个结果近似地与实际符合。

应该指出，上面的推导没有考虑大气温度随高度的变化。但是在温差不大的低空范围内，用式（4-14）和式（4-15）计算所得的结果与实际情况能较好地符合。

第三节 液体的表面现象

从气体到液体，一个很大的变化是分子间的距离缩短，分子力的作用显著增加，表现出气体所没有的分子间的内聚力和自由表面。液体内部由于分子的紊乱运动，各个方向的物理性质是完全相同的，即各向同性。但是在液体的表面，无论是液体与空气之间的自由表面，或是两种不能混合的液体之间的界面，或是液体与固体之间的界面，各个方向的性质就不很相同。例如，沿着界面各个方向的性质与沿着界面法线方向的性质就不相同。这一节主要讨论与生命过程密切相关的表面层的张力及其影响。

一、表面张力和表面能

从许多现象中可以观察到：液体的表面如同张紧的弹性薄膜有收缩的趋势。例如，某种昆虫能在水面上跳跃；将一根钢针轻轻地放在水面上，虽然它的密度比水大许多倍，但能把水面压成一个小沟而不下沉。荷叶上的露珠和小滴水银等呈球形，这是因为在同体积的各种形状的物体中，球面的表面积为最小，所以液滴呈球形是液面收缩的必然结果。以上现象都表明液体表面存在一种使液面收缩的作用，这种使液体表面收缩成最小的作用力称为表面张力（Surface Tension）。表面张力产生的原因是由于分子力的作用。

已知分子间的平衡距离 r_0 的数量级约为 10^{-10}m，当两分子间的距离大于 r_0 而在 $10^{-10}\sim$ 10^{-9} m 时，分子间的作用力表现为引力，而当分子间的距离大于 10^{-9}m 时，引力很快趋于零。可以认为，以 10^{-9}m 为半径做一球面，则只有在这个球面内的分子才对位于球心的分子有作用力。因此，分子引力作用的范围是半径为 10^{-9}m 的球形，称为分子作用球，球的半径 10^{-9}m 称为分子作用半径。

在图 4-3 中，液体表面取厚度等于分子作用半径 10^{-9}m 的一层，称为液体的表面层。在表面层内的分子 m 与液体内部的分子 m' 受力的情况不一样。以分子 m 和 m' 为球心做分子作用球，可以看出，液体内部的分子 m' 所受周围分子的引力在各个方向上大小相同，合力为零。而在表面层的分子 m，下部分子对它的引力大于上部分子对它的引力，其合力等于图中 efg 部

分的分子对 m 引力的矢量和，合力垂直于表面层指向液体内部，而且分子 m 越接近液面合力越大。由此可见，处于液体表面层的分子都受到一个指向液体内部的力的作用。在这些力的作用下，液体表面就处于一种特殊的张紧状态，在宏观上表现为一个被拉紧的弹性薄膜而具有表面张力。

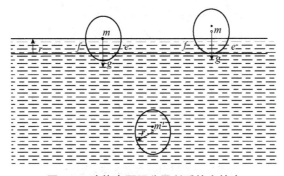

图 4-3　液体表面层分子所受的力的力

表面张力的大小可以用表面张力系数 α 来描述。设想在液面上做一长为 L 的线段，则张力的作用表现在线段两边液面以一定的拉力 F 相互作用，而力的方向恒与线段垂直，如图 4-4 所示，大小与线段长度 L 成正比，即

$$F = \alpha L \tag{4-17}$$

比例系数 α 就是液体的表面张力系数。

应该指出，液面的张力与弹性膜的张力在本质上是不一样的。弹性膜的张力随面积的增加而增加，而液面的张力却不受面积变化的影响。这是因为弹性膜分子间的距离随膜的面积的增加而变大，而对液膜来说，尽管它的面积增大，液面分子间的距离却由于液体内部分子的补充而维持不变。

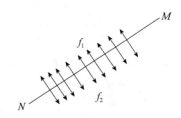

图 4-4　表面张力的方向

由上述可知，所有位于表面层的液体分子，都要受到垂直液面并指向液体内部的分子引力的作用，这些引力分别被一些十分靠近的分子的斥力所平衡，使其能够停留在液体的表面层。如果要把液体内部的分子移到表面层，就必须反抗表面层下面的分子对它的引力做功，从而增加了这一分子的势能。可见表面层内的分子比液体内部的分子具有更多的势能。由于系统的势能有减到最小的趋势，因此，只要有可能，表面层的分子就要往液体内部迁移，使液体表面积缩到最小。反之如果要增加液体的表面积，就得做外力功把更多的分子提到液面上来，从而增加液体表面的势能。液体的表面能又称为表面自由能，是在等温条件下能转变为机械能的表面内能部分。

下面从外力做功的角度考察表面张力系数与液体表面能的关系。如图 4-5 所示，有一个 U 形金属框 $ABCD$，上面有一层液体薄膜，金属框的一边 BC 长为 L，可以自由滑动，由于表面张力的作用，薄膜要收缩。要增大液体表面，就得外力做功。如果图 4-5 中的金属丝 BC 在力 F 的作用下向右移动一段距离 Δx，达到图中 $B'C'$ 的位置，由于液膜有上、下两个表面，则增加的液膜表面积 $\Delta S = 2L \cdot \Delta x$，外力 $F = 2\alpha L$，这时外力所做的功为 $\Delta A = F \cdot \Delta x$，增加液体单位表面积所做的功为

$$\frac{\Delta A}{\Delta S} = \frac{F \cdot \Delta x}{2L \cdot \Delta x} = \frac{2\alpha L}{2L} = \alpha \, (\mathrm{J \cdot m^{-2}}) \tag{4-18}$$

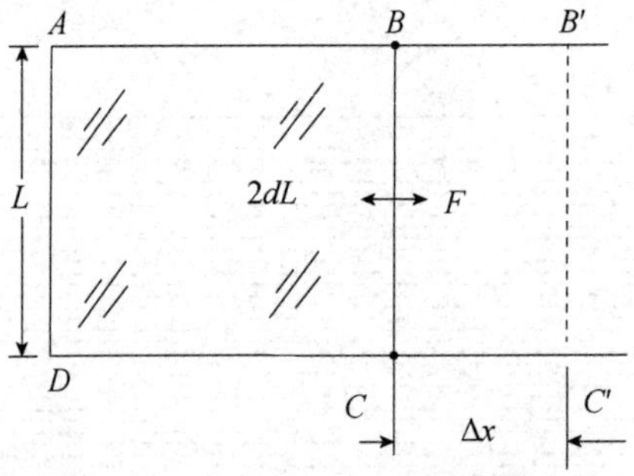

图 4-5　表面张力系数与表面能

这也就是增加单位表面积所增加的势能。由式（4-18）可知，表面张力系数在数值上等于增加单位表面积时外力所做的功。从能量角度看，表面张力系数的大小等于增加单位表面积时所增加的表面自由能。

不同的液体，其 α 值也不同。通常密度小的、容易蒸发的液体的表面张力系数较小，同一种液体的 α 值随温度的升高而减小。表 4-1 给出了一些液体的 α 值。

表 4-1　不同液体与空气接触时的表面张力系数 α

液体	温度/℃	α/（J·m^{-2}）
丙酮	20	0.0237
甲醇	20	0.0226
苯	20	0.0228
氯仿	20	0.0271
甘油	20	0.0634
水银	15	0.487
肥皂液	20	0.025
乙醚	20	0.017
溴化钠	熔点	0.103
水	0	0.0756
水	20	0.0728
水	30	0.0712
水	100	0.0589

二、曲面下的附加压强

液体表面层相当于一个拉紧的膜，如果液面是水平的，则表面张力也是水平的，若液体

表面为曲面，则表面张力有拉平液面的趋势，从而对液体产生附加压强。附加压强的方向由表面张力的方向确定，大小可用液面内外的压强差来表示。

现在让我们来具体分析一下球形液面内外压强差的大小。如图 4-6（a）所示，在液面处隔离出一个球帽状的小液块，分析其受力情况。

可以看出，小液块受到三部分力的作用：第一部分力是通过小液块的边线，作用在液块上的大致向下的表面张力；第二部分力是液体内外的压强差产生的作用于液块底面（即图中阴影部分）向上的压力；第三部分是小液块的重力，它比前两部分力要小得多，可以忽略不计。

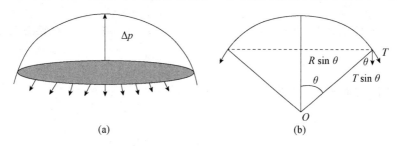

(a)   (b)

图 4-6 球形液面的张力和压强

设球形液面半径为 R，单位长度液体表面的张力为 T（大小即为液体的表面张力系数 α，各量关系见图 4-6（b）），则小液块边线所具有的总张力向下分量为

$$2\pi R\sin\theta \times T\sin\theta = \alpha \times 2\pi R\sin^2\theta$$

若液体内外的压强差用 ΔP 表示，则小液块所受的向上压力为

$$\Delta P \times \pi R^2 \sin^2\theta$$

这两部分力方向相反，在平衡时它们的大小应该相等，所以

$$\alpha \times 2\pi R\sin^2\theta = \Delta P \times \pi R^2 \sin^2\theta$$

$$\Delta P = \frac{2\alpha}{R} \tag{4-19}$$

上式称为球形液面的拉普拉斯公式。公式对于凸、凹的球形液面都是适用的，如果液面是凸的，ΔP 取正值，说明液面内的压强比液面外的压强大；如果液面是凹的，ΔP 取负值，说明液面内的压强小于液面外的压强。

图 4-7 所示是一个球形液膜（如肥皂泡）的附加压强。液膜具有内外两个表面层，R_1 和 R_2 分别是液膜内、外表面的半径，图中 B 点的压强 P_B 比 C 点的压强 P_C 低 $2\alpha/R_1$，而比 A 点的压强 P_A 高 $2\alpha/R_2$。因为液膜很薄，可以认为 $R_1 \approx R_1 = R$，所以液膜内外的压强差为 $P_C-P_A = 4\alpha/R$，这就是球膜产生的附加压强。

图 4-8 所示的是球面附加压强实验图，在一个管子的两端吹两个大小不等的肥皂泡。打开中间活塞，使两泡相通。我们会看到小泡不断变小，而大泡却不断变大。这是因为小泡中的空气压强比大泡中的空气压强大的缘故。直到大泡的曲率半径和小泡剩余部分的曲率半径相同才会达到平衡。球面附加压强对了解肺泡的物理性质和呼吸是很重要的。

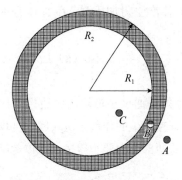

图 4-7 一个球形液膜的附加压强

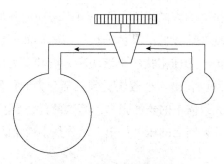

图 4-8 球面附加压强实验

三、毛细现象和气体栓塞

1. 毛细现象

在玻璃板上放一小滴水银，它总是近似球形而不附着在玻璃板上，这时我们说水银不润湿玻璃。在无油脂的玻璃板上放一滴水，水会沿着玻璃面向外扩展，附着在玻璃上，这时我们说水润湿玻璃。液体和固体接触时，有时液体能润湿固体，有时则不能。这种差别是由液体分子之间的吸引力（称为内聚力）小于或大于液体分子与固体分子之间的吸引力（称为附着力）所决定的。如果内聚力小于附着力，则液体与固体的界面有尽量扩大的趋势，固体上的液滴将展开成薄膜，固体被润湿；如果内聚力大于附着力，则液体与固体的界面有尽量缩小的趋势，固体上的液滴不会展开，不发生润湿现象。在固体和液体的界面处，液体与固体表面间的夹角 θ 称为接触角（Contact Angle），其值介于 0° 和 180° 之间，具体由附着力和内聚力的大小而定。附着力越大，θ 越小，液体越能润湿固体。$\theta=0$° 时，液体完全润湿固体。图 4-9（a）表示附着力大于内聚力，固体被润湿，θ 小于 90°；图 4-9（b）表示内聚力大于附着力，固体不被润湿，θ 大于 90°，$\theta=180$° 时为完全不润湿。

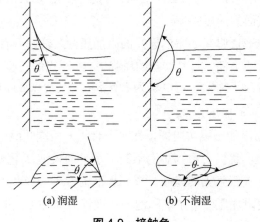

(a) 润湿   (b) 不润湿

图 4-9 接触角

内径很小的管子称为毛细管。将毛细管的一端插入液体中，液体润湿管壁时，管内液面上升，不润湿时则下降，这种现象称为毛细现象（Capillarity）。

下面分析液面上升的情况。因毛细管内径很小，将其插入液体时，管内的液面可看成是球面的一部分，如图4-10所示。由于液面是凹面，因此液面下的压强低于液面外的大气压强。设接触角为θ，毛细管的内半径为r，液面的曲率半径为R。由图可见，$r=R\cos\theta$。根据式（4-19）液面内外的压强差为

$$\Delta P = \frac{2\alpha}{R} = \frac{2\alpha \cdot \cos\theta}{r}$$

此压强差使管内液面上升，根据液体静力学，达到平衡时，管内液面下的B点应该和同水平面的C点压强相同，即

$$P_0 - \frac{2\alpha\cos\theta}{r} + \rho gh = P_0$$

式中，P_0为大气压强，h为平衡时管内外液面的高度差，ρ是液体的密度。由上式得

$$h = \frac{2\alpha}{rg\rho}\cos\theta \qquad (4\text{-}20)$$

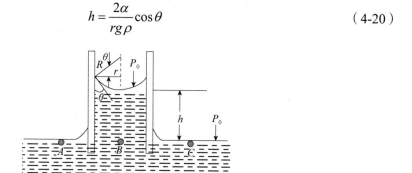

图4-10 毛细现象

上式说明，毛细管中液面上升的高度与表面张力系数成正比，而与毛细管的内径成反比，管径越细，液面上升越高。

对于不润湿管壁的液体，在毛细管内的液面是凸的，液面内的压强高于液面外的压强，管内的液面将下降至管外的液面之下，其高度差也可用式（4-20）计算，此时接触角$\theta > \pi / 2$，故所得的h为负，表示管中液面下降。

毛细现象在日常生活中经常遇到。对于植物的吸收和水分的输运，动物血液在毛细血管中的流通和气体栓塞现象，毛细现象都起着重要的作用。

2. 气体栓塞

液体在细管中流动时，如果管中有气泡，液体的流动将受到阻碍，气泡多时可发生阻塞，这种现象称为气体栓塞（Air Embolism）。图4-11（a）表示均匀毛细管中的一段润湿性液柱，中间有一个气泡，当左右两端的压强相等时，气泡两端的液面形成同样的凹弯月面，且其曲率半径相等，因表面张力而出现的附加压强大小相等方向相反，所以液柱不流动。如果在毛细管左端增加压强ΔP，这时气泡左边的曲率半径变大，右边的曲率半径变小，因而使左端弯

曲液面所产生的附加压强 $P_{左}$ 比右端弯曲液面所产生的附加压强 $P_{右}$ 小。如果它们的差值正好等于 ΔP，即 $\Delta P = P_{右} - P_{左}$，则系统仍处于平衡状态，液柱不会向右移动，如图 4-11（b）所示。只有当两端的压强差 ΔP 超过某一临界值 δ 时，气泡才能移动。这个临界值 δ 与液体和管壁的性质以及管的半径有关。当管中有 n 个气泡时，则只有当 $\Delta P \geqslant n\delta$ 时液体才能带着气泡移动，如图 4-11（c）所示。

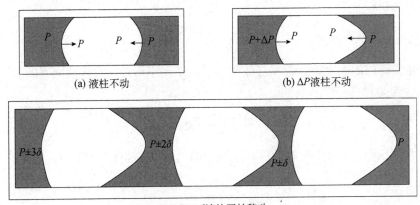

图 4-11　气体栓塞

给病人输液时，要经常注意防止输液管中出现气体栓塞现象。进行静脉注射时，应特别注意不能在注射器中留有气泡，以免在微血管中发生栓塞。此外，潜水员从深水中上来，或病人和工作人员从高压氧舱中出来，都应有适当的缓冲时间，否则，高压时溶于血液中的过量气体，在正常压强下会迅速释放出来形成气泡，容易形成气体栓塞。

四、表面活性物质与表面吸附

溶液的表面张力系数通常都与溶剂的表面张力系数有所不同，有的溶质使溶液的表面张力系数减小，有的溶质则使其增大，前者称为该溶剂的表面活性物质（Surfactant），后者称为表面非活性物质。水的表面活性物质常见的有胆盐、蛋黄素、有机酸、酚醛、肥皂等。水的表面非活性物质有食盐、糖类、淀粉等。

表面活性物质溶入溶剂后，由于溶剂分子之间的吸引力大于溶剂分子与溶质分子之间的吸引力，所以位于表面层中的溶剂分子受到使它趋向溶液内部的力大于表面层中溶质分子对它的吸引力，结果使溶剂分子尽可能地进入溶液的内部，表面层中溶质的浓度增大，只是由于扩散现象，浓度的增大才有一定的限度。这样就减少了溶液的表面能，增加了系统的稳定性。由于表面活性物质在溶液中聚集于表面层，所以少量的表面活性物质就可以在很大程度上影响液体的表面性质，显著降低表面张力。在某些情况下，表面层可以完全由溶质组成，我们把表面活性物质在溶液的表面层聚集并伸展成薄膜的现象称为表面吸附（Surface Adsorption）。水面上的油膜就是常见的表面吸附现象。

如果溶剂中加入表面非活性物质，为了减少表面能，表面非活性物质将尽可能离开表面层进入液体内部，结果就使表面非活性物质在液体内部的浓度大于表面层。

表面活性物质在呼吸过程中起着重要的作用。肺位于胸腔内，支气管在肺内分成很多小支气管，小支气管越分越细，末端膨胀成囊状气室，每室又分成许多小气囊，称为肺泡。人的肺泡总数约为 3 亿个，各个肺泡的大小不一，而且有些肺泡是相连的。在充满空气的肺中，既有肺组织的弹性力，又有肺泡表面液层组成的气-液界面上的表面张力。对于肺充气来说，大部分压力是用来克服表面张力的。若各肺泡的表面张力系数相同，小肺泡内的压强将大于大肺泡内的压强，小肺泡内的气体将流向大肺泡，使小肺泡趋于萎缩而大肺泡膨胀。但是这种情况在肺内并没有出现，原因就是表面活性物质在起作用。肺泡的表面液层中分布有一定量的、由饱和卵磷脂和脂蛋白组成的表面活性物质，呼气时，肺泡表面积减小，单位面积上的表面活性物质增多，表面张力系数减少，吸气时，肺泡表面积增大，单位面积上表面活性物质随之减少，表面张力系数增大，即 α 与表面积成正变关系。从表达式 $\Delta P = 2\alpha / R$ 来看，液体表面的附加压强与曲面半径 R 成反比关系。因此，综合考虑 α 和 R 对附加压强的影响，肺泡表面的附加压强是随半径 R 的增大而增大、R 的减小而减小的。这样，小肺泡半径小，附加压强小；大肺泡半径大，附加压强大。当外部环境一致，小肺泡与大肺泡连通时，小肺泡内压强比大肺泡内的要小，气体不会从小肺泡流向大肺泡，即不会出现小肺泡萎缩的现象。实验表明，正常呼气后，肺泡内通常还有余气，这使接下来的吸气变得容易一些。而对于刚刚分娩的新生儿，附加压强使肺泡完全闭合，虽然临产前肺泡壁分泌表面活性物质以降低黏液的表面张力系数，但新生儿仍须以大声啼哭的强烈动作进行第一次呼吸以克服肺泡的表面张力而获得生存。

阅读材料

一、玻耳兹曼简介

路德维希·玻耳兹曼（Ludwig Edward Boltzmann，1844 年 2 月20 日-1906 年 9 月 5 日），热力学和统计物理学的奠基人之一。玻耳兹曼 1844 年出生于奥地利的维也纳，1866 年获得维也纳大学博士学位。玻耳兹曼的贡献主要在热力学和统计物理方面。1869 年，他将麦克斯韦速度分布律推广到保守力场作用下的情况，得到了玻耳兹曼分布律。1872 年，玻耳兹曼建立了玻耳兹曼方程（又称输运方程），用来描述气体从非平衡态到平衡态过渡的过程。1877 年他又提出了著名的玻耳兹曼熵公式。

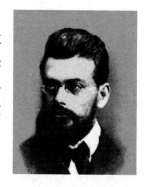

路德维希·玻耳兹曼历任格拉茨大学、维也纳大学、慕尼黑大学和莱比锡大学教授。他

发展了麦克斯韦的分子运动类学说，把物理体系的熵和概率联系起来，阐明了热力学第二定律的统计性质，并引出能量均分理论（麦克斯韦-玻耳兹曼定律）。他首先指出，一切自发过程，总是从概率小的状态向概率大的状态变化，从有序向无序变化。1877 年，玻耳兹曼又提出，用"熵"来量度一个系统中分子的无序程度，并给出熵 S 与无序度 Ω（即某一个客观状态对应微观态数目，或者说是宏观态出现的概率）之间的关系为 $S=k\ln\Omega$。这就是著名的玻耳兹曼公式，其中常数 $k=1.38\times10^{-23}$J/K 称为波尔兹曼常数。他最先把热力学原理应用于辐射，导出热辐射定律，称斯忒藩-玻耳兹曼定律。他还注重自然科学哲学问题的研究，著有《物质的动理论》等。作为哲学家，他反对实证论和现象论，并在原子论遭到严重攻击的时刻坚决捍卫它。

"如果对于气体理论的一时不喜欢而把它埋没，对科学将是一个悲剧；例如，由于牛顿的权威而使波动理论受到的待遇就是一个教训。我意识到我只是一个软弱无力的、与时代潮流抗争的个人，但仍在力所能及的范围内做出贡献，使得一旦气体理论复苏，不需要重新发现许多东西。"——玻耳兹曼

二、拉普拉斯简介

拉普拉斯（Pierre-Simon Laplace，1749—1827）是法国分析学家、概率论学家和物理学家，法国科学院院士。1749 年 3 月 23 日拉普拉斯生于法国西北部卡尔瓦多斯的博蒙昂诺日，1827 年 3 月 5 日卒于巴黎。1816 年他被选为法兰西学院院士，1817 年任该院院长，1812 年发表了重要的《概率分析理论》一书，在该书中总结了当时整个概率论的研究，论述了概率在选举审判调查、气象等方面的应用，导入"拉普拉斯变换"等。他是决定论的支持者，提出了拉普拉斯妖。他致力于挽救世袭制的没落：他当了 6 个

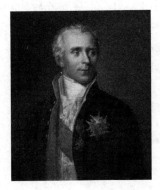

星期的拿破仑皇帝时期的内政部长，后来成为元老院的掌玺大臣，并在拿破仑皇帝时期和路易十八时期两度获颁爵位，后被选为法兰西学院院长。拉普拉斯曾任拿破仑的老师，所以和拿破仑结下不解之缘。

皮埃尔-西蒙·拉普拉斯，是天体力学的主要奠基人、天体演化学的创立者之一，他还是分析概率论的创始人，因此可以说他是应用数学的先驱。他曾任巴黎军事学院数学教授，1795 年任巴黎综合工科学校教授，后又在高等师范学校任教授。拉普拉斯在研究天体问题的过程中，创造和发展了许多数学的方法，以他的名字命名的拉普拉斯变换、拉普拉斯定理和拉普拉斯方程，在科学技术的各个领域有着广泛的应用。

拉普拉斯生于法国诺曼底的博蒙，其父亲是一个农场主，他从青年时期就显示出卓越的数学才能，18 岁时离家赴巴黎，决定从事数学工作，于是带着一封推荐信去找当时法国著名学者达朗贝尔，但被后者拒绝接见。拉普拉斯就寄去一篇力学方面的论文给达朗贝尔。这篇

论文出色至极，以至达朗贝尔忽然高兴得要当他的教父，并推荐拉普拉斯到军事学校教书。

此后，他同拉瓦锡在一起工作了一个时期，他们测定了许多物质的比热。1780 年，他们两人证明了将一种化合物分解为其组成元素所需的热量就等于这些元素形成该化合物时所放出的热量。这可以看作是热化学的开端，而且，它也是继布拉克关于潜热的研究工作之后向能量守恒定律迈进的又一个里程碑，60 后这个定律终于瓜熟蒂落地诞生了。

拉普拉斯把注意力主要集中在天体力学的研究上面。他把牛顿的万有引力定律应用到整个太阳系，1773 年解决了一个当时著名的难题：解释木星轨道为什么在不断地收缩，而同时土星的轨道又在不断地膨胀。拉普拉斯用数学方法证明行星平均运动的不变性，即行星的轨道大小只有周期性变化，并证明为偏心率和倾角的 3 次幂。这就是著名的拉普拉斯定理。此后他开始了太阳系稳定性问题的研究。同年，他成为法国科学院副院士。

1784～1785 年，他求得天体对其外任一质点的引力分量可以用一个势函数来表示，这个势函数满足一个偏微分方程，即著名的拉普拉斯方程。1785 年他被选为科学院院士。

1786 年他证明了行星轨道的偏心率和倾角总保持很小和恒定，能自动调整，即摄动效应是守恒和周期性的，不会积累也不会消解。1787 年他发现月球的加速度同地球轨道的偏心率有关，从理论上解决了太阳系动态中观测到的最后一个反常问题。

1796 年他的著作《宇宙体系论》问世，书中提出了对后来有重大影响的关于行星起源的星云假说。在这部书中，他独立于康德，提出了第一个科学的太阳系起源理论——星云说。康德的星云说是从哲学角度提出的，而拉普拉斯则从数学、力学角度充实了星云说，因此，人们常常把他们两人的星云说称为"康德-拉普拉斯星云说"。

他长期从事大行星运动理论和月球运动理论方面的研究，尤其是他特别注意研究太阳系天体摄动、太阳系的普遍稳定性问题以及太阳系稳定性的动力学问题。在总结前人研究的基础上他取得了大量重要成果，他的这些成果集中在 1799～1825 年出版的 5 卷 16 册巨著《天体力学》之内。在这部著作中他第一次提出天体力学这一名词，是经典天体力学的代表作。因此他被誉为法国的"牛顿"和"天体力学之父"。1814 年拉普拉斯提出科学假设，假定如果有一个智能生物能确定从最大天体到最轻原子的运动的现时状态，就能按照力学规律推算出整个宇宙的过去状态和未来状态。后人把他所假定的智能生物称为拉普拉斯妖。

习题四

4-1 处于平衡状态的一瓶氢气和一瓶氮气的分子数密度相同，分子的平均平动动能也相同，则它们（   ）。

A. 温度、压强均不相同

B. 温度相同，但氢气压强大于氮气的压强

C. 温度、压强都相同

D. 温度相同，但氢气压强小于氮气的压强

4-2 两种不同种类的气体的平均平动动能相同，但气体的密度不同，问它们的温度是否

相同？压强是否相同？

4-3 一个分子的平均平动动能为 $3kT/2$ 应如何理解？对于某一个分子能否根据此式计算它的动能？

4-4 试区分并说明下列各量的物理意义。

(1) $\frac{1}{2}kT$；(2) $\frac{3}{2}kT$；(3) $\frac{i}{2}kT$；

(4) $\frac{M}{M_{mol}}\frac{i}{2}RT$；(5) $\frac{i}{2}RT$；(6) $\frac{3}{2}RT$。

4-5 若室内因生炉子后，温度从 15℃ 升高到 24℃，而室内气压不变，问此时室内的气体减少了百分之几？

4-6 湖面下 50m 深处，温度为 4℃，有一体积为 $10cm^3$ 的气泡，若湖面的温度 14℃，求此气泡升到湖面时的体积。

4-7 一容器内贮有气体，压强为 1.33Pa，温度为 300K。问在单位容积内有多少分子？这些分子的总平动动能是多少？

4-8 2g 氢气装在 20L 的容器内，当容器内的压强为 4.0×10^4Pa 时，氢气分子的平均平动动能是多少？

4-9 一容器储有氧气，其压强为 1.01×10^5Pa，温度为 27.0℃，求：

(1) 气体分子数密度；

(2) 氧气的密度；

(3) 分子的平均平动动能；

(4) 分子间的平均距离（设分子间均匀等距排列）。

4-10 空气中有一肥皂泡，其半径为 R，已知肥皂液的表面张力系数 α，则其肥皂泡内外压强差为（　　）。

A. $\frac{\alpha}{R}$ 　　　　　B. $\frac{2\alpha}{R}$ 　　　　　C. $\frac{3\alpha}{R}$ 　　　　　D. $\frac{4\alpha}{R}$

4-11 吹一个直径为 10cm 的肥皂泡，设肥皂液的表面张力系数 $\alpha=40\times10^{-3}N\cdot m^{-1}$。试求吹此肥皂泡所做的功，以及泡内外的压强差。

4-12 一 U 形玻璃管的两竖直管的直径分别为 1mm 和 3mm。试求两管内水面的高度（水的表面张力系数 $\alpha=73\times10^{-3}N\cdot m^{-1}$）。

4-13 在内半径 $r=0.30mm$ 的毛细管中注入水，在管的下端形成一半径 $R=3.0mm$ 的水滴，求管中水柱的高度。

4-14 有一毛细管长 $L=20cm$，内直径 $d=1.5mm$，水平地浸在水银中，其中空气全部留在管中，如果管子浸在深度 $h=10cm$ 处，问管中空气柱的长度 L_1 是多少？（设大气压强 $P_0=76cmHg$，已知水银表面张力系数 $\alpha=0.49N\cdot m^{-1}$，与玻璃的接触角 $\theta=\pi$）。

第五章 ▶ 热力学基础

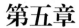

学习要求

1. 掌握热力学第一定律，并熟练应用于理想气体各等值过程及循环过程，掌握热力学第二定律。

2. 理解宏观过程的不可逆性和热力学概率之间的关系。

3. 了解熵的概念、熵增加原理，理解生命过程中的自组织现象。

热力学（Thermodynamics）是从能量的角度研究与热运动有关的各种自然现象的宏观规律的理论。热力学第一定律是关于热力学过程中的能量转换和守恒定律，第二定律则指明了热力学过程进行的方向和条件，它们都来源于对大量实验事实的总结。热力学的研究方法是宏观的方法，不涉及物质的微观结构和过程，仅从少数宏观参量的变化来推断和解释实验结果，因此它对复杂系统（如生命系统）的分析特别适用。现代医学表明，维持生物体有序结构所需的能量来自外界提供的食物，食物结构的有序性高，所以熵较低。当食物的化学结合能在体内释放出来以后，变成排泄物，它的有序结构解体，无序程度大为增加，熵就增高。所以生命活动只有在不断消耗外界物质的有序性的条件下才能得以维持。这些内容将在本章内容中有所涉及。

第一节 热力学的基本概念

一、热力学系统

在热力学中，把要研究的对象叫作热力学系统（Thermodynamic System），简称系统。系统以外能够影响系统的所有物体叫作系统的外界或环境（Surroundings）。与环境之间既没有能量交换又没有物质交换的系统叫作孤立系统（Isolated System），严格说来，自然界中并不存在这样的系统，因为任何一个系统都会或多或少地受到外界的影响，所以孤立系统是一个理想的系统；与外界有能量交换但没有物质交换的系统叫作封闭系统（Closed System）；与外界既有能量交换又有物质交换的系统叫作开放系统（Open System），生物体即属于开放系统，它不断地和环境交换着物质和能量。

二、准静态过程

对于一个确定的热力学系统，当其处于平衡态时，可以用一组态参量来表示。任何由态参量所完全确定的函数称为系统的态函数。理想气体的态参量 p、V、T 之间服从方程 $pV = \dfrac{M}{\mu}RT$，它就是一个态函数。态函数的一个重要性质是当系统从一个态转变到另一个态时，其值的变化只决定于这一转变的始态和终态，而与所经历的路径无关。对于一定量的处于平衡态的理想气体来说，态参量 p、V、T 中只有两个是独立的，给定其中的任意两个参量，第三个参量也就确定了，所以，给定任意两个参量的数值，就对应一个平衡态。如果以 p 为纵坐标，V 为横坐标，如图 5-1 所示，则在 p-V 图上任何一点 $A(V_1, p_1)$ 就对应一个平衡态。非平衡态因为无均匀确定的参量，所以不能用图形表示。一个孤立系统，不论其初态如何，经过一定的时间以后，必将达到热力学平衡态，即系统的温度、压强等都达到均匀一致。

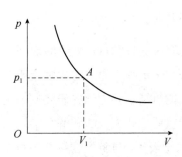

图 5-1　理想气体的 p-V 曲线

系统在某一时刻的态决定于初始条件和系统所处的环境条件。当系统和外界发生相互作用时，系统的状态就会发生变化。热力学系统的态随时间的变化称为热力学过程（Thermodynamic Process），简称过程。如果过程所经历的所有中间状态，都无限接近于平衡态，这个过程就称为准静态过程（Quasi-static Process）。图 5-1 中的曲线就代表一准静态过程。准静态过程是一种理想过程，实际上是不可能做到的。但如果使过程进行得非常缓慢，行进的速率趋近于零时，这个过程就趋于准静态过程。所以理想的准静态过程可以认为是实际过程的近似代表。本章讨论的过程，除非特别注明，一般都指准静态过程。

第二节　热力学第一定律

一、功、热量、内能

做功和传热都可以使热力学系统的状态发生变化。例如，一杯水，可以通过加热的方法，使其从某一温度升高到另一温度；也可以用搅拌做功的方法，使这杯水升高到同一温度。前者，是通过传热来完成的，后者是通过外界做功来完成的。两者方式虽然不同，但是导致的状态变化相同，这说明机械运动和热运动之间可以互相转化。传热过程中所传递的能量的多少叫热量（Heat）。和功一样，热量也是能量转化的一种形式，一定量的功相当于一定量的热量。

无数事实证明，对于热力学系统，不论所经历的热力学过程有何不同，只要系统的初、终状态确定不变，则外界对系统所做的功和向系统所传递的热量的总和是恒定不变的。在力学中，重力做功与路径无关，由此我们引进了重力势能的概念。与此类似，对于热力学系统也存在着一个仅由状态决定的态函数，叫作系统的内能（Internal Energy）。从分子运动论的观点来说，系统的内能就是系统中所有的分子热运动的能量和分子与分子间相互作用的势能的总和，它包括分子无规则热运动的动能、分子间的相互作用势能、化学能、原子能、核能等，但不包括系统整体运动的动能和系统与外场相互作用的势能。当然在系统所经历的热力学过程中，并非所有这些能量都会变化，比如原子核内的能量在一些过程中并不改变。

"做功"和"传热"虽有其等效的一面，但在本质上是不相同的。"做功"（指机械功）是通过让物体做宏观位移来完成的，它的作用之一是将物体的有规则运动转化为系统内部的无规则运动，即机械能转化为内能。"传热"是通过分子之间的相互作用来完成的，它的作用是系统外物体分子无规则运动与系统内分子无规则运动之间的转换，从而改变系统的内能。功、热量和内能是三个不同的物理量，它们之间有严格的区分，但又有着密切的联系。

二、热力学第一定律

一般情况下，系统状态变化时，做功和传热同时存在。假设一个系统由于与外界交换能量，使它由状态 I（初态）变为状态 II（终态），内能由 U_1 变为 U_2，在这个过程中系统吸收热量 Q，同时对外做功 A，那么根据能量转化和守恒定律，功、热量和内能之间应满足

$$Q = U_2 - U_1 + A \tag{5-1}$$

上式就是热力学第一定律（First Law of Thermodynamics）的数学表示（式中各量的单位都用焦耳）。它说明：在任何过程中，系统从外界吸收的热量（Q），一部分用于使系统的内能增加（$\Delta U = U_2 - U_1$），一部分用于系统对外做功（A）。为使式（5-1）适合于一切过程，式中各量符号规定为：系统的内能增加时 ΔU 为正，反之为负；系统对外界做功时 A 为正，外界对系统做功时 A 为负；系统从外界吸取热量时 Q 为正，系统向外界放热时 Q 为负。热力学第一定律应用于孤立系统时，系统和环境既没有热量交换（$Q = 0$），又不对外做功（$A = 0$），由式（5-1）得 $\Delta U = 0$。这就是说，孤立系统内部各物体的能量可以互相传递，各种形式的能量也可以互相转化，但它们的总和不变。

对于状态的微小变化过程，即初、终两态相差无限小，这时热力学第一定律可写作

$$dQ = dU + dA \tag{5-2}$$

热力学第一定律是能量守恒与转化定律在热现象领域内所具有的特殊形式,19世纪中叶,在长期生产实践和大量科学实验的基础上,它才以科学定律的形式被确立起来。如果将系统的内能扩展为一切能量,则热力学第一定律就是能量守恒和转化定律。能量守恒定律是一切自然现象所必须遵从的基本定律。历史上,曾经有人幻想制造一种不需要任何动力或燃料而可以不断地对外做功的机器,这种机器称为第一类永动机。热力学第一定律指出,做功必须由能量转化而来,不能无中生有地创造能量,第一类永动机违背热力学第一定律,是不可能做成的。因此,热力学第一定律也可叙述为:第一类永动机是不可能造成的。

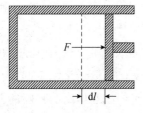

图 5-2 气体推动活塞做功

下面我们讨论热力学过程中功的表示。如图5-2所示,圆柱形筒内盛有气体。筒内活塞的面积为 S,且可以无摩擦地左右移动。若筒内气体的压强为 p,它作用在活塞上的力 $F = p \cdot S$。当活塞移动一微小距离 $\mathrm{d}l$ 时,则气体膨胀推动活塞所做的功 $\mathrm{d}A$ 为

$$\mathrm{d}A = F \cdot \mathrm{d}l = p \cdot S \cdot \mathrm{d}l$$

由于气体的体积增加了 $S \cdot \mathrm{d}l$,即 $\mathrm{d}V = S \cdot \mathrm{d}l$,所以上式可写为

$$\mathrm{d}A = p \cdot \mathrm{d}V \tag{5-3}$$

式(5-3)表示系统在无限小的准静态过程中所做的功。在气体膨胀时,$\mathrm{d}V > 0$,$\mathrm{d}A > 0$,表示系统对外做功;气体被压缩时,$\mathrm{d}V < 0$,$\mathrm{d}A < 0$,表示外界对系统做功。

在一个有限的准静态过程中,系统的体积由 V_1 变到 V_2 时,系统对外所做的总功为

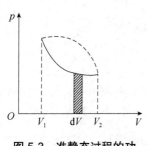

图 5-3 准静态过程的功

$$A = \int \mathrm{d}A = \int_{V_1}^{V_2} p \mathrm{d}V \tag{5-4}$$

如图5-3所示,曲线下阴影部分的面积就是 $p\mathrm{d}V = \mathrm{d}A$。必须指出,只给定初态和终态,并不能确定功的数值。由图可知,如果系统沿着图中虚线所示的过程进行,那么气体所做的功就等于虚线下面的面积,它比实线下面的面积大些,这表明做功不仅决定于系统的初、终态,而且与系统所经历的过程有关,所以功不是态函数。由式(5-1)可以得出热量也不是态函数。

第三节 热力学第一定律的应用

一、等体过程

等体过程(Isochoric Process)的特点是系统的体积始终保持不变,即 $\mathrm{d}V = 0$,$A = 0$。因此,热力学第一定律可写成

$$Q = \Delta U \tag{5-5}$$

即系统从外界吸收的热量全部用来增加系统的内能。如果系统在等体过程中放热，则放出的热量等于系统内能的减少。

1 摩尔的气体在等体过程中温度升高 1K 时所吸收的热量称为等体摩尔热容，记作 C_v。

质量为 M，摩尔质量为 μ 的气体，在等体过程中，温度升高 dT，吸收的热量为

$$dQ = dU = \frac{M}{\mu}C_v dT = nC_v dT \qquad (5\text{-}6)$$

二、等压过程

等压过程（Isobaric Process）的特点是系统的压强始终保持不变，即 $dp = 0$。在等压过程中，系统对外所做的功为

$$\int_{V_1}^{V_2} p dV = p(V_2 - V_1)$$

热力学第一定律可写成

$$Q = \Delta U + p(V_2 - V_1) = U_2 - U_1 + pV_2 - pV_1$$
$$= (U_2 + pV_2) - (U_1 + pV_1) \qquad (5\text{-}7)$$

或 $$Q = H_2 - H_1 = \Delta H \qquad (5\text{-}8)$$

式中，$H = U + pV$ 是一个态函数，称为焓（Enthalpy）。

式（5-7）和式（5-8）表明，在等压过程中，系统吸收的热量一部分用于增加内能，另一部分用来对外做功；或者说，系统吸收的热量全部用来增加气体的焓。由此可知，气体焓总是大于它的内能。

1 摩尔的气体在等压过程中温度升高 1K 时所吸收的热量称为等压摩尔热容，记作 C_p。

质量为 M，摩尔质量为 μ 的气体，在等压过程中温度升高 dT，吸收的热量为

$$dQ = \frac{M}{\mu}C_p dT = nC_p dT \qquad (5\text{-}9)$$

由式（5-8）可得式（5-10）

$$dQ = dH = nC_p dT \qquad (5\text{-}10)$$

对于理想气体，由于 $pV = nRT$，则

$$H = U + pV = nC_v T + nRT = n(C_v + R)T \qquad (5\text{-}11)$$
$$\Delta H = n(C_r + R)\Delta T$$

由式（5-10）得

$$\Delta H = nC_p \Delta T$$

故 $$C_p = C_v + R \qquad (5\text{-}12)$$

上式称为迈耶公式，它表明，理想气体的等压摩尔热容等于等体摩尔热容与摩尔气体常

量 R 之和。这是由于在等压条件下，当温度升高 1K 时，1 摩尔的气体除增加内能外，还将多消耗约 8.31J 的热量转变为因膨胀而对外所做的功。

气体的等体摩尔热容 C_v、等压摩尔热容 C_p 与气体分子的自由度 i 有关。令 C_p 与 C_v 的比值为 γ，表 5-1 给出了几种气体的热容及 γ 值。

表 5-1　几种气体的热容及 γ 值

气体	自由度	$C_v / (J \cdot mol^{-1} K^{-1})$	$C_p / (J \cdot mol^{-1} K^{-1})$	$\gamma = C_p / C_v$
单原子分子	3	$\frac{3}{2}R \approx 12.5$	$\frac{5}{2}R \approx 20.8$	$\frac{5}{3} = 1.67$
刚性双原子分子	5	$\frac{5}{2}R \approx 20.8$	$\frac{7}{2}R \approx 29.1$	$\frac{7}{5} = 1.4$
刚性多原子分子	6	$3R \approx 24.9$	$4R \approx 33.3$	$\frac{4}{3} = 1.33$

三、等温过程

等温过程（Isothermal Process）的特点是系统的温度始终保持不变，即 $dT = 0$，$dU = 0$，因此，热力学第一定律可写成

$$Q = A \tag{5-13}$$

这就是说，理想气体在等温膨胀时，从外界吸收的热量全部转化为对外所做的功；在等温压缩时，外界对系统所做的功，全部转化为向外传递的热量。

设理想气体从态 $I(p_1, V_1)$ 变到态 $II(p_2, V_2)$，则系统对外所做的功为

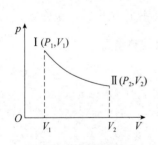

图 5-4　等温膨胀的功

$$A = \int_{V_1}^{V_2} p dV = \frac{M}{\mu} RT \int_{V_1}^{V_2} \frac{dV}{V} = \frac{M}{\mu} RT \ln \frac{V_2}{V_1} \tag{5-14}$$

式中，T 为等温过程中系统的温度。当 $V_2 > V_1$ 即等温膨胀时，$A > 0$，系统对外做正功；反之，当 $V_2 < V_1$，即等温压缩时，$A < 0$，外界对系统做正功。功的数值就等于 p-V 图中曲线下的面积（见图 5-4）。

因为 $p_1 V_1 = p_2 V_2$，式（5-14）可以写为

$$A = \frac{M}{\mu} RT \ln \frac{p_1}{p_2} \tag{5-15}$$

四、绝热过程

绝热过程（Adiabatic Process）的特点是系统与外界没有热量交换，即 $Q = 0$。因此，热力学第一定律可以写为

$$\Delta U = -A \tag{5-16}$$

如果气体膨胀对外做功，$A>0$，则 $\Delta U < 0$，气体内能减少，温度下降，所以在绝热过程中，气体对外做功是靠减少系统的内能来完成的。如果外界对系统做正功，$\Delta U > 0$，气体内能增加，温度上升。

由于气体内能的改变与过程无关，只与温度的改变有关，且

$$\Delta U = \frac{M}{\mu}C_{\text{v}}\Delta T = nC_{\text{v}}\Delta T$$

代入式（5-16）得

$$-A = nC_{\text{v}}\Delta T$$

或

$$-p\Delta V = nC_{\text{v}}\Delta T \tag{5-17}$$

设气体由态 $\text{I}\,(p_1,V_1,T_1)$ 绝热地变化到态 $\text{II}\,(p_2,V_2,T_2)$，则由式（5-17）可得气体对外所做的功为

$$A = -nC_{\text{v}}(T_2 - T_1) = nC_{\text{v}}T_1\left(1 - \frac{T_2}{T_1}\right) \tag{5-18}$$

下面我们讨论在准静态绝热过程中态参量之间的关系。

对理想气体状态方程 $pV = nRT$ 两边取微分得

$$p\mathrm{d}V + V\mathrm{d}p = nR\mathrm{d}T \tag{5-19}$$

由式（5-17）和式（5-19）消去 $\mathrm{d}T$ 得

$$(C_{\text{v}} + R)p\mathrm{d}V = -C_{\text{v}}V\mathrm{d}p$$

因 $C_{\text{v}} + R = C_{\text{p}}$，$\gamma = \dfrac{C_{\text{p}}}{C_{\text{v}}}$，上式可变为

$$\frac{\mathrm{d}p}{p} = -\gamma\frac{\mathrm{d}V}{V}$$

积分得

$$\ln p + \gamma \ln V = 常量$$

或

$$pV^{\gamma} = 常量 \tag{5-20}$$

上式就是理想气体在绝热过程中压强和体积的变化关系，称为泊松公式。利用式（5-20）和状态方程，可得绝热过程中 V 与 T 以及 p 与 T 之间的关系

$$TV^{\gamma-1}T^{-\gamma} = 常量 \tag{5-21}$$

$$p^{\gamma-1}T^{-\gamma} = 常量 \tag{5-22}$$

上面三个关系式都是绝热过程的方程式，注意三式中的常量是各不相同的。

根据泊松公式可以给出绝热过程在 $p\text{-}V$ 图上所对应的曲线，称为绝热线，如图 5-5 下面的一条曲线所示。图中上面的一条曲线是等温线。A 是两条曲线的交点。分别对等温线（$pV=$常量）和绝热线（$pV^{\gamma} = $常量）求在 A 点的斜率 $\mathrm{d}p/\mathrm{d}V$ 得

$$绝热线：\frac{\mathrm{d}p}{\mathrm{d}V} = -\gamma\frac{p}{V}$$

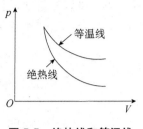

图 5-5　绝热线和等温线

等温线：$\dfrac{\mathrm{d}p}{\mathrm{d}V} = -\dfrac{p}{V}$

因为 $\gamma > 1$，所以在 $p\text{-}V$ 图中的同一点，绝热线比等温线要陡些。从图中可以看出，在绝热膨胀时压强的降低要比等温膨胀时快些。这是由于等温膨胀时，压强的降低只是由于体积的增加，气体的内能不变；而绝热膨胀时则靠消耗内能做功，压强的降低不仅是由于体积的增加，而且还由于内能减少以致温度下降造成的。

第四节　循环过程卡诺循环

一、循环过程和热机效率

热机（Heat Engine）是利用热来做功的机器，例如，蒸汽机、内燃机、汽轮机等都是热机。热机中被用来吸收热量并对外做功的物质叫作工作物质。各种热机都是重复地进行着某些过程而不断地吸热做功的。为了研究热机的工作过程，引入循环过程的概念。如图 5-6 所示，工作物质从 A 态出发，经历 ACB 过程达到 B 态，又从 B 态经历 BDA 过程回到 A 态，这

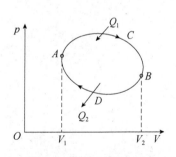

图 5-6　热机的循环过程

样的过程称为循环过程（Cycle Process）。在 $p\text{-}V$ 图上，循环过程表现为一封闭曲线。在图 5-6 中，循环沿顺时针方向进行，是一正循环，热机中所进行的过程就是类似这样的过程，其中曲线 ACB 表示吸热过程，曲线下的面积为工作物质在膨胀过程中对外界所做的正功；曲线 BDA 表示放热过程，曲线下的面积为工作物质在压缩过程中对外所做的负功。闭合曲线所包围的面积就是工作物质在一次循环中所做的净功。

一切热机的共同特点是连续地进行循环过程，并不断地对外做功。工作物质从中吸收热量的物体称为高温热源，如蒸汽机中的锅炉；工作物质对之放出热量的物体称为低温热源，如冷凝器。热机在每一循环中，①从外界吸取热量 Q_1；②对外做净功 A；③向外界放出热 Q_2 量（只表示数值，下同）。经过一个循环以后，工作物质回到了原来的态，内能没有改变，根据热力学第一定律

$$A = Q_1 - Q_2 \tag{5-23}$$

可见热机在每一循环中，由高温热源吸入的热量 Q_1 只有一部分转变为功 A，另一部分 Q_2 要传递给低温热源，这说明热转变为功是不完全的。我们把热机对外所做的净功 A 与它所吸收的热量 Q_1 的比值称为热机的效率，即

$$\eta = \frac{W}{Q_1} = \frac{Q_1 - Q_2}{Q_1} = 1 - \frac{Q_2}{Q_1} \qquad （5\text{-}24）$$

实际上 Q，不能为零，所以热机的效率永远小于 1。

如果循环沿反时针方向进行，如图 5-7 所示，则为逆循环（Inverse Cycle）。此时，外界对工作物质做净功 A，同时从低温热源吸入热量 Q_2，向高温热源放出热量 Q_1。根据热力学第一定律有

$$Q_2 + A = Q_1 \qquad （5\text{-}25）$$

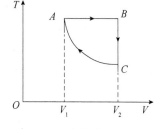

图 5-7 逆循环过程

所以经过多次循环后，低温热源的温度越来越低，这就是制冷机的原理。制冷机的效能用制冷系数 ε 表示，它定义为

$$\varepsilon = \frac{Q_3}{A} = \frac{Q_2}{Q_1 - Q_2} \qquad （5\text{-}26）$$

[例 5-1] 图 5-8 表示某理想气体循环过程的 $T\text{-}V$ 图，CA 为绝热过程，A 点的态参量（V_1, T）和 B 点的态参量（V_2, T）为已知。求 C 点的温度和这个循环的效率。

解：因为 C 点在等体线上又在绝热线上，故有

$$TV_1^{\gamma-1} = T_C V_C^{\gamma-1} = T_C V_2^{\gamma-1}$$

故

$$T_e = \left(\frac{V_1}{V_2}\right)^{\gamma-1} T$$

在一个循环过程中吸收的热量为

$$Q_1 = Q_{AB} = \frac{M}{\mu} RT \ln \frac{V_2}{V_1}$$

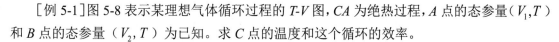

图 5-8 气体循环过程

气体给外界的热量为

$$Q_2 = -Q_{BC} = \frac{M}{\mu} C_v (T - T_C) = \frac{M_C}{\mu} C_v \left[T - \left(\frac{V_1}{V_2}\right)^{\gamma-1} T \right]$$

$$= \frac{M}{\mu} C_v T \left[1 - \left(\frac{V_1}{V_2}\right)^{\gamma-1} \right]$$

效率为

$$\eta = 1 - \frac{Q_2}{Q_1} = 1 - \frac{\dfrac{M}{\mu} C_v T \left[1 - \left(\dfrac{V_1}{V_2}\right)^{\gamma-1} T \right]}{\dfrac{M}{\mu} RT \ln \dfrac{V_2}{V_1}}$$

$$= 1 - \frac{C_v \left[1 - \left(\dfrac{V_1}{V_2}\right)^{\gamma-1} \right]}{(C_p - C_v) \ln \dfrac{V_2}{V_1}} = 1 - \frac{1 - \left(\dfrac{V_1}{V_2}\right)^{\gamma-1}}{(\gamma-1) \ln \dfrac{V_2}{V_1}}$$

二、卡诺循环及其效率

19 世纪初开始广泛使用的蒸汽机效率很低，只有 3%～5%。为了提高热机的效率，1824 年法国青年工程师卡诺提出了一种理想热机：热机的工作物质为理想气体，它只与一个高温热源和一个低温热源交换热量，热源和冷源的温度在热机工作过程中不发生变化，并经历准静态的循环过程。这种热机称为卡诺热机，它的循环过程称为卡诺循环（Carnot Cycle），如图 5-9 所示。因为是准静态过程，所以在工作物质与高温热源 T 接触的过程中，基本上没有温度差，工作物质与高温热源接触而吸热的过程 AB 是一个温度为 T 的等温膨胀过程。同样，工作物质和低温热源 T 接触而放热的过程 CD 是一个等温压缩过程。因为工作物质只与两个热源交换能量，所以当工作物质脱离两热源时所进行的过程 BC 和 DA，必然是绝热的准静态过程。总之，卡诺循环是由两个等温过程和两个绝热过程组成的。

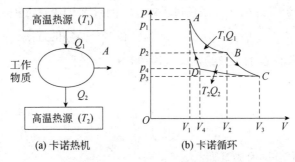

图 5-9　卡诺热机与卡诺循环

下面计算卡诺热机的效率。热机在每一循环过程中只从热源吸热一次，向冷源放热一次。在整个循环过程中，气体的内能不变。但气体与外界通过传递热量而对外做功。设热源温度为 T_1，冷源温度为 T_2。工作物质在一个循环过程中的状态如图 5-9（b）所示，A、B、C、D 四点的体积分别为 V_1、V_2、V_3 和 V_4。工作物质为 n mol，按照式（5-14），两个等温过程吸入和放出的热量分别为

$$Q_1 = nRT_1 \ln \frac{V_2}{V_1}$$

$$Q_2 = nRT_3 \ln \frac{V_3}{V_4}$$

$$\frac{Q_2}{Q_1} = \frac{T_2 \ln(V_3/V_4)}{T_1 \ln(V_2/V_1)} \tag{5-27}$$

按照式（5-21），得

$$T_1 V_2^{\gamma-1} = T_2 V_3^{\gamma-1}, \quad T_1 V_1^{\gamma-1} = T_2 V_4^{\gamma-1}$$

故

$$\frac{V_2}{V_1} = \frac{V_3}{V_4} \tag{5-28}$$

将式（5-28）代入式（5-27）得

$$\frac{Q_2}{Q_1} = \frac{T_2}{T_1} \qquad\qquad (5\text{-}29)$$

故卡诺热机的效率为

$$\eta = 1 - \frac{Q_2}{Q_1} = 1 - \frac{T_2}{T_1} \qquad\qquad (5\text{-}30)$$

卡诺循环指出，高温热源的温度越高，低温热源的温度越低，热机的效率越大。那么热机的效率能不能达到100%呢？如果不能，最大的可能效率又是多少呢？有关这些问题的研究促成了热力学第二定律的建立。

第五节　热力学第二定律

一、热力学第二定律

第一类永动机被热力学第一定律否定后，历史上不少人曾试图制造另一种热机，它不断地完成循环动作，在每一个循环中吸入的热量全部用来做功，即效率为100%的热机，这种机器称为第二类永动机。制造第二类永动机并不违反热力学第一定律，但所有的努力都失败了。大量的事实说明，热机都不可能只有一个热源，热机要不断地把吸取的热量变为有用的功，就不可避免地要将一部分热量传给低温热源。人们由此总结出第二类永动机不可能制成的自然规律，称为热力学第二定律（Second Law of Thermodynamics），它叙述为：自然界没有这样一种循环过程，它进行的结果是从单一热源吸取热量，将其全部转化为功，并且在外界不遗留任何其他变化。这一叙述是由开尔文首先提出来的，通常称为热力学第二定律的开尔文说法。应当说明，物体是能够把它吸入的热量全部转化为功的，只是这时或者没有完成循环过程，或者是留下其他变化。例如，理想气体在等温膨胀时吸入的热量全部转化为功，但它在膨胀后体积增大了，没有回复到原始状态。

克劳修斯在观察自然现象时发现，热量的传递也有一种特殊的规律，即热量不可能自发地从低温物体传到高温物体。这一规律通常被称为热力学第二定律的克劳修斯说法。

初看起来热力学第二定律的这两种说法并无关系。开尔文说的是热量转变为功的问题；而克劳修斯说的是热量传递的问题。但其实它们是等效的。下面我们用反证法加以证明。

假设克劳修斯的说法不成立，即热量 Q 能从低温热源 T_2，自动地传给高温热源 T_1，而不产生其他影响，如图 5-10 所示。在两热源间安装一热机，它从高温热源吸取热量 $Q_1 = Q$，一部分用来对外做功 A，另一部分热量 Q_2 传给低温热源 T_2 形成一个循环。在这一循环过程中，总的效果是从单一低温热源吸取热量 $Q - Q_2$，全部用来对外做功 A，而高温热源不发生变化，这显然也就违反了开尔文的说法。

热力学第二定律是在总结了大量事实的基础上提出来的,它是独立于热力学第一定律的新规律。热力学第一定律指明能量守恒与转换的数量关系,热力学第二定律则说明并非所有能量守恒的过程都能进行, 热现象的自然过程都具有一定的方向性。

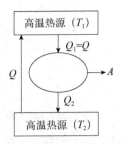

图 5-10　热力学第二定律
两种说法的等效性

二、可逆过程和不可逆过程

为了解决热力学过程的方向性问题,我们引入可逆过程的概念。若系统经过一定过程,从某一状态到达另一状态,又可以经过和原来完全一样的那些中间状态重新回到原来的状态,而不引起外界任何变化,则这种过程称为可逆过程（Reversible Process）,否则就是一个不可逆过程（Irreversible Process）。热力学第二定律的两种说法就是分别挑选了一种典型的不可逆过程（热功转换和热传导的不可逆性）。实际上,一切自发过程都是不可逆的。例如,通过摩擦,功转化为热量,根据热力学第二定律,热量不能再通过循环过程全部转化为功,因此,功通过摩擦转化为热量的过程是不可逆过程；各部分浓度不同的溶液自动扩散,最后达到均匀状态,而浓度已均匀的溶液,不会自动地变成不均匀状态等。这些自然界的自发过程有一定的方向,都是不可逆过程,要想使过程逆向进行,回到原来的状态,必须借助于外来因素,引起外界的变化。

那么,是否有可逆过程存在?假如单摆不受空气阻力和其他摩擦力的作用,则它的摆动可视为是可逆的。又如无摩擦或其他耗散效应的准静态过程,其中的每一步都达到了平衡,如果我们控制条件,使它按照与原过程相反的顺序进行,经过原来的所有中间状态,并消除所有的外界影响,则可使无摩擦的准静态过程成为可逆过程,但实际上这样的条件是很难实现的,严格地说可逆过程只是一种理想的过程,我们只能实现和可逆过程非常接近的过程。因此,利用可逆过程的概念得到的结论,是一种极限的情形。虽然准静态过程和可逆过程在实际生活中是不存在的,但是这些概念有助于我们从理论上分析问题,从而得出解决实际问题的普遍原理。

三、热力学第二定律的统计意义

热现象是与大量分子无规则的热运动相联系的,为了进一步认识热力学第二定律的本质,我们来分析气体的自由膨胀。如图 5-11 所示,用隔板将容器分成容积相等的 A、B 两室,使 A 室充满气体, B 室保持真空。我们来观察气体分子运动的分布情况。如果仅考虑 4 个分子 a、b、c、d,把隔板抽掉后,它们将在整个容器内运动,分子在容器中的分布见表 5-2,共有 16 种微观态,每种微观态出现的概率是一样的。从分子浓度分布的宏观表现来看, 16 种微观态分属 5 种宏观态,其中, 4 个分子全退回 A 室的宏观态概率最小,分子在 A、B 两室均匀分布的宏观态（即分子处于无序程度最大的状态）概率最大。表中 P 是任一宏观态对应的微观状态数，称为热力学概率（Thermodynamic Probability）。可以证明：如果容器中共有 N 个分子，若以分子处在 A 室或 B 室来分类，则共有 2^N 种可能的分布，而全部 N 个分子都退回到 A 室的宏观态的概率为 $\dfrac{1}{2^N}$。我们知道，宏观系统都包含了大量分子，例如，对 1 摩尔气体，$N = 6.02 \times 10^{23}$，所以，当气体自由膨胀后，所有这些分子集中地全部都退回到 A 室的概率只有 $\dfrac{1}{2^{6.02 \times 10^{23}}}$。这个概率是如此小，以至于实际上是不会出现的。

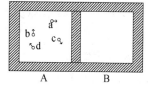

图 5-11　气体自由膨胀不可逆性的统计意义

　　所以气体自由膨胀的不可逆性，实质上反映了这个系统内部发生的过程总是由热力学概率小的宏观状态向热力学概率大的宏观状态进行，而相反的过程在外界不发生任何影响的条件下是不可能实现的。因此，一孤立的热力学系统，其内部发生的过程，总是从高度有序的状态向比较无序的状态进行，由包含微观状态数目少的宏观状态向包含微观状态数目多的宏观状态进行，这就是热力学第二定律的统计意义。

表 5-2　分子在容器内的分布

分子位置微观态			宏观态	概率	热力学概率 P
	A 室	B 室			
1	abcd	—	A_4B_0	1/16	1
2	bcd	a			
3	acd	b	A_3B_1	4/16	4
4	abd	c			
5	abc	d			

微观态	分子位置		宏观态	概率	热力学概率 P
	A 室	B 室			
6	ab	cd			
7	ac	bd			
8	ad	bc			
9	cb	ad	A_2B_2	6/16	6
10	bd	ac			
11	cd	ab			
12	a	bcd			
13	b	acd	A_1B_3	4/16	4
14	c	abd			
15	d	abc			
16		abcd	A_0B_4	1/16	1

四、卡诺定理

工作在可逆循环的热机称为可逆热机，工作在不可逆循环的热机称为不可逆热机。卡诺循环中每个过程都是准静态过程，卡诺循环是理想的可逆循环，卡诺热机是可逆热机。1824年卡诺在研究热机效率的极限问题时提出了卡诺定理（Carnot Theorem）：

（1）在相同的高温热源 T_1 和低温热源 T_2 之间工作的一切可逆热机，其效率都等于卡诺热机的效率，而与工作物质无关。

（2）在相同的高温热源和低温热源之间工作的一切不可逆热机，其效率都不可能大于可逆热机的效率。

由卡诺定理可知，在高低温热源 T_1 和 T_2 之间工作的一切可逆热机的效率为

$$\eta = 1 - \frac{T_2}{T_1} \qquad (5\text{-}31)$$

一切不可逆热机的效率为

$$\eta' < 1 - \frac{T_2}{T_1} \qquad (5\text{-}32)$$

开尔文根据卡诺定理建立了热力学温标，克劳修斯根据卡诺定理引入了熵的概念，建立了热力学第二定律的数学形式。

第六节 熵

一、克劳修斯等式

对于卡诺热机，其效率为

$$\eta = 1 - \frac{Q_2}{Q_1} = 1 - \frac{T_2}{T_1}$$

将式（5-29）乘以 Q_1，除以 T_2 得

$$\frac{Q_1}{T_1} = \frac{Q_2}{T_2} \qquad (5\text{-}33)$$

上式中 Q_1 表示吸收的热量，Q_2 表示放出的热量，且均取绝对值。如果采用热力学第一定律中对 Q 的符号规定，则上式改写为

$$\frac{Q_1}{T_1} + \frac{Q_2}{T_2} = 0 \qquad (5\text{-}34)$$

式中，Q/T 称为热温比，是卡诺循环中两个等温过程中系统所吸收或放出的热量与温度之

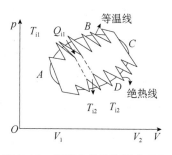

图 5-12 证明克劳修斯等式用图

比。考虑卡诺循环中的两个绝热过程，$Q=0$，从而相应有 $\dfrac{Q}{T}=0$，因此可以把式（5-34）理解为：在卡诺热机中的工作物质从某个初态出发，经历了一个循环又回到原来的状态后，在整个卡诺循环的四个过程中热温比之和为零。

把这个结论推广到一切可逆循环过程，如图 5-12 所示，对任意可逆循环 $ABCDA$，可看成是由许多小卡诺循环所组成的，这些小卡诺循环都是可逆的，且都是正循环。从图中可以看出任意两个相邻的小卡诺循环的绝热线大部分都是共同的但行进的方向正好相反，从而效果相互抵消。因此，所有小卡诺循环的总效果就相当于图中锯齿形路径所表示的循环过程。根据式（5-34），对于任意一个可逆小卡诺循环均有

$$\frac{Q_{i1}}{T_{i1}}+\frac{Q_{i2}}{T_{i2}}=0$$

对所有小卡诺循环求和，得

$$\sum_{i=1}^{n}\left(\frac{\Delta Q_{i1}}{T_{i1}}+\frac{\Delta Q_{i2}}{T_{i2}}\right)$$

如果每个小卡诺循环为无限小，循环的数目 $n\to\infty$，则锯齿形路径就无限趋近于原来的可逆循环过程，这时有

$$\oint\frac{\mathrm{d}Q}{T}=\sum_{i=1}^{\infty}\frac{\Delta Q_i}{T_i}=0 \tag{5-35}$$

上式称为克劳修斯等式。它说明，在任一可逆循环过程中，热温比的总和等于零。

二、熵的概念

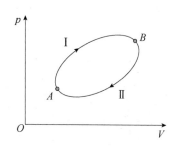

图 5-13 可逆循环过程

如图 5-13 所示，在 p-V 图上的任一闭合曲线，A 和 B 是曲线上任选的两点，代表两个平衡态，闭合曲线被 A、B 分为两段，一段从 A 经路径 I 到达 B，另一段从 B 经路径 II 回到 A，构成一个可逆循环过程。根据克劳修斯等式有

$$\oint\frac{\mathrm{d}Q}{T}=\underbrace{\int_A^B\frac{\mathrm{d}Q}{T}}_{\text{I}}+\underbrace{\int_A^B\frac{\mathrm{d}Q}{T}}_{\text{II}}=0$$

因是可逆过程，上式可写为

$$\underbrace{\int_A^B\frac{\mathrm{d}Q}{T}}_{\text{I}}-\underbrace{\int_A^B\frac{\mathrm{d}Q}{T}}_{\text{II}}=0$$

或

$$\underbrace{\int_A^B\frac{\mathrm{d}Q}{T}}_{\text{I}}=\underbrace{\int_A^B\frac{\mathrm{d}Q}{T}}_{\text{II}} \tag{5-36}$$

这说明积分 $\int_A^B \dfrac{\mathrm{d}Q}{T}$ 只取决于系统的初态和终态，与所经历的路径无关。因而我们可以引入一个态函数，当系统从 A 状态经过任一可逆过程变到 B 状态时，该函数的增量用积分 $\int_A^B \dfrac{\mathrm{d}Q}{T}$ 来量度，这个态函数称为熵（Entropy），用符号 S 表示，单位为 J/K。这一定义最早由克劳修斯提出，也被称为克劳修斯熵。热力学系统经历一个可逆过程自 A 状态变到 B 状态时，熵的增量为

$$S_B - S_A = \int_A^B \frac{\mathrm{d}Q}{T} \tag{5-37}$$

而对于无限小的可逆过程则有

$$\mathrm{d}S = \frac{\mathrm{d}Q}{T} \tag{5-38}$$

用积分 $\int_A^B \dfrac{\mathrm{d}Q}{T}$ 求系统的熵变时，要注意积分对应的必须是一个可逆过程。如果系统由初态到达终态（实际上是经历一个不可逆过程），那么要设计一个连接同样初、终两态的可逆过程来求积分 $\int_A^B \dfrac{\mathrm{d}Q}{T}$，计算出熵变。一个系统如果是由一些分系统组成的，则总熵变等于各分系统熵变的和。

1877 年玻耳兹曼用统计理论建立了熵与热力学概率 P 之间的关系

$$S = k \ln P \tag{5-39}$$

式中，k 是玻耳兹曼常量。这一定义被称为玻耳兹曼熵。熵的单位与玻耳兹曼常量相同，都是 $\mathrm{J \cdot K^{-1}}$。玻耳兹曼熵公式是物理学中最重要的公式之一。它说明，系统处于某一热平衡态的熵决定于它的热力学概率（所包含的微观态数），P 越大，即系统内微观粒子的无序程度越大，熵就越大。熵是微观粒子无序性的量度。平衡态对应的热力学概率极大，它的熵也取极大值。如一定量的同种物质，气态熵>液态熵>固态熵，其混乱度的关系也是如此。

三、熵增加原理

对于不可逆循环，由卡诺定理可知，其效率为

$$\eta' = 1 - \frac{Q_2}{Q_2} \leqslant 1 - \frac{T_2}{T_1}$$

即

$$\frac{Q_2}{T_2} \geqslant \frac{Q_1}{T_1}$$

等号仅对可逆循环成立。采用热力学第一定律中对 Q 的符号规定，则上式改写为

$$\frac{Q_2}{T_2} + \frac{Q_1}{T_1} \leqslant 0 \tag{5-40}$$

上式表明，不可逆循环的热温比的和不大于零。

对于一般的循环过程，式（5-40）可进一步推广为

$$\oint \frac{\mathrm{d}Q}{T} \leqslant 0 \qquad （5-41）$$

上式称为克劳修斯等式不等式。对于可逆循环，上式取等号；对于不可逆循环，上式取不等号。

现在考虑一个任意的不可逆过程，如图 5-14 中的过程 I，假设有一个任意可逆过程正好能使物体由终态 B 回到初态 A，如图 5-14 中的过程 II，则 I、II 构成不可逆循环，根据式（5-41）有

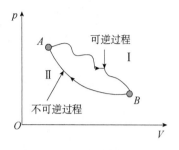

图 5-14　不可逆循环过程

$$\oint \frac{\mathrm{d}Q}{T} = \underbrace{\int_A^B \frac{\mathrm{d}Q}{T}}_{\text{I}} + \underbrace{\int_A^B \frac{\mathrm{d}Q}{T}}_{\text{II}} \leqslant 0$$

即

$$\underbrace{\int_A^B \frac{\mathrm{d}Q}{T}}_{\text{I}} + S_A - S_B \leqslant 0$$

因此有

$$S_B - S_A \geqslant \underbrace{\int_A^B \frac{\mathrm{d}Q}{T}}_{\text{I}} \qquad （5-42）$$

对于微过程则有

$$\oint \frac{\mathrm{d}Q}{T} \leqslant 0 \qquad （5-43）$$

由上述可知，热力学系统的熵变在可逆过程中等于系统所吸收的热量与热源温度的比值；在不可逆过程中则大于这个比值。

把热力学第一定律和第二定律结合起来，即把式（5-2）和式（5-43）结合起来，可得

$$T\mathrm{d}S \geqslant \mathrm{d}U + \mathrm{d}W \qquad （5-44）$$

上式是热力学的基本方程。

在式（5-43）中，如果热力学过程是绝热的，则 $\mathrm{d}Q = 0$，得

$$\mathrm{d}S \geqslant 0 \qquad （5-45）$$

即在绝热过程中，系统的熵永不减少。对于可逆绝热过程，系统的熵不变；对于不可逆绝热过程，系统的熵总是增加的，这个结论称为熵增加原理（Principle of Entropy Increase）。熵增加原理说明了热力学过程进行的方向：不可逆绝热过程总是向着熵增加的方向进行，可逆绝热过程则是沿着等熵路径进行。一个孤立系统中进行的任何过程都是绝热过程，其熵永不减少。

熵增加和不可逆过程的后果是能量的品质下降。我们来讨论有限温差热传导过程。设两物体 A、B 的温度分别为 T_A 和 T_B，且 $T_A > T_B$。当它们刚接触后，发生一不可逆传热过程，使热量 $|\mathrm{d}Q|$ 由 A 传向 B。这份能量 $|\mathrm{d}Q|$ 原来在 A 内，借助温度为 T_0 的热源（$T_A > T_B > T_0$），利用卡诺热机从 A 中吸出 $|\mathrm{d}Q|$ 可以做功的最大值为

$$A_1 = |\mathrm{d}Q| \eta_c = |\mathrm{d}Q| \left(1 - \frac{T_0}{T_A} \right)$$

传热过程后，$|\mathrm{d}Q|$到了 B 内，这时再利用它能做的功的最大值变成了

$$A_2 = |\mathrm{d}Q|\left(1 - \frac{T_0}{T_B}\right)$$

前后相比，可转化为功的能量减少了，其数量为

$$E_\mathrm{d} = A_1 - A_2 = |\mathrm{d}Q|T_0\left(\frac{1}{T_B} - \frac{1}{T_A}\right)$$

经过不可逆的传热过程，A、B 构成的系统的熵的增量为

$$\mathrm{d}S = |\mathrm{d}Q|\left(\frac{1}{T_B} - \frac{1}{T_A}\right)$$

比较上面两式得

$$E_\mathrm{d} = T_0\mathrm{d}S \qquad\qquad （5\text{-}46）$$

由此可见，在能量的利用上，不可逆过程的后果总是使一定的能量 E_d 从能做功的形式变为不能做功的形式，能量的品质下降了，而 E_d 的大小和不可逆过程引起的熵的增加成正比，这种现象称为能量退降（Degradation of Energy）。一切不可逆过程虽然不能"消灭"能量，但总要或多或少地使一部分能量变成不能做功的形式。

在孤立系统中熵的增加伴随着系统无序程度的增加，但自然界也存在许多从无序到有序的现象。各种生物都是由细胞按精确规律组成的高度有序结构。在生物生长过程中，不断地有细胞死亡，也不断地把相对混乱无序的原子、分子组成新的有序的蛋白质和细胞。在生物进化过程中，生物都是经过漫长的年代由简单到复杂、由低级到高级、由较为有序向更加有序的方向发展。生命过程中的这种从无序到有序的现象，称为自组织现象（Self-organization Phenomenon）。生命过程实际上就是生物体持续进行的自组织过程。

生物体的这种自组织过程并不违反热力学第二定律。热力学系统中的自发过程都是从有序向无序方向转化的，但这是针对孤立系统来说的，而人体是一个与外界既有能量交换又有物质交换的开放系统，而且远离平衡状态。自组织过程是生命系统内不平衡的表现，而且不会达到平衡。一旦达到平衡而有序状态消失时生命也就终止了。这种在远离平衡情况下系统出现的稳定有序的结构被称为耗散结构（Dissipative Structure）。从熵增加原理看，要保持生命过程的正常进行，或使系统向更加有序的方向发展，生命系统必须开放，以使系统的熵保持不变或减少。事实上，非孤立系统熵的变化可形式地分为两部分，一部分是由于系统内部的不可逆过程引起的，叫熵产生（Entropy Production），另一部分是由于系统和外界交换物质和能量引起的，叫熵流（Entropy Flow）。一个系统的熵产生永不可能是负的。孤立系统内进行的过程只有熵产生，没有熵流的变化，所以熵总是增加的。而开放系统是有熵流变化的，且熵流可以是负的，视外界的作用不同，整个开放系统的熵可能减少，系统存在着由无序到有序转化的可能。维持人体有序结构所需要的能量来自外界供给的食物，食物在人体内被消化吸收后，变为简单的排泄物，这一过程给生命系统带来负熵，使生命系统的熵保持不变或减少，从而维持生命的有序结构。如果把人体和它们的环境放在一起考虑，则总熵仍是增加的，

因此生命过程也是遵从热力学第二定律的。

阅读材料

一、开尔文简介

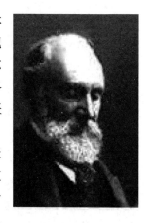

开尔文（Kelvin，William Thomson），英国物理学家，热力学和气体动理论的创始人之一。国际单位制中热力学温度单位开（尔文）即为纪念他而命名。他原名 W. 汤姆孙（William Thomson），1892 年受封为开尔文勋爵。1824 年 6 月 26 日他生于爱尔兰的贝尔法斯特，1907 年于苏格兰的内瑟霍尔逝世。W.汤姆孙 1845 年毕业于剑桥大学，1846～1899 年任格拉斯哥大学自然哲学教授，1904 年任格拉斯哥大学校长直至逝世。

开尔文一生贡献甚多，涉及电磁学、热力学、工程科学、电工仪表与测量及波动、涡流和以太学说、地球年龄的估计等，尤其是他负责敷设了大西洋海底电缆工程。在这项工程实施中，他研究了电缆中信号传播的情况，导出了信号传播速度减慢与电缆长度平方成正比的规律。他还研制成可提高仪器测量灵敏度的镜式检流计、可自动记录电报信号的虹吸记录器；设计制作了绝对静电计、开尔文电桥、圈转电流计等；建立了电磁量的精确单位标准，为近代电学单位标准奠定了基础。海底电缆的敷设成功不仅使英国在海底电报通信上居世界领先地位，还对现代大型工程的建设起了重要推动作用。开尔文 1890～1895 年任英国皇家学会会长，1896 年当选为彼得堡科学院名誉院士。

开尔文（Kelvin），为热力学温标或称绝对温标，是国际单位制中的温度单位。开尔文温度常用符号 K 表示，其单位为开。

每变化 1K 相当于变化 1℃，计算起点不同。摄氏度以冰水混合物的温度为起点，而开尔文是以绝对零度作为计算起点的，即−273.15℃=0K，开尔文过去也曾称为绝对温度。水的三相点温度为 0.0076℃，也可以说开尔文是将水三相点的温度定义为 273.16K 后所得到的温度。2019 年 5 月 20 日起，1 开尔文被定义为"对应玻耳兹曼常数 为 1.380649×10^{-23}J/K 的热力学温度"。

2018 年 11 月 16 日，第 26 届国际计量大会通过"修订国际单位制"决议，正式更新包括国际标准质量单位"千克"在内的 4 项基本单位定义。新国际单位体系采用物理常数重新定义质量单位"千克"、电流单位"安培"、温度单位"开尔文"和物质的量单位"摩尔"。

二、卡诺简介

卡诺（Nicolas Léonard Sadi Carnot），是法国工程师、热力学的创始人之一。

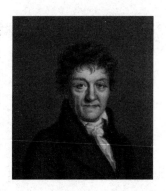

他兼有理论科学才能与实验科学才能，是第一个把热和动力联系起来的人，是热力学的真正的理论基础建立者。他出色地、创造性地用"理想实验"的思维方法，提出了最简单，但有重要理论意义的热机循环——卡诺循环，并假定该循环在准静态条件下是可逆的，与工质无关，创造了一部理想的热机（卡诺热机）。

1796 年 6 月 1 日，萨迪·卡诺在巴黎小卢森堡宫降生，时值法国资产阶级大革命之后和拿破仑夺取法国政权之前的动乱年月。

卡诺的父亲拉扎尔·卡诺（Lazare Carnot）不仅是一位政治家，而且也是一位科学家。他于 1782 年、1787 年和 1803 年先后发表过《通用机器》《拉扎尔·卡诺数学全休》《运动和平衡的基本原理》，在热学及能量守恒与转化定律的发现上，均有所贡献。

1812 年，萨迪·卡诺考入巴黎综合理工大学，在那里受教于泊松、盖·吕萨克、安培和阿拉果这样一批卓有成就的老师。他主要攻读了分析数学、分析力学、画法几何和化学。

1819 年，他考上了巴黎总参谋军团。该军团处于初创期，组织还十分松散，卡诺借此机会一边进行科学研究，一边在法兰西学院听一些新课程。这时他对工业经济产生了浓厚兴趣，他走访了许多工厂，研究了政治经济学的最新理论。他发现，热机效率低是当时工业的一个难题。这个问题引导他走上了热机理论研究的道路。

由于蒸汽机的发明，工业革命在欧洲逐步兴起来了。蒸汽机正在使法国和蒸汽机的故乡——英国日益工业化，为它们增加了国力和财力。作为法国人的卡诺亲身经历了这场蒸汽机革命的冲击，亲眼看到了蒸汽机是怎样促进人类文明向前发展的。然而，他也看到：人们知道如何制造和使用蒸汽机，而对蒸汽机的理论却了解不够。

当时的热机工程界对这样两个问题进行着热烈的讨论：①热机效率是否有一个极限？②什么样的热机工作物质是最理想的？

在对热机效应缺乏理论认识的情况下，工程师只能就事论事，从热机的适用性、安全性和燃料的经济性几个方面来改进热机。他们曾盲目采用空气、二氧化碳，甚至采用酒精来代替蒸汽，试图找到一种最佳的工作物质。这种研究只具有针对性，而不具备普遍性；从某一热机上获得的最佳数据不能套用于另一热机。这就是当时热机理论研究的状况。卡诺采用了截然不同的途径，他不是研究个别热机，而是要寻一种可以作为一般热机的比较标准的理想热机。

当拉扎尔在 1823 年 8 月病故后，卡诺的弟弟回到巴黎，协助卡诺完成了《关于火的动力》一书的写作，使它在 1824 年 6 月 12 日得以发表。卡诺在这部著作中提出了"卡诺热机"和"卡诺循环"的概念及"卡诺原理"（称为"卡诺定理"）。

根据卡诺热机理论，"卡诺热机"是一切工作于相同高温热源和低温热源之间的热机中效率最高的热机，是一种理想热机；"卡诺循环"是一种可逆循环，按照现代的术语来说，是熵保持不变的循环。"卡诺原理"是说："热动力与用来产生它的工作物质无关，它的量唯一地由在它们之间产生效力的物体（热源）的温度来确定，最后还与热质的输运量有关。"

值得注意的是，卡诺在 1824 年时论著中借用了"热质"的概念，这是他的理论在当时受到怀疑的一个重要原因。卡诺之所以要借助于"热质"，是为了便于通过蒸汽机和水轮机的形象类比来发现热机的规律。在卡诺看来，"热质"正如水从高水位流下推动水轮机一样，它从高温热源流出以推动活塞，然后进入低温热源。在整个过程中，推动水轮机的水没有量的损失；同样，推动活塞的"热质"也没有损失。为了避免混乱，卡诺在谈到热量或热与机械功的关系时，就不用"热质"一词，而改用"热"；况且在他后来的研究记录中，他就彻底抛弃了"热质"一词。在一个很长的时间内，不少人说卡诺是"热质"论者，其实是没有根据的。

习题五

5-1 解释下列术语：①系统；②环境；③参量；④过程；⑤外界；⑥准静态。

5-2 做功和传递热量是等效的，但又有本质的不同。试解释之。

5-3 试证明在同一张 p-V 图上一定量理想气体的一条绝缘线与一条等温线不能相交于两点。

5-4 分析下述说法正确与否？

（1）功可以完全变成热，但热不能完全变成功。

（2）热量只能从高温物体传到低温物体，不能从低温物体传到高温物体。

（3）可逆过程就是能沿反方向进行的过程，不可逆过程就是不能沿反方向进行的过程。

5-5 为什么说内能和熵都是态函数，而功和热量不是态函数。

5-6 把一块 0℃的冰投入大湖中，设大湖中水的温度比冰高一微小量，于是冰逐渐融解，问：①冰的熵有无变化？②大湖的熵有无变化？

5-7 1mol 单原子理想气体，温度从 300K 加热到 350K。试求在等体过程和等压过程中各吸取多少热量？内能各增加多少？对外做了多少功？

5-8 卡诺机在 1000K 和 300K 的两热源之间工作，试计算：

（1）热机效率。

（2）若低热源不变，要使热机效率提高到 80%，则高温热源需提高多少？

（3）若高温热源不变，要使热机效率提高到 80%，则低温热源温度需降低多少？

5-9 2mol 的理想气体，经历可逆等温过程，体积从 0.02m² 膨胀到 0.04m²，温度为 300K。求其熵变为多少？

5-10 把 2mol 的氧气从 40℃冷却到 0℃，若①定容冷却；②定压冷却，分别求其熵变为多少？

第六章 ▶ 静 电 场

 学习要求

  1. 掌握电场强度、电势和电通量的概念，高斯定理、环路定理以及静电场的能量。

  2. 理解电偶极子、静电场中的电介质。

电磁运动作为自然界已知的四种基本相互作用之一，是人类在日常生活中接触较多的一种相互作用。电磁现象在自然界（包括生命现象）中普遍存在，在现代科技中应用十分广泛。理解和掌握电磁运动的基本原理，不仅能够加深人们对物质结构的认识，而且对工程技术的应用发展也具有极其重要的意义。电磁运动在医学检验和疾病治疗领域同样具有重要应用，现代的医学研究和治疗手段都离不开电磁学手段和设备。

在疾病诊断领域利用电磁学原理的医学检验中，最具代表性也是应用最广泛的技术主要包括心电图检测技术和核磁共振成像技术。心电图检测是将心脏等效为一个电偶极子。由于心脏的跳动是由心壁肌肉有规律收缩产生的，因此我们认为心脏在空间所建立的电场是随时间做周期性变化的。通过利用心电图导联将人体表面两点间的电压描绘出一条曲线，就可以获得心电图。心电图的波形反映心肌传导功能是否正常，广泛用于心脏疾病的诊断。核磁共振成像的基本原理是利用特定频率的电磁波对人体进行照射，人体细胞水分子中的氢核在受到电磁波刺激后发送不同水平和强度的共振。通过这种共振方式反射回的电磁波信号可以反映人体不同层面的电磁波信号强度。而这种电磁波信号的强度分布不仅可以反映组织器官的形态学信息，还能得到相关部位病理信息的生理学信息。

一般来说，运动电荷会产生电场和磁场，电磁运动包括电场和磁场两个部分，电场和磁场是相互关联的。当电荷在某个参考系中静止时，其只会激发电场，静止电荷产生的电场称为静电场。本章将讨论静电场的基本性质与规律，其中包括描述静电场性质的两个基本物理量——电场强度和电势及其相互关系，反映静电场基本规律的场的叠加原理、高斯定理以及场的环路定理等；静电场与电介质的相互作用规律以及静电场的能量等内容。本章是学习整个电磁学理论的基础。

第一节 电场 电场强度

一、电荷 库仑定律

人们对电的认识最早起源于摩擦起电现象。在很早的时候，人们就发现了用毛皮摩擦过的琥珀能够吸引羽毛、头发等轻小的物体。物体有了这种吸引轻小物体的性能，就说明它带了电，或者有了电荷（Electric Charge）。自然界只存在正负两种电荷，并且同种电荷相互排斥，异种电荷相互吸引。电荷带电量的单位是库仑，符号是 C。电子是自然界具有最小电荷的粒子，电荷的量值只能是基本电荷 e（即电子的电量，$e=1.602\times10^{-19}$C）的整数倍，即物体所带电荷只能是不连续的，这种性质称为电荷的量子化。对于大量电荷，电荷的量子化显示不出来。因此在本章所讨论的宏观现象中所涉及的电荷远比基本电荷大得多，故可认为电荷连续地分布在带电体上而忽略电荷的量子化所引起的微观起伏。

库仑在 18 世纪末通过实验对点电荷之间的相互作用规律进行了定量研究，其称为库仑定律。所谓点电荷，是指这样的一种带电体，它的几何尺度比起它到其他带电体的距离小得多。这种带电体是一种形状和大小可以忽略的带电体，其形状和电荷分布情况已经无关紧要，我们可以把它抽象为一个几何的点。库仑定律的表述为：在真空中，两个静止的点电荷 q_1 和 q_2 间的相互作用力 F 的大小与两个点电荷带电量 q_1 和 q_2 的乘积成正比，与它们之间距离 r 的平方成反比。作用力的方向沿着它们的连线，同号电荷相斥，异号电荷相吸。

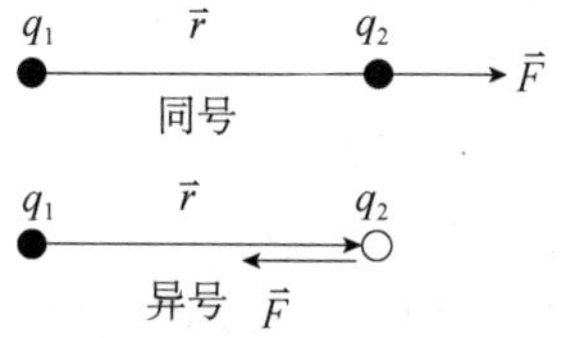

图 6-1 真空中点电荷的相互作用力

如果 $\vec{F}$ 代表 q_1 对 q_2 的作用力，$\vec{r}_0$ 是代表 q_1 到 q_2 方向的单位矢量，则

$$\vec{F} = k\frac{q_1 q_2}{r^2}\vec{r}_0 \tag{6-1}$$

比例系数 k 的数值及单位取决于式中各值所采用的单位。在国际单位制（SI）中通常为了简化电磁学中的一些常用公式，将 k 还写成 $k=1/4\pi\varepsilon_0$，其中 $\varepsilon_0=8.85\times10^{-12}C^2\cdot$N$^{-1}\cdot$m^{-2}，称真空电容率（Permittivity of Vacuum）或真空介电常量。库仑定律是一实验定律，它是电学理论的基础。物质的结构及化学作用等问题的微观本质也都主要地与库仑定律有关。公式（6-1）严格成立于真空中，对于空气可近似地使用。

二、电场与电场强度

1. 电场

电荷之间的作用力是发生在两个相隔一定距离的点电荷之间的，在两个电荷之间并不需要任何由原子或分子等组成的介质作为媒介。那么，这些力是如何进行传递的呢？经过许多科学家的深入分析研究，人们逐渐认识到电荷间的相互作用是通过电场来进行传递的，这种传递的速度与光速相同。

凡是有电荷的地方，四周就存在着电场，即任何电荷都在自己周围的空间激发电场（Electric Field）。电场是存在于带电体周围空间的特殊物质。电荷和电荷之间的相互作用正是通过电场实现的。电场具有两种重要性质：一是力的性质，即放入电场的任何电荷都将受到电场力的作用，库仑力即是电场力；二是能的性质，即当电荷在电场中运动时，电场力对电荷要做功，表明电场具有能量。建立电场的电荷通常称为场源电荷（Charge of Field Source）。与观察者相对静止的场源电荷所产生的电场称为静电场（Electrostatic Field），它是不随时间而变化的稳定电场。本章所讨论的电场就是这样一种简单的情况。

2. 电场强度

为了从力的角度对电场的性质进行描述，我们引入电场强度的概念。电场中各点处场的特性，可以利用试探电荷来进行研究。所谓试探电荷（Test Charge）必须满足两个条件：①试探电荷必须是点电荷，即其尺寸足够小；②其所带电量足够少且引入后不会影响原来电场的性质。

研究结果表明，将试探电荷放在电场中的任一点，改变试探电荷所带电量 q_0，其所受电场力 $\vec{F}$ 的大小与电荷带电量 q_0 成正比，力的方向不变。即对于电场中给定的某点，试探电荷所受电场力与电荷电量的比值 $\vec{F}/q_0$ 具有确定的大小和方向。而在电场中不同的点，这个比值的大小和方向一般不同。

于是我们定义这一比值为电场强度（Electric Field Intensity），简称场强，以 $\vec{E}$ 表示，则

$$\vec{E} = \vec{F}/q_0 \tag{6-2}$$

场强的定义具体表述为：电场中某点的电场强度矢量，其大小等于单位正电荷在该点所受的力，其方向与该单位正电荷在该点所受力的方向一致。请注意，电场强度 $\vec{E}$ 是矢量，其方向与正电荷在该点所受力方向一致。从前面的描述可知，电场强度是从力的角度反映了电场本身所具有的客观性质。在 SI 制中场强的单位是 $N \cdot C^{-1}$ 或 $V \cdot m^{-1}$，这两者是相等的。应该指出，电场是客观存在的，它仅决定于场源电荷的分布，与是否引入试探电荷无关。空间各点的电场强度都相等的电场称为均匀电场或匀强电场。

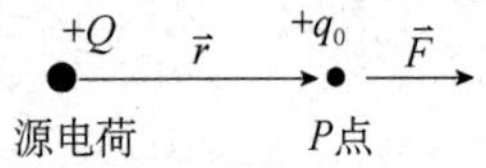

图 6-2　正点电荷的场强

3. 点电荷的电场强度

按照电场强度的定义，如图 6-2 所示，将正试探电荷 q_0 放入正点电荷 Q 所激发的电场中的某点 P，用 r 表示 Q 和 P 之间的距离大小，$\vec{r}_0$ 代表 Q 到 P 方向的单位矢量，根据库仑定律可知，试探电荷 q_0 在 P 点所受的电场力为

$$\vec{F} = k\frac{Qq_0}{r^2}\vec{r}_0$$

将上式代入电场强度的定义公式（6-2）得到 P 点处的场强为

$$\vec{E} = k \frac{Q}{r^2} \vec{r}_0 \qquad (6-3)$$

由于 P 点是任意的，因此上式反映了点电荷电场中任意一点的场强。由此我们可以得到点电荷的场强分布规律：点电荷的电场中某点的电场强度 $\vec{E}$ 的大小与场源电荷的带电量 Q 成正比，与该点到场源电荷的距离 r 的平方成反比。电场强度 $\vec{E}$ 的方向沿该点与场源电荷所在点的连线，在正电荷的电场中，电场强度方向与 $\vec{r}_0$ 相同，在负点电荷的电场中，电场强度方向与 $\vec{r}_0$ 相反。显然在点电荷的电场中，位于以场源电荷为球心的同一球面上的各点，其场强大小相同，方向分别沿着各点所在的球径。点电荷的电场是球对称的非均匀电场。

三、场强叠加原理

1. 电荷离散分布的点电荷体系

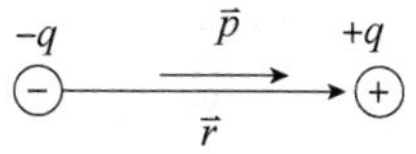

我们首先考虑一种特殊的电荷分布情况——电偶极子。空间中有两个相距很近的等量异号点电荷 $+q$ 与 $-q$ 所组成的带电系统称为

图 6-3 电偶极子的定义

电偶极子（Electric Dipole），如图 6-3 所示。所谓"相距很近"是指这两个点电荷之间的距离比起要研究的场点到它们的距离是足够小的。从电偶极子的负电荷做一矢径 $\vec{r}$ 到正电荷，称为电偶极子的轴线（Axis）。我们将电偶极子中的一个电荷的电量与轴线的乘积定义为电偶极子的电偶极矩（Electric Dipole Moment），简称电矩，写作

$$\vec{p} = q\vec{r} \qquad (6-4)$$

$\vec{p}$ 是矢量，它是表征电偶极子整体电性质的重要物理量，在 SI 制中电矩的单位是 C·m。

电偶极子电场中场强的一般分布是比较复杂的，这里我们仅介绍电偶极子轴线延长线上的场强分布。如图 6-4 所示，我们以电偶极子的中心 O 点作为原点，沿着指向 $+q$ 方向做 X 轴，求电偶极子轴线延长线上距离原点距离为 x 的 A 点处场强。根据点电荷的场强公式可知，在 A 点处的场强分别由 $+q$ 与 $-q$ 产生，分别为

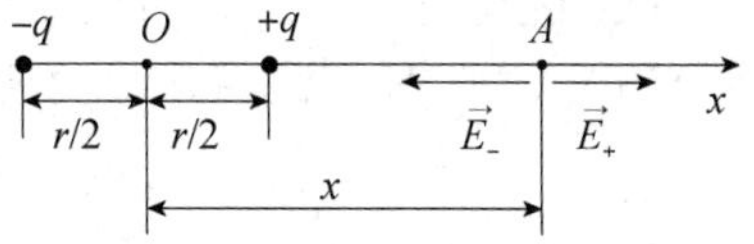

图 6-4 电偶极子轴线上场强分布

$$\vec{E}_+ = \frac{1}{4\pi\varepsilon_0} \frac{q}{(x - r/2)^2} \vec{i}$$

$$\vec{E}_- = -\frac{1}{4\pi\varepsilon_0}\frac{q}{(x+r/2)^2}\vec{i}$$

A 点处场强是$+q$ 与$-q$ 产生场强的矢量叠加，可得 $\vec{E} = \vec{E}_+ + \vec{E}_- = \frac{q}{4\pi\varepsilon_0}[\frac{2xr}{(x^2-r^2/4)^2}]\vec{i}$ ，当 x 远远大于 r 时，有 $\vec{E} = \frac{1}{4\pi\varepsilon_0}\frac{2rq}{x^3}\vec{i} = \frac{1}{4\pi\varepsilon_0}\frac{2\vec{p}}{x^3}$ ，显然，$\vec{E}$ 与 $\vec{p}$ 同方向。同理，读者可试求电偶极子轴线中垂面上的场强 $\vec{E} = -k\frac{\vec{P}}{r^3}$ 。

由以上分析可知电偶极子电场的场强分布具有如下特点：场强与电矩成正比。电偶极矩决定着电偶极子的电场性质。从场强的分布来看，我们可以看出电偶极子反映一个特点，即沿着 r 方向电偶极子的电场比点电荷的电场衰减得快。两者是完全不同的电场。

如果我们将情况推广到空间中存在 n 个点电荷所组成的带电体系，则每个点电荷都会在空间中激发电场。根据力的叠加原理，正试探电荷 q_0 在空间某点 P 处所受的力为所有力的矢量叠加。

根据力的叠加原理和场强定义公式，则在空间中由 n 个点电荷所组成的带电体系在空间某点的总场强为

$$\vec{E} = \frac{\vec{F}}{q_0} = \sum_{i=1}^{n}\frac{\vec{F}_i}{q_0} = \sum_{i=1}^{n}\vec{E}_i \tag{6-5}$$

式中，E_i 为第 i 个点电荷在该点的场强，而式（6-5）则称为场强叠加原理（Superposition Principle of Field Intensity）。它表明：电场中任一点的场强等于组成场源的各个点电荷各自在该点独立产生的场强的矢量和。因此，只要知道点电荷的场强和场源系统的电荷分布情况，便可计算出任意带电体系电场的场强。以上原理不仅对于点电荷电场的叠加，而且对于任意带电体系电场的叠加都是正确的。库仑定律与场的叠加原理是静电学中最基本的内容，将两者结合起来原则上可以解决静电场的空间分布问题。

2. 电荷连续分布的带电体

在前面章节中我们已经对单个点电荷的电场强度进行了计算，同时利用场强叠加原理获得了离散点电荷体系所在空间电场强度分布的计算方法。对于任意带电体，其电荷分布一般是连续的。根据不同的情况，我们可以把带电体的电荷分布情况分为三种：①把电荷看成在一定体积内连续分布（体分布）；②把电荷看成在一定面积上连续分布（面分布）；③把电荷看成在一定曲线上连续分布（线分布）。为了便于理解，我们给出电荷的体密度 ρ、面密度 σ 和线密度 λ 的概念。

体密度：单位体积内所带的电荷电量 $\rho = \frac{dq}{dV}$

面密度：单位面积内所带的电荷电量 $\sigma = \frac{dq}{dS}$

线密度：单位长度内所带的电荷电量 $\lambda = \frac{dq}{dL}$

在计算任意带电体的电场分布时，我们首先将带电体分割为许多电荷元，当分割到无限小的时候，可将相应的电荷元 dq 视为点电荷。如果每个点电荷所带电量为 dq，根据三种电荷分布情况可以分别计算出体分布 $dq = \rho dV$，面分布 $dq = \sigma dS$，线分布 $dq = \lambda dL$。

分别计算每个电荷元 dq 的场强 $d\vec{E}$，再对其进行积分，即可得出整个带电体电场中的场强

$$\vec{E} = \int d\vec{E} \qquad (6\text{-}6a)$$

由于电荷元 dq 可以看作点电荷，则上式可写成

$$\vec{E} = \int k \frac{dq}{r^2} \vec{r}_0 \qquad (6\text{-}6b)$$

式中，$\vec{r}_0$ 是由电荷元 dq 指向场点方向的单位矢量。

[例 6-1] 一半径为 a 的圆环上均匀分布有电荷 Q。试求圆环轴线上任一点 P 的场强（见图 6-5）。

解：设 P 点距环心 O 为 x。今将圆环分割为许多极小的元段 dl，所带电量为 dq 的电荷元，可视其为点电荷。dq 与 P 点的距离为 r，则 dq 在 P 点的场强大小 $dE = k \dfrac{dq}{r^2}$，方向如图 6-5 所示。根据圆环上电荷分布的对称性，各电荷元在 P 点产生的场强垂直于轴线的分量互相抵消，而平行于轴线的分量之和就是圆环在 P 点的场强，其大小为

$$E = \int dE \cos\theta = \int k \frac{\cos\theta}{r^2} dq = k \frac{\cos\theta}{r^2} \int_0^Q dq = k \frac{Q}{r^3} x$$

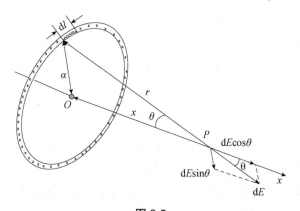

图 6-5

式中，$\cos\theta = \dfrac{x}{r}$。由于 $r^2 = a^2 + x^2$，故上式又可写成矢量式

$$\vec{E} = k \frac{Qx}{\left(a^2 + x^2\right)^{3/2}} \vec{x}_0$$

式中，$\vec{x}_0$ 为沿 Ox 方向的单位矢量。若 $Q > 0$，E 沿 Ox 方向，若 $Q < 0$，E 指向环心。

这里再介绍一种计算方法。由于 Q 均匀且连续地分布在圆环上，电荷元 dq 与元段 dl 之间有关系 $dq = \dfrac{Q}{2\pi a} dl$，代入上述积分式，得

$$E = \int k \frac{\cos\theta}{r^2} \mathrm{d}q = \int_0^{2\pi a} k \frac{Q}{2\pi a \cdot r^2} \cdot \frac{x}{r} \cdot \mathrm{d}l = k \frac{Q}{r^3} x$$

可见两种算法结果一致。在 $x=0$，即环心处的场强 $E = 0$ ；在 $x \gg a$ 即远离圆环处的场强 $E = k \frac{Q}{x^2} x_0$ 表明在远离圆环处可视圆环为一电荷集中于环心的点电荷。

第二节　高斯定理

一、电场线和电通量

1. 电场线

为了形象地描述电场中场强的分布情况，我们在电场中做出一些假想的线来反映电场的特征，包括电场的方向和大小，这些线称为电场线（Electric Field Line）。电场线有如下规定：①电场线中每一点的切线方向都与该点场强的方向一致；②通过垂直于场强的单位面积的曲线数目等于该点场强的大小。

根据上述电场线的规定，显然电场线可以形象地描述电场的分布状态：电场线的方向表示场强的方向，电场线的密度表示场强的大小。静电场的电场线有下列几个特点：第一，电场线是从正电荷出发而终止于负电荷的；第二，因为正电荷和负电荷不能重合，因此电场线不闭合，也不中断；第三，因为任何一点的场强都只有一个确定的方向，因此任何两条电场线不能相交。

2. 电通量

通过电场中某一面积的电场线总数称为通过该面积的电通量（Electric Flux）或 E 通量，以 Φ_E 表示。下面我们分几种情况来讨论 Φ_E 的计算方法。

在匀强电场中通过与场强 E 垂直的平面 S 的电通量，由上述定义应为 $\Phi_E = E \cdot S$，如图 6-6（a）所示。如果平面 S 的法线 n 与场强 E 夹角为 θ，如图 6-6（b）所示，则通过该平面的电通量

$$\Phi_E = E\cos\theta S = \vec{E} \cdot \vec{S} \tag{6-7}$$

对于在非均匀电场中通过任意曲面的电通量，可将该曲面分割为许多无限小的面积元 $\mathrm{d}S$ 上的电场可认为是均匀的，则通过该面积元的电通量 [图 6-6（c）] 为

$$\mathrm{d}\Phi_E = E\cos\theta \mathrm{d}S = \vec{E} \cdot \mathrm{d}\vec{S} \tag{6-8}$$

其中，θ 为 $\mathrm{d}S$ 的法线 n 方向与场强 E 方向的夹角。对于整个曲面 S，其电通量可由面积分求得

$$\Phi_E = \int d\Phi_E = \iint_S E\cos\theta dS = \iint_S \vec{E} \cdot d\vec{S} \qquad (6\text{-}9)$$

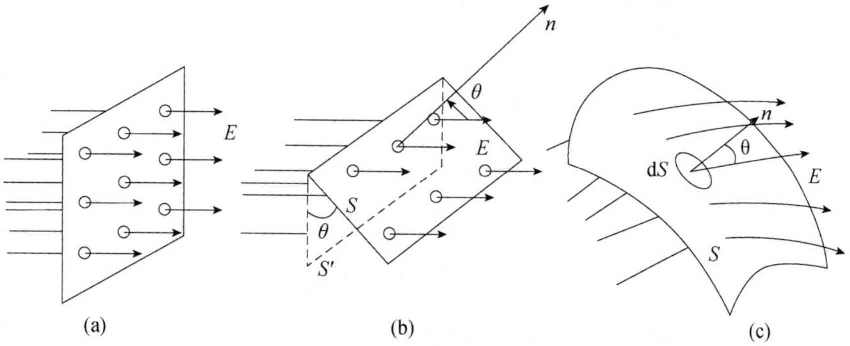

图 6-6 电通量的计算

当 S 是闭合曲面时，式（6-9）可写为

$$\Phi_E = \oiint_S E\cos\theta dS = \oiint_S \vec{E} \cdot d\vec{S} \qquad (6\text{-}10)$$

我们规定闭合曲面的法线方向由里向外为正。若曲面上任一面积元处的 $\theta < \pi/2$，则该处的电通量为正，即穿出该面的电场线数为正；若 $\theta > \pi/2$，则该处的电通量为负，即穿入该面的电场线数为负。通过整个闭合曲面的电通量 Φ_E 值的正与负判断为穿出和穿入该闭合曲面电场线数的代数和。

二、高斯定理

高斯定理（Gauss's Theorem）是静电场的基本定理之一。我们先将真空中高斯定理的内容表述如下：通过任一闭合曲面 S 的电通量，等于该曲面所包围的所有电荷的代数和除以 ε_0。现在我们就真空中的情况推导这一定理。首先我们考虑场源是点电荷的情形。今以正点电荷 q 为中心，任意长 r 为半径做一球面 S_1，如图 6-7（a）所示。显然，球面上各点的场强大小均为 $E = k\dfrac{q}{r^2}$，方向沿半径指向外且与球面法线的夹角 $\theta = 0$，由式（6-10）可求得通过球面 S_1 之电通量为

$$\Phi_E = \oint_S d\Phi_E = \oint_S \frac{1}{4\pi\varepsilon_0}\frac{q}{r^2}dS = \frac{1}{4\pi\varepsilon_0}\frac{q}{r^2}\oint_S dS = \frac{q}{4\pi\varepsilon_0 r^2}4\pi r^2 = \frac{q}{\varepsilon_0}$$

上式表明 Φ_E 与 r 无关，即对于任意大的球面上式均成立。今围绕点电荷 q 做任意闭合曲面如图 6-7（a）中之 S_2、S_3 等。从点电荷发出的通过面 S_2 的电场线全部都通过面 S_1，因此通过球面 S_2 的电通量也是 q/ε_0。同理，通过球面 S_1 的电通量也会全部通过任意闭合曲面 S_3，其电通量也是 q/ε_0。由上述推导及图中不难看出围绕点电荷 q 的任意闭合曲面的电通量均为 q/ε_0，且 $\Phi_E > 0$。若 q 为负点电荷，则 $\Phi_E < 0$。如果点电荷在任意闭合曲面的外面，即一闭合面 S 不包含此点电荷，则由图 6-7（b）可看到穿出与穿入此闭合面的电场线数相同，亦即通过此闭合面的电通量为零。

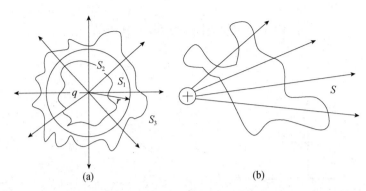

图 6-7　真空中高斯定理的证明

现在，我们再考虑场源是任意点电荷系的情形。在场中做一任意闭合曲面，第 1 至第 n 个点电荷在其面内，自第 $n+1$ 至第 N 个点电荷在其面外。由于上述分析适用于任意一个点电荷，那么总电通量应为

$$\Phi_{\mathrm{E}} = \sum_{i=1}^{N} \Phi_{\mathrm{E}i} = \sum_{i=1}^{n} \frac{q_{\mathrm{i}}}{\varepsilon_0} + 0$$

综合上式与式（6-10），得出

$$\Phi_{\mathrm{E}} = \oiint_{S} \vec{E} \cdot \mathrm{d}\vec{S} = \frac{1}{\varepsilon_0} \sum_{i=1}^{n} q_{\mathrm{i}} \tag{6-11}$$

同样，对于任意带电体系的场源，上式均成立。式（6-11）就是真空中高斯定理的数学表达式。

高斯定理描述中所选取的闭合曲面我们称为高斯面（Gauss's Surface），高斯面为封闭曲面，与曲面大小、形状无关。若面内是正电荷，则电通量为正 $\Phi_{\mathrm{E}} > 0$，必有电场线从此面穿出，表明电场线始于正电荷。若面内是负电荷，则电通量为负 $\Phi_{\mathrm{E}} < 0$，必有电场线从此面穿入，表明电场线终止于负电荷。若面内无电荷，电场线仅仅从该面穿过而已。这表明了静电场是一种有源场。

还应该注意，式（6-11）中的 E 在高斯面上，是面内、面外全体场源电荷产生的总场强。面外的电荷对电场强度 E 是有贡献的，而对高斯面上的电通量 Φ_{E} 没有贡献，但它可以改变闭合面上的电通量的分布。高斯定理中描述的电荷分布在高斯面内，而不在面外，也不在面上（这是无意义的）。电通量的大小与电荷的具体分布无关。$\sum_{i=1}^{n} q_{\mathrm{i}} = 0$ 则表示高斯面内电荷量的代数和为零，亦即高斯面上的电通量 Φ_{E} 为零，但面内并不一定没有电荷，高斯面上各部分曲面的电通量也并不一定为零。

三、高斯定理的应用举例

1. 均匀带电球面的场强

今有一均匀带电球面，半径为 R，总带电量为 Q（见图 6-8），欲求离球心 r 远处任一点的

场强。从场源电荷的分布可知场的分布呈球形对称，场强方向与球面法线方向一致，且在距中心等距离各处的场强大小相等。今以球心为中心，r 为半径做一球形高斯面 S，对于高斯面上每一点均有 $\theta=0$，则此高斯面上各点的场强可利用高斯定理代入式（6-11）得到通过高斯面之电通量

$$\Phi_{E} = \oiint_{S} \vec{E} \cdot \mathrm{d}\vec{S} = \oiint_{S} E\cos\theta\,\mathrm{d}S = E\oiint_{S}\mathrm{d}S = E4\pi r^{2} = \frac{1}{\varepsilon_{0}}\sum_{i=1}^{n}q_{i}$$

故有 $E = \dfrac{1}{4\pi\varepsilon_{0}r^{2}}\sum\limits_{i=1}^{n}q_{i} = k\dfrac{Q}{r^{2}}$　$(r>R)$

$$E = \frac{1}{4\pi\varepsilon_{0}r^{2}}\sum_{i=1}^{n}q_{i} = 0 \quad (r<R)$$

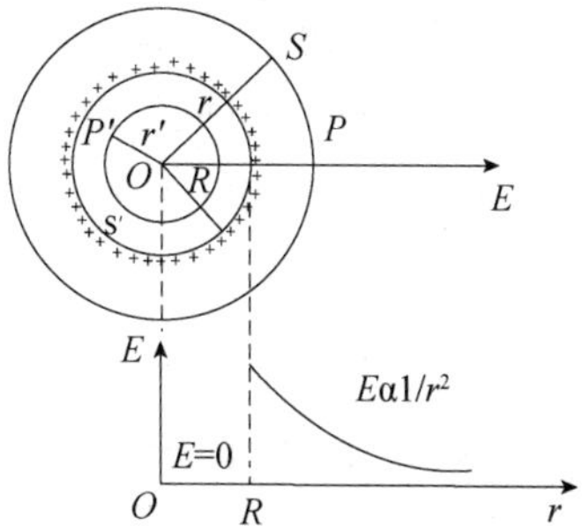

图 6-8　均匀带电球面的电场分析

这表明在均匀带电球面外部可视其为一电荷集中于球心的点电荷，而在其内部处处场强均为零。均匀带电球面的电场中各点的场强与该点距球心距离的关系曲线如图 6-8 所示。显然，对于球形对称分布的电场都有类似的分析。

2. 无限大均匀带电平面的场强

今有一无限大均匀带电平面，其面电荷密度为 σ，欲求其周围电场的场强。由于场源电荷在无限大平面上均匀分布，在其两侧附近的电场则应均匀对称地分布，即场强方向与带电平面垂直、距带电平面等远处的场强大小相等。于是可做一侧面与带电平面垂直，两底面 S_1 与 S_2 距带电平面等远的正圆柱形高斯面，与带电平面相截之面积为 S，如图 6-9 所示。对于高斯面的两底面均有 $\theta=0$，对于其侧面有 $\theta=\pi/2$，所以通过两底面的电通量均为 ES，通过其侧面的电通量则为零。通过高斯面的电通量为

$$\Phi_{E} = \oiint_{S} E\cos\theta\,\mathrm{d}S = 2ES = \frac{1}{\varepsilon_{0}}\sigma S$$

即　　　　　　　　　$E = \dfrac{\sigma}{2\varepsilon_{0}}$ 或 $E = 2\pi k\sigma$

上式表明无限大均匀带电平面附近是一方向与该平面垂直的均匀电场。

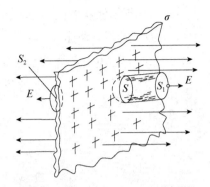

图 6-9　无限大均匀带电平面的场强

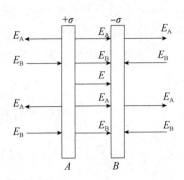

图 6-10　无限大均匀带电平行平面的场强

对于两个均匀带等量异号电荷的无限大平行平面之间的电场，利用场强叠加原理由上述

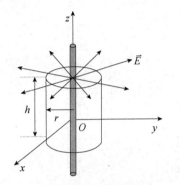

图 6-11　无限长均匀带电直线的场强

结果便可得到 $E=\sigma/\varepsilon_0$ 或 $E=4\pi k\sigma$，这仍然是一方向带电平面垂直的均匀电场。而在这两个平行带电平面的外部，则 $E=0$。表明这两个平行带电平面的电场完全集中在它们之间的空间（见图 6-10）。这正是平行板电容器为我们提供了均匀电场的缘故。

3. 无限长均匀带电直线的场强

今有一无限长均匀带电直线，其电荷的线密度为 λ，欲求距离直线 r 处的场强。由于场源电荷在无限长的直线上均匀分布，则在直线周围的电场则应均匀对称地分布，即场强方向沿直线的径向方向、距带电直线等远处的场强大小相等。于是以直线为轴线做一半径为 r，高度为 h 的圆柱面，如图 6-11 所示。由于圆柱的上下底面与电场方向侧面平行，则上下表面的电通量为 0。电场线垂直通过圆柱的侧面，且在距离相等处电场强度大小相等。因此根据高斯定理有

$$2\pi rhE = \frac{1}{\varepsilon_0}\sum_{i=1}^{n} q_i = \frac{\lambda h}{\varepsilon_0} \quad E = \frac{\lambda}{2\pi\varepsilon_0 r}$$

由以上几个例子可以看出，高斯定理的一个特殊用途在于计算具有某些特殊对称性的静电场的场强，这是很简捷的。在具体的运用时，有何步骤，请读者从中总结。

第三节　电　势

前面我们讨论了静电场的力的性质，现在来讨论静电场的能的性质。

一、静电场的环路定理

1. 点电荷的静电场力对试探电荷做的功

电荷在静电场中运动时电场力要做功。今取一试探电荷 q_0 在场源点电荷$+q$ 的静电场中由点 a 移动到点 b（见图 6-12）。由于在移动过程中 q_0 受到的静电场力是变化的，因此我们将从 a 到 b 的路径分为无穷多的位移元，在该位移元中电场力可认为不变。我们先计算在一段位移元 $\mathrm{d}l$ 中电场力所做的元功 $\mathrm{d}A$ 有

$$\mathrm{d}A = \vec{F} \cdot \mathrm{d}\vec{l} = q_0 \vec{E} \cdot \mathrm{d}\vec{l}$$

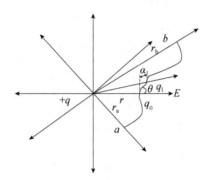

图 6-12　静电场力做功

那么在从点 a 至点 b 移动的全过程中，电场力做的总功为

$$A_{ab} = \int_a^b \mathrm{d}A = \int_a^b q_0 \vec{E} \cdot \mathrm{d}\vec{l} = \int_a^b q_0 E \cos\theta \mathrm{d}l$$

由图 6-12 知 $\cos\theta \mathrm{d}l = \mathrm{d}r$ 且 $E = k\dfrac{q}{r^2}$ 代入上式得

$$A_{ab} = kq_0 q \int_{r_a}^{r_b} \frac{1}{r^2}\mathrm{d}r = kq_0 q\left(\frac{1}{r_a} - \frac{1}{r_b}\right) \tag{6-12}$$

式中，r_a 与 r_b 分别表示场源$+q$ 到移动路径的起点 a 与终点 b 的距离。根据前面的计算过程可知，上式对于从点 a 到点 b 的任意路径都成立。即点电荷的电场对试探电荷所做的功与路径无关，只与试探电荷所带电荷量以及路径的起点和终点位置有关。

2. 任意带电体系的静电场力对试探电荷做的功

对于任意带电体的静电场，可以看作是许多点电荷的场叠加的结果。根据场叠加原理以及合力所做功的计算方法，试探电荷在电场中移动时，合电场力对试探电荷所做的功等于各个点电荷的电场力所做功的代数和。根据场叠加原理及式（6-12）可得该场对试探电荷 q_0 所做的功应为

$$A_{ab} = \sum_{i=1}^n A_{abi} = \sum_{i=1}^n \int_a^b q_0 \vec{E}_i \cdot \mathrm{d}\vec{l} = \sum_{i=1}^n kq_0 q_i\left(\frac{1}{r_{ai}} - \frac{1}{r_{bi}}\right) \tag{6-13}$$

由于功有正、负之分，所以式（6-13）是代数和式。由于每个点电荷的电场力所做功与路

径无关，合电场力做的功也与路径无关。

3. 静电场的保守性

如前所述，我们可以得到结论：试探电荷在任意静电场中移动的过程中，电场力对它所做的功只与它的量值以及它移动的始、末位置有关，而与所移动的具体路径无关。这是静电场的一个重要特性。它表明静电场力与重力、重力场一样是保守力，静电场是保守力场或者有势场。

4. 静电场的环路定理

若将试探电荷 q_0 从静电场中某点出发经任意闭合路径 L 移动，最后回到该点，则在此过程中静电场力对 q_0 所做的总功应为零，即

$$A_{aa} = \oint_L q_0 \bar{E} \cdot d\bar{l} = 0$$

但 $\qquad\qquad q_0 \neq 0$，因此必有 $\oint_L \bar{E} \cdot d\bar{l} = 0 \qquad\qquad$ （6-14）

上式表明在静电场中场强沿任意闭合路径的线积分恒等于零。这一重要结论称为静电场的环路定理（Circuital Theorem of Electrostatic Field）。它是静电场保守性的一种等价说法，是与高斯定理并列的静电场的基本定理之一。高斯定理说明静电场是有源场，环路定理说明静电场是有势场。

二、电 势

1. 电势能

静电场与重力场同是保守力场，或者叫有势场。与物体在重力场中具有重力势能一样，电荷在静电场中也具有电势能（Electric Potential Energy），以 W 表示。电势能的改变是通过电场力对电荷所做的功来量度的，因此有

$$W_a - W_b = A_{ab} = \int_a^b q_0 \bar{E} \cdot d\bar{l} \qquad\qquad （6-15）$$

式中，W_a、W_b 分别表示试探电荷 q_0 在起点 a、终点 b 的电势能，单位是焦耳（J）。从上式中我们可以看出，电势能是相对量，它没有确定电荷在场中某一点的电势能的量值。对于分布在有限区域的场源电荷，我们通常规定无限远处电势能为零，即 $W_\infty = 0$。于是试探电荷 q_0 在该场中 a 点所具有的电势能在量值上等于 q_0 从 a 点移动到无限远处时电场力对其所做的功

$$W_a = \int_a^\infty q_0 \bar{E} \cdot d\bar{l} \qquad\qquad （6-16）$$

W_a 为正，表明在此过程中电场力做正功，反之表明电场力做负功。

式（6-16）表明电势能是由 q_0 与 E 共同决定的，它是试探电荷与静电场的相互作用能，为双方所共有。

2. 电势

电势能是电荷和静电场所共有的,因此电势能不能单纯地描述电场的能量性质。为此我们引入电势(Electric Potential)的概念,电场中 a 点的电势为单位正电荷所具有的电势能,为比值 W_a/q_0,以 U_a 表示

$$U_a = \frac{W_a}{q_0} = \int_a^\infty \vec{E} \cdot \mathrm{d}\vec{l} = \int_a^\infty E\cos\theta \mathrm{d}l \tag{6-17}$$

显然,电势仅由电场的性质所决定。上式表明:静电场中某一点的电势,在量值上等于单位正试探电荷在该点的电势能,也等于电场力将单位正试探电荷从该点沿任意路径移动到零势能参考点所做的功。

电势是表征静电场能量性质的物理量,是由场源电荷决定的,而与试探电荷的存在与否无关。这是与电势能不同之处。根据电势的定义公式,我们可知电势有几个性质:电势是标量;电势有正、负之分;电势是相对量,其量值大小与参考点的选择有关。电势参考点的选择本身是任意的,一般选在无限处或地球等,与电势能类似。在 SI 制中,电势的单位是伏特(V),$1\mathrm{V}=1\mathrm{J}\cdot\mathrm{C}^{-1}$。

3. 电势差

静电场中两点间电势之差称为电势差(Electric Potential Difference)或电压(Voltage)。

$$U_{ab} = U_a - U_b = \int_a^\infty \vec{E} \cdot \mathrm{d}\vec{l} - \int_b^\infty \vec{E} \cdot \mathrm{d}\vec{l} = \int_a^b \vec{E} \cdot \mathrm{d}\vec{l} \tag{6-18}$$

上式表明 a、b 两点间的电势差就是场强由 a 点到 b 点的线积分,在量值上等于将单位正试探电荷由 a 移到 b 时电场力所做的功。由此可见,在一条电场线上没有电势相同的点。由于 $A_{ab} = q_0 \int_a^b \vec{E} \cdot \mathrm{d}\vec{l}$,与式(6-18)比较,则有静电场力的功与电势差之间的关系

$$A_{ab} = q_0 (U_a - U_b) \tag{6-19}$$

由此可见,在静电场力的推动下,正电荷将从电势高处向电势低处运动。应注意,电势差与电势不同,它是与参考点位置无关的绝对量。

三、电势叠加原理

根据场强叠加原理,可以得到对于任意带电体系,其静电场在空间某点 a 的电势

$$U_a = \sum_{i=1}^n \int_a^\infty \vec{E}_i \cdot \mathrm{d}\vec{l} = \sum_{i=1}^n U_{ai} \tag{6-20}$$

即任意带电体系的静电场中某点的电势等于各个电荷元单独存在时的电场在该点电势的代数和。这就是电势叠加原理(Superposition Principle of Electric Potential)。式(6-20)从原则上给出了求任意带电体系电场中电势的方法。

点电荷的电势分布：在真空中一个孤立点电荷 q 的电场在距其 r_a 远处一点 a 的电势，可根据式（6-17）计算。由于积分路线可以任意选择，若沿电场线方向积分以使 $\theta=0$，则 $dl = dr$，同时注意到 $E = k\dfrac{q}{r^2}$，故有

$$U_a = \int_a^\infty E\cos\theta\, dl = k\int_{r_a}^\infty \frac{q}{r^2}\, dr = k\frac{q}{r_a} \qquad （6\text{-}21）$$

显然，当场源电荷 q 为正时，其周围电场的电势为正；当 q 为负时，其周围电场的电热为负。式（6-21）表明，点电荷在电场中的电势是以点电荷为中心呈球形体对称分布的。这与从式（6-3）分析的结果一致，它们从不同角度揭示了点电荷电场的特征。

对于电荷连续分布的带电体，其周围电场中任意点的电势可由式（6-20）与式（6-21）得

$$U = \int dU \text{ 或 } U = k\int \frac{dq}{r} \qquad （6\text{-}22）$$

式中，r 是可视为点电荷元 dq 到场点的距离。

[例 6-2] 求均匀带电圆环轴线上任一点 P 的电势。已知圆环半径为 a，带电量为 Q。

解：我们可以由两种方法求得。第一种是以类似于 [例 6-1] 的方法由式（6-22）求解。将圆环等分为许多元段 dl，带电量 dq，由电势叠加原理得整个圆环在 P 点的电势

$$U_P = \int dU_P = \int_0^Q k\frac{dq}{r} = k\frac{Q}{r} = \frac{kQ}{\left(a^2 + x^2\right)^{1/2}}$$

或由 $dq = \dfrac{Q}{2\pi a}dl$，得 $U_P = k\displaystyle\int_0^{2\pi a} \frac{Q}{2\pi a}\frac{1}{r}dl = k\frac{Q}{r} = \frac{kQ}{\left(a^2 + x^2\right)^{1/2}}$

第二种方法是直接从定义式（6-17）计算。从 [例 6-1] 已知圆环轴线上场强的分布，且方向沿轴线 Ox，于是可选择沿 Ox 方向积分（$\cos\theta = 1$）得

$$U_P = \int_P^\infty E\cos\theta\, dl = \int_x^\infty k\frac{Qx}{\left(a^2 + x^2\right)^{3/2}}dx = \frac{kQ}{\left(a^2 + x^2\right)^{1/2}}$$

显然，两种方法解得的结果相同。在 $x=0$，即圆环中心处的电势 $U = k\dfrac{Q}{a}$；在 $x \gg a$ 处，$\left(a^2 + x^2\right)^{1/2} \approx x$，则有 $U = k\dfrac{Q}{x}$，即在远离圆环处可视圆环为一电荷集中于环心的点电荷，这与 [例 6-1] 的结论一致。

四、电场强度与电势的关系

1. 等势面

在静电场中由电势相等的点所连成的曲面，且规定任何两个相邻曲面间的电势差值都相等，则这些曲面称为等势面（Equipotential Surface）。等势面形象地描绘了静电场中电势的分

布状况，其疏密程度则表示电场的强弱。静电场的等势面有两个特点：第一，在静电场中沿等势面移动电荷，电场力做功为零。第二，由于电场力不做功，等势面与电场线互相垂直。值得指出的是，电场线与等势面都不是静电场中的真实存在，而是对电场的一种形象直观的描述。

2. 场强与电势的关系

场强与电势是从不同角度描述静电场性质的两个重要的物理量，它们之间必有确定关系。电势的定义式（6-17）已给出了场强与电势之间的积分关系。现在我们来研究两者之间的微分关系。

在静电场中取两个非常靠近的等势面 1 与 2，且 $dU>0$（见图 6-13）。在 a 处做等势面 1 的法线，且规定沿电势增高的方向为其正方向，$\vec{n}_0$ 为单位矢量。显然 a 处沿 n_0 方向有最大的电势增加率 dU/dn，我们定义 a 处的电势梯度（Electric Potential Gradient）矢量，记作 $\mathrm{grad}U$

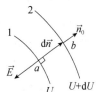

图 6-13　场强与电势的微分关系

$$\mathrm{grad}U = \frac{dU}{dn}\vec{n}_0 \qquad (6\text{-}23)$$

设有一试探电荷 q_0 从电场中之 a 点移到 b 点，位移为 dl。在此范围内可认为场强 E 是不变的，那么在此过程中电场力对 q_0 所做的功

$$dA = q_0 E\cos\theta dl = q_0\left(U_a - U_b\right) = -q_0 dU$$

于是可有　$E_1 = E\cos\theta = -\dfrac{dU}{dl}$

式中，E_1 为场强 E 在位移方向上的分量。上式表明：静电场中某一点的场强在任意方向上的分量等于电势在该点沿该方向变化率的负值。由于电场线的方向与等势面的法线都垂直于等势面，故场强在等势面法线方向的分量即是场强，且应有

$$\vec{E} = -\frac{dU}{dn}\vec{n}_0 = -\mathrm{grad}U \qquad (6\text{-}24)$$

即静电场中各点的电场强度 $\vec{E}$ 等于该点电势梯度的负值。这就是场强与电势之间的微分关系。从中我们可以看到以下几点：第一，场强与电势的空间变化率相联系。在场强大的地方电势变化得快，等势面密集。这也表明等势面的疏密程度反映了电场的强弱。第二，式（6-24）中的负号表示场强的方向是沿等势面法线指向电势降落的方向。场强的单位 $V\cdot m^{-1}$ 正是由式（6-24）推导而来的。

由式（6-24）计算场强可避免复杂的矢量运算而只需解决好求电势分布函数一个变量的导数问题。例如，由点电荷的电势 $U = k\dfrac{q}{r}$ 代入式（6-24）便可得到场强的大小：

$E = -\dfrac{dU}{dr} = -\dfrac{d}{dr}\left(k\dfrac{q}{r}\right) = k\dfrac{q}{r^2}$。读者也可用此法由例 6-2 的结果去求解例 6-1。

第四节　电介质中的静电场

一、电介质的极化

电介质（Dielectric）就是绝缘体。这类物质在原子结构上的特点是原子核与绕核的电子之间的相互作用力大，束缚紧密，以至于在电介质内部几乎没有可以自由移动的电荷，在外电场的作用下也几乎不能导电。

电介质分子中的正、负电荷总和是相等的。因此，就整个分子的电性质而言，可将一个分子等效为一个电偶极子，称其为分子的等效电偶极子，它的电偶极矩称为分子电矩 $\bar{p}$。电介质的分子可分为两类。一类由于正、负电荷的对称分布，则等效电偶极子中的两个等效点电荷位置重合，例如，He、H_2、CH_4、CO_2 等，它们的分子电矩为零，称为无极分子（Nonpolar Molecule）。另一类由于正、负电荷的分布不对称，则等效电偶极子中的两个等效点电荷位置不相重合，例如，HCL、H_2O、CO、SO_2、H_2S、NH_3、CH_3OH 等，它们的分子电矩（称为分子的固有极矩）不为零，称为有极分子（Polar Molecule）。这一类分子的电矩虽然不为零，但由于所有分子都处在无规则的热运动中，因此从电介质整体或从其中一宏观微小体积来看，其内部分子电矩的矢量和平均为零。这样，从宏观来看，这两类分子构成的电介质内均有 $\sum \bar{p}_i = 0$，对外不显示电场性质。

现在我们讨论静电场对电介质的作用。首先介绍两个概念：第一，束缚电荷（Bound Charge），即在物体内不能自由移动且不能用传导的方法移走的电荷。第二，电介质极化（Dielectric Polarization），即在外电场的作用下各向同性均匀的电介质表面（垂直于外电场方向的端面）出现束缚电荷的现象。对于无极分子，由于外场的作用使两个等效点电荷分别受到方向相反的力，其位置不再重合而错开。分子电矩不再是零，且与外电场方向一致。结果在垂直于外电场方向的介质端面上出现束缚电荷。这种极化称为位移极化（Displacement Polarization），如图 6-14 所示，此时 $\sum \bar{p}_i \neq 0$。

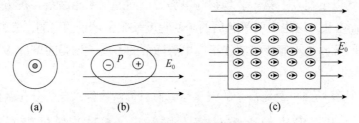

图 6-14　无极分子位移极化示意图

对于有极分子，由于外电场力矩的作用，每个分子的固有极矩都要在一定程度上转向外电场的方向排列，结果是在垂直于外电场方向的介质端面上也出现束缚电荷。这种极化称为取向极化（Orientation Polarization），如图 6-15 所示，此时 $\sum \bar{p}_i \neq 0$。显然，分子的热运动是阻碍有极分子这种有序排列的，所以温度对取向极化的强弱是有影响的。

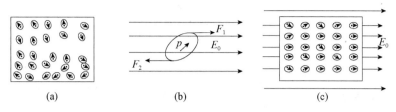

图 6-15　有极分子取向极化示意图

可见，电介质极化就是使分子电矩沿外电场方向取向并增大的过程。这两类极化的微观过程虽然不同，但宏观结果却是相同的。所以在对电介质的极化做宏观描述时，就无须再区分这两类极化了。当外电场撤销后，这种极化现象也就随之消失。为描述电介质的极化程度，取单位体积内分子电矩的矢量和 $\vec{P} = \sum \vec{p}_i / \Delta V$，定义为电极化强度（Electric Polarization）矢量，在 SI 制中 $\vec{P}$ 的单位是 $C \cdot m^{-2}$。若电介质中各处的 $\vec{P}$ 都相同，则称其为均匀极化。$\vec{P}$ 的取值由该处场强与电介质性质决定，在各向同性均匀介质中有

$$\vec{P} = -\chi_e \varepsilon_0 \vec{E} \tag{6-25}$$

式中，χ_e 称为介质的极化率或电极化率（Electric Susceptibility）。

二、电介质中的静电场

静电场对电介质作用的结果是出现极化现象。那么，被极化的电介质反过来又对静电场产生什么影响呢？现在我们来讨论较简单的均匀电介质对静电场影响的效果问题。

如图 6-16 所示，均匀带电平行极板间距为 d，板面积为 S，电荷面密度为 σ。在电极板间加入均匀电介质后，电介质会在外电场 $\vec{E}_0$ 的作用下极化，在垂直于 $\vec{E}_0$ 方向的两个端面将分别出现均匀分布的正、负束缚电荷层，其束缚电荷面密度为 σ'。它们在电介质内部也将产生一个电场，称为极化电场（Polarization Electric Field），写作 $\vec{E}_p$。于是，在电介质内部的总电场应是这两者的矢量和 $\vec{E} = \vec{E}_0 + \vec{E}_p$。在均匀外电场中，这三个矢量互相平行，可写成 $E = E_0 - E_p$。由于两平行带电极板间距为 d，其间的两层束缚电荷可视为一系列均匀排列的电偶极子，其电矩总和为 $\sigma' S d$，由电极化强度定义可知

$$P = \frac{\sum p_i}{\Delta V} = \frac{\sigma' S d}{S d} = \sigma' \tag{6-26}$$

同时，实验证明电偶极矩的取值由该点处总场强 E 及电介质的性质决定，在各向同性并充满整个静电场的均匀介质中有

$$P = \chi_e \varepsilon_0 \vec{E}$$

则总电场强度为

$$E = E_0 - \frac{\sigma'}{\varepsilon_0} = E_0 - \frac{P}{\varepsilon_0} = E_0 - \frac{\chi_e \varepsilon_0 E}{\varepsilon_0} = E_0 - \chi_e E$$

经整理得

$$E = \frac{1}{1 + \chi_e} E_0$$

令 $1 + \chi_e = \varepsilon_r$，代入上式并注意到矢量的方向得

$$\vec{E} = \frac{1}{\varepsilon_r} \vec{E}_0 \tag{6-27}$$

上式表明：同样的场源电荷在各向同性均匀电介质中产生的场强减弱为在真空中产生的场强的 $1/\varepsilon_r$。这一结果正是电介质极化后对原电场产生影响所造成的。需要指出的是，式（6-27）虽然仅适用于各向同性的均匀电介质充满整个静电场的情形，但"减弱"的影响对于各种电介质却是普遍存在的。

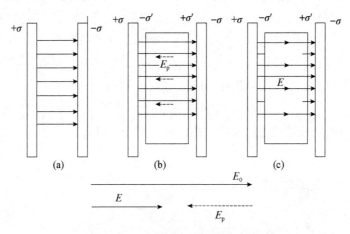

图 6-16　均匀电介质中的静电场

式（6-27）中 ε_r 称为相对电容率（Relative Permittivity）或相对介电常量，它与 χ_e 之间的关系是

$$\varepsilon_r = 1 + \chi_e \tag{6-28}$$

显然，它们具有相同的物理意义，都是表征电介质在外电场中的极化性质的物理量。其值越大，表明电介质极化越强，对原电场削弱越厉害。它们都是无单位的纯数。在真空中 $\varepsilon_r = 1$。对于气体，由于密度小，它的极化对外电场产生的影响很小，其 ε_r 值接近于 1。对于固体和液体，其 ε_r 值比 1 大很多。表 6-1 给出了一部分电介质（也包括人体组织）的相对电容率的值。

表 6-1　某些电介质的相对电容率

电介质	温度/℃	ε_r	电介质	温度/℃	ε_r
真空		1	骨		6～10
空气（1atm）	20	1.00059	皮肤		40～50
纯水	25	78	血液		50～60
	80	61	肌肉		80～85
二氧化钛	20	100	神经膜	37	7～8
脂肪		5～6			

对于有极分子构成的电介质，由于其取向极化与分子热运动有关，所以这一类电介质的

ε_r 值随温度的升高而减小。而无极分子构成的电介质的 ε_r 值则几乎与温度无关。在均匀电介质中各处的 ε_r 值都相同。

为了简化公式，令
$$\varepsilon = \varepsilon_0 \varepsilon_r \qquad (6\text{-}29)$$
将其称为电容率（Permittivity）或介电常量，它的单位与 ε_0 相同。引入它可使充有电介质的静电场公式得到简化。例如，充有均匀电介质的平行板电容器中的场强 $E = \dfrac{1}{\varepsilon_r}\dfrac{\sigma}{\varepsilon_0} = \dfrac{\sigma}{\varepsilon}$ 等。还应该指出的是，式（6-28）与式（6-29）所表达的关系是普遍成立的。

三、电位移有电介质时的高斯定理

当有电介质存在时，高斯定理仍然成立。计算高斯面所包围的电荷时应包括自由电荷 q_0 与束缚电荷 q'，即
$$\oiint\limits_{S} \vec{E} \cdot \mathrm{d}\vec{S} = \frac{1}{\varepsilon_0} \sum q_i = \frac{1}{\varepsilon_0}\left(\sum q_{0i} + \sum q_i'\right) \qquad (6\text{-}30)$$

然而在解决具体问题时，束缚电荷难以确定，为此对公式（6-30）做如下变换处理。

以两平行带等量异号电荷的金属板间充以电介质为例。如图 6-17 所示，做封闭柱形高斯面 S（虚线），其底面与带电平板平行，面积为 ΔS。由式（6-30）得
$$\oiint\limits_{S} \vec{E} \cdot \mathrm{d}\vec{S} = \frac{1}{\varepsilon_0}\left(\sigma_0 \Delta S - \sigma' \Delta S\right) = \frac{1}{\varepsilon_0}\left(\sigma_0 - \sigma'\right)\Delta S \qquad (6\text{-}31)$$

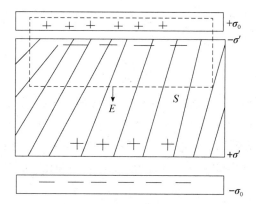

图 6-17　有电介质时的高斯定理推导

由于 $E = E_0 - \dfrac{P}{\varepsilon_0}$，所以 $P = \varepsilon_0\left(E_0 - E\right) = \varepsilon_0\left(\varepsilon_r E - E\right) = \left(\varepsilon - \varepsilon_0\right)E$。写成矢量形式，并引入电位移（Electric Displacement）
$$\vec{D} = \varepsilon_0 \vec{E} + \vec{P} = \varepsilon \vec{E} \qquad (6\text{-}32)$$
由于 $E = E_0 - E_p = \dfrac{\sigma_0}{\varepsilon_0} - \dfrac{\sigma'}{\varepsilon_0} = \dfrac{\sigma_0}{\varepsilon_0 \varepsilon_r}$，且引入 $\vec{D}$ 后式（6-31）可变换为

$$\oiint_S \vec{D} \cdot d\vec{S} = \Delta S \sigma_0$$

式中，$\Phi_D = \oiint_S \vec{D} \cdot d\vec{S}$ 称为通过高斯面 S 的电位移通量（Electric Displacement Flux），$\Delta S \sigma_0$ 正是高斯面 S 所包围之自由电荷的代数和，一般情况下以 $\sum q_{0i}$ 表示，则上式可写成

$$\Phi_D = \oiint_S D \cdot dS = \sum_{i=1}^{n} q_{0i} \tag{6-33}$$

此式表明通过任意闭合曲面的电位移通量等于该闭合曲面所包围的自由电荷的代数和。这就是有电介质时的高斯定理，也称 D 的高斯定理。虽然是从特例中导出的，但它是普遍成立的，即使在变化的电磁场中仍然如此。这是电磁学的基本规律之一。由于通过闭合曲面的电位移通量只与面内的自由电荷有关，而与束缚电荷无关，故可根据自由电荷以及 $\vec{D}$ 矢量分布的对称性由此求出 $\vec{D}$ 后再由式（6-32）求出 E 以及 P 和 σ'。

四、电容器及其电容

能储存电量、彼此绝缘而又靠近的导体系统称为电容器（Condenser）。电容器经过充电后使两极板分别带等量异号的电量 $+Q$ 与 $-Q$，它们之间形成电势差 U_{AB}，其大小与电量 Q 成正比，比值定义为电容器的电容（Capacitance），写作 C

$$C = \frac{Q}{U_{AB}} \tag{6-34}$$

在 SI 制中电容的单位是法拉（F）。电容器是储存电量的装置，而电容则是表征电容器储存电量能力的物理量。对于平行板电容器有

$$C = \frac{\varepsilon S}{d} \tag{6-35}$$

上式表明电容器的电容 C 与两极板的相对面积 S 成正比，而与两极板之间的距离 d 成反比。因此，电容器的电容值仅决定于电容器本身的结构（形状、大小）与两极板之间的电介质。一个电容器，在其两极板间放入电介质之后的电容 $C = \varepsilon S / d$ 和放入前的电容 $C_0 = \varepsilon_0 S / d$ 的比值为 ε_r，这正是在实践中测量 ε_r 值所依据的原理。同时表明在两极板间加入电介质后，电容将增大 ε_r 倍。

五、静电场的能量

由于同种电荷间存在斥力，任何带电体系的建立过程，都必然是外力克服电荷之间相互作用力而做功的过程。同时在这一过程中某种外部形式的能量将转换为带电体系的能量。因此，任何带电体系都具有一定的能量。由于静电场力做功与路径无关，这一能量具有势能的

性质。下面以电容器为例来讨论这一能量如何计算以及储存在何处。

1. 带电电容器的能量

一个电容器的能量可以用在整个放电过程中电场力所做的功来量度。在此做功过程中两极板间的电势差逐渐降低，同时电容器的能量将逐渐释放。当两极间电势差为 U_{AB}、电场力将正电荷 dq 由正极板移至负极板时，电场力所做功为 $dA = U_{AB}dq = -dW$，但 $U_{AB} = q / C$，代入上式有 $dW = -\dfrac{q}{C}dq$。那么，对于放电的全过程，电容器释放的总能量，即放电前所储存的能量应为

$$W = \int dW = -\frac{1}{C}\int_Q^0 q\,dq = \frac{1}{2}\frac{Q^2}{C}$$

或

$$W = \frac{1}{2}CU_{AB}^2 = \frac{1}{2}QU_{AB}$$

(6-36)

式中，Q 与 U_{AB} 分别为放电开始前任一极板所带的电量与两极之电势差。从式中还可看出，当两个电容器的极板间电势差相等时，电容器储存的能量与其电容成正比，说明电容 C 是表征电容器存储能量本领的物理量。无论电容器的结构如何，式（6-36）的结论总是正确的。

2. 静电场的能量与能量密度

电容器充电以后具有电能。那么这些能量是储存在电容器极板上，还是储存在极板之间的电场中？为此，我们继续分析上述的能量公式。

由式（6-34）式（6-35）以及 $U_{AB} = Ed$ 可推出 $E = \dfrac{Q}{\varepsilon S}$，移项得 $Q = \varepsilon SE$，代入式（6-36）得

$$W = \frac{1}{2}QU_{AB} = \frac{1}{2}\varepsilon E^2 (Sd)$$

令电容器两极板间空间的体积 $Sd = V$，若不考虑边缘效应，V 即电容器电场所占有的体积，代入上式得

$$W = \frac{1}{2}\varepsilon E^2 V$$

(6-37)

上式表明电容器的能量与场强的平方及电场的体积成正比。这说明电能 W 是电场所具有的，并储存在电场中，而不是集中在极板上的电源电荷处。所谓带电体系的能量或电容器的能量，实质上是这一体系所建立的电场的能量。虽然式（6-36）与式（6-37）只适用于均匀电场，但以上结论，即电场具有能量对于任何电场都是普遍成立的。

单位体积电场的能量称为电场的能量密度（Energy Density），以 w_e 表示

$$w_e = \frac{W}{V} = \frac{1}{2}\varepsilon E^2$$

(6-38)

上式虽然是从均匀电场导出的，但可以证明它是普遍适用的。它表明电场的能量密度仅仅与电场中的场强及电介质有关，而且是点点对应的关系。这进一步说明电场是电能的携带者。

在静电场中电场总是伴随着场源电荷同时存在的，我们说能量是属于场源电荷还是属于电场似乎没有什么区别。在变化的电磁场中，由于电磁波是可以脱离场源电荷而存在的，即当场源电荷不存在时，电场还存在，能量也存在。因此，电场具有能量的观点是在电磁波被发现以后，证明了电磁能量可脱离场源而以波的形式传播时才得到最终确认的。能量是物质的固有属性，电场能量的存在是电场物质性的重要证明。

对于非均匀电场，其能量密度是随空间各点而变化的。若欲计算某一区域中的电场能量，则需用积分的方法

$$W = \int_V w_e \mathrm{d}V = \int_V \frac{1}{2}\varepsilon E^2 \mathrm{d}V \qquad (6\text{-}39)$$

[例 6-3] 一平行板空气电容器的极板面积为 S，间距为 d，充电后两板上分别带电量 $+Q$ 与 $-Q$。断开电源后再将两极板的距离匀速地拉开到 $2d$。求：（1）外力克服两极板相互吸引所做的功；（2）两极板间的相互吸引力。

解：（1）外力匀速地拉动极板，任一板上所受的合力应为零。故外力仅仅用于克服两极板间引力而做功。根据功能原理，此功应等于电容器能量的增加。

电容器的能量在极板被拉开前后应分别是 $W_1 = \dfrac{1}{2}\dfrac{Q^2}{C_1}$，$W_2 = \dfrac{1}{2}\dfrac{Q^2}{C_2}$，但 $U_{AB} = q/C$，代入上式则有外力所做的功 $A_{外} = W_2 - W_1 = \dfrac{1}{2}\dfrac{dQ^2}{\varepsilon_0 S}$。

（2）由于电容器两极间是均匀电场，故两极板间的相互吸引力 $F_电$ 是常力，且大小应与外力相等。因为 $A_{外} = F_{外}d$ 所以

$$F_电 = F_{外} = \frac{A_{外}}{d} = \frac{1}{2}\frac{Q^2}{\varepsilon_0 S} = \frac{1}{2}\frac{\sigma Q}{\varepsilon_0}$$

对于这一问题，还有另一种解法：两极板的相互作用力也就是一个极板在另一个极板的电场中所受到的力，根据场强的定义式可知

$$F_电 = QE = Q\frac{\sigma}{2\varepsilon_0}$$

此力的方向显然表现为引力。可以看到，两种解法的结果是一致的。

[例 6-4] 如图 6-18 所示，球形电容器分别充电至 $\pm Q$，内、外半径为 R_1、R_2，两极板间充满电容率为 ε 的电介质。试计算此球形电容器内电场所储存的能量。

解：球形电容器的电场只集中在两极板之间，且不是均匀电场，但具有球对称性。利用高斯定理可求得其场强为

$$E = \frac{1}{4\pi\varepsilon}\frac{Q}{r^2}(R_1 < r < R_2)$$

在半径为 r 处的球面上能量密度相同

$$w_e = \frac{1}{2}\varepsilon E^2 = \frac{\varepsilon}{2}\left(\frac{1}{4\pi\varepsilon}\frac{Q}{r^2}\right)^2 (R_1 < r < R_2)$$

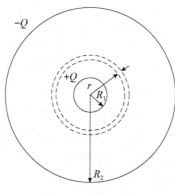

图6-18 例6-4 图

故处在半径为 r 与 $r+dr$ 两球面之间电场的能量

$$dW = w_e dV = w_e 4\pi r^2 dr = \frac{Q^2}{8\pi\varepsilon r^2} dr$$

由此根据式（6-39）得电容器电场之总能量

$$W = \int dW = \int_{R_1}^{R_2} \frac{Q^2}{8\pi\varepsilon r^2} dr = \frac{Q^2}{8\pi\varepsilon}\left(\frac{1}{R_1} - \frac{1}{R_2}\right) = \frac{1}{2}\frac{Q^2}{4\pi\varepsilon\frac{R_1 R_2}{R_2 - R_1}}$$

如果我们利用球形电容器的电容公式 $C = 4\pi\varepsilon\frac{R_1 R_2}{R_2 - R_1}$ 代入电容器的能量公式（6-36），也可得到上述计算相同的结果

$$W = \frac{1}{2}\frac{Q^2}{C} = \frac{1}{2}Q^2 \bigg/ \left(4\pi\varepsilon\frac{R_1 R_2}{R_2 - R_1}\right)$$

阅读材料

库仑简介

查利·奥古斯丁·库仑（C.V.Coulomb）是 18 世纪最伟大的物理学家之一，1736 年 6 月 14 日生于法国昂古莱姆，1761 年毕业于皇家军事工程学校后，作为军事工程师服役多年，1782 年，当选为法国科学院院士。

库仑兴趣广泛，在结构力学、梁的断裂、材料力学、扭力、摩擦理论等方面都做出过贡献，他发现的库仑定律是电学发展史上第一个定量规律，也是一座重要的里程碑，它使电学的研究从定性阶段进入到定量阶段。

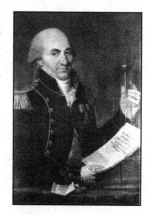

1773 年，库仑仔细研究了指南针中磁针支架在轴里的状况：用细头发丝或丝线悬挂磁针，敏锐的观察力使他注意到温度对磁体性质的影响。接着他又发现了丝线扭转时的扭力和针转过的角度成比关系，从中受到了很大的启发，发明了扭秤。

扭秤的作用就是能以极高的精度测出非常小的力，这一发明为他的下一步实验提供了必备的实验仪器。1785 年，库仑用自己发明的扭秤建立了静电学中著名的库仑定律，即：空中两个静止的点电荷之间的作用力与这两个电荷所带电量的乘积成正比，作用力的方向沿着这两个点电荷的连线，同号电荷相斥，异号电荷相吸。

在发现库仑定律之后的四年里，他在电荷间的作用力方面也做了深入的研究，并借助皇家科学院精密的仪器做了大量的实验，发表了很多相关的论文。1789 年法国大革命爆发，库仑隐居在实验室里坚持着自己的研究。就在这一年，他的一部重要著作《电气与磁性》问世，在这部著作里，他把有关两种形式的电的理论发展到磁学方面，在此基础上他归纳出了类似于库仑定律的两个磁极相互作用的定律。

库仑一系列研究成果的问世大大缩短了电学与磁学之间距离，并找到了电和磁的计量方法。他将牛顿的力学原理扩展到电学与磁学中，为电磁学的发展、电磁场理论的建立开拓了道路。在他的这些发现过程中扭秤起着不可代替的作用。

库仑不仅在力学和电学方面做出了重大贡献，他还是一位著名的工程师，在工程方面也做出过重要的贡献，他曾设计了一种水下作业法。这种作业法与现代的沉箱类似，在当时的工程建设中得到了广泛的应用。这些重大成果的发现，推动了物理学的发展，也使他足以成为 18 世纪最伟大的物理学家之一。1806 年 8 月 23 日，库仑因病在巴黎逝世，终年 70 岁。后人为了纪念他，把电量的单位以库仑的名字命名。

习题六

6-1 如题 6-1 图所示的闭合曲面 S 内有一点电荷 q，P 为 S 面上的任一点，在 S 面外有一电荷 q' 与 q 的符号相同。若将 q' 从 A 点沿直线移到 B 点，则在移动过程中（　　　）

A. S 面上的电通量不变

B. S 面上的电通量改变，P 点的场强不变

C. S 面上的电通量改变，P 点的场强改变

D. S 面上的电通量不变，P 点的场强也不变

6-2 在一橡皮球表面上均匀地分布着正电荷，在其被吹大的过程中，有始终处在球内的一点和始终处在球外的一点，它们的场强和电势将做如下的变化（　　　）。

A. $E_内$ 为零，$E_外$ 减小，$U_内$ 不变，$U_外$ 增大；

B. $E_内$ 为零，$E_外$ 不变，$U_内$ 减小，$U_外$ 不变；

C. $E_内$ 为零，$E_外$ 增大，$U_内$ 增大，$U_外$ 减小；

D. $E_内$，$E_外$，$U_内$，$U_外$ 均增大。

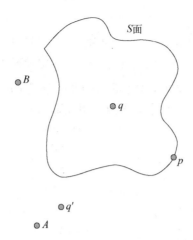

题 6-1 图

6-3 设在 XY 平面内的原点 O 处有一电偶极子，其电偶极矩 p 的方向指向 Y 轴正方向，大小不变。问在 X 轴上距原点较远处任意一点的电势与它离开原点的距离是什么关系？（   ）

A. 正比　　　　　　B. 反比　　　　　　C. 平方反比　　　　　　D. 无关系。

6-4 如果已知给定点处的 E，你能否算出该点的 U？如果不能，还必须进一步知道什么才能计算？

6-5 在真空中有板面积为 S，间距为 d 的两平行带电板（d 远小于板的线度）分别带电量 $+q$ 与 $-q$。有人说两板之间的作用力 $F = k\dfrac{q^2}{d^2}$。又有人说因为 $F = qE$，$E = \dfrac{\sigma}{\varepsilon_0} = \dfrac{q}{\varepsilon_0 S}$，所以 $F = \dfrac{q^2}{\varepsilon_0 S}$。试问这两种说法对吗？为什么？$F$ 应为多少？

6-6 带电电容器储存的电能由什么决定？电场的能量密度与电场强度之间的关系是怎样的？怎样通过能量密度求电场的能量？

6-7 试求无限长均匀带电直线外一点（距直线 R 远）的场强。设线电荷密度为 λ。

6-8 一长为 L 的均匀带电直线，线电荷密度为 λ。求与直线相距 R 处的 P 点的电势与场强。

6-9 一空气平行板电容器 $C = 1.0\,\mu\mathrm{F}$，充电到电量 $q = 1.0 \times 10^5\,\mathrm{C}$ 后将电源切断。求：

（1）两极板间的电势差和此时的电场能。

（2）若将两极板的距离增加一倍，计算距离改变前后电场能的变化，并解释其原因。

6-10 试计算均匀带电圆盘轴线上任一点 P 处的场强。设 P 点距盘心 O 为 x，盘的半径为 R，面电荷密度为 $+\sigma$，并讨论当 $R \ll x\left(\text{提示：}\left[1 + \dfrac{R^2}{x^2}\right]^{-\frac{1}{2}} \approx 1 - \dfrac{1}{2}\dfrac{R^2}{x^2}\right)$ 和 $R \gg x$ 时 P 点的场强将如何？

6-11 有一均匀带电的球壳，其内、外半径分别是 a 与 b，体电荷密度为 ρ。试求从中心到球壳外各区域的场强。

6-12 如题 6-12 图所示，在真空中有一无限长均匀带电圆柱体，半径为 R，体电荷密度为 $+\rho$。另有一与其轴线平行的无限大均匀带电平面，面电荷密度为 $+\sigma$。今有 A、B 两点分别距圆柱体轴线为 a 与 b（$a<R$，$b>R$）且在过此轴线的带电平面的垂直面内。试求 A、B 两点的电势差 U_A-U_B。（忽略带电圆柱体与带电平面的相互影响）

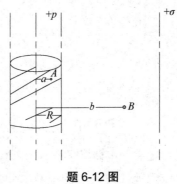

题 6-12 图

6-13 一个电偶极子的 $l=0.02\mathrm{m}$，$q=1.0\times10^{-6}\mathrm{C}$，把它放在 $1.0\times10^5\,\mathrm{N\cdot C^{-1}}$ 的均匀电场中，其轴线与电场成 $30°$ 角，求外电场作用于该电偶极子的库仑力与力矩。

6-14 试证明在距离电偶极子中心等距离对称之三点上，其电势的代数和为零。

6-15 一空气平行板电容器在充电后注入石蜡。（1）石蜡注入前电容器已不与电源相接；（2）石蜡注入时电容器仍与电源相接。试比较在以上两种情况下该电容器内各量的变化情况，并填入表 6-2 中。

表 6-2　题 6-15

	（1）	（2）
量 Q		
场强 E		
电压 ΔU		
电容 C		
场能密度 w_e		

6-16 平行板电容器的极板面积为 S，间距为 d。将电容器接在电源上，插入 $\dfrac{d}{2}$ 厚的均匀电介质板，其相对电容率为 ε_r。试问电容器介质内、外场强之比是多少？它们和未插入介质之前的场强之比又各是多少？

6-17 两个面积为 a^2 的平板平行放置并垂直于 x 轴，其中之一位于 $x=0$ 处，另一位于 $R(\ll x)$ 处，其间为真空。现测得两板间的电势分布 $U=\dfrac{3}{4}x^2$，则两板间储存的电场能量是多少？

6-18 一半径为 R，带电量为 Q 的球置于真空中，试求其电场的总能量。

第七章 ▶ 恒定电流

学习要求

1. 掌握基尔霍夫定律，一段含源电路的欧姆定律。
2. 理解电容器的充放电特性。
3. 了解电流密度、欧姆定律的微分形式。

上一章讨论的静电现象涉及的是静止的电荷，本章将转向运动电荷，考察电流与电路的概念，并连同电势（或电压），讨论欧姆定律的微分形式以及电流在复杂电路中的流动规律，这对于理解医用电器如何工作起着核心作用。最后分析有电源的 RC 回路，熟悉电容器的充电和放电过程。

第一节　电流的描述

一、电流

带电粒子在电场作用下的定向移动形成电流。电流可以传输能量与传递信息。能自由移动形成电流的带电粒子称为载流子，如金属中的自由电子，半导体中的电子和空穴，电解质溶液或电离气体中的正、负离子等。导体就是指含有大量载流子的物体。一般情况下，导体内部的载流子都做无规则的热运动，因而不能形成电流。如果导体两端具有电势差，导体内部的载流子将在外电场力的作用下，做定向移动而形成电流。

一般来说，产生传导电流的条件是：①导体内部必须有载流子；②导体内部必须存在电场，即导体两端存在电势差。电流方向习惯上规定为正电荷在电场力作用下的移动方向。电流大小以电流强度来度量，用字母 I 来表示，定义为单位时间内通过导体任一横截面的电量。如果在 Δt 时间内通过导体截面的电量为 ΔQ，则电流强度表达为

$$I = \frac{\Delta Q}{\Delta t} \tag{7-1}$$

若导体中电流强度的大小和方向都不随时间改变，称这种电流为稳恒电流。若电流的大小和方向随时间改变，则称为瞬时电流，用 i 表示为

$$i = \lim_{\Delta t \to 0} \frac{\Delta Q}{\Delta t} = \frac{dQ}{dt} \tag{7-2}$$

电流强度是标量，其单位是安培（A），常用的单位还有毫安（mA）和微安（μA）。其关系为：$1A = 10^3 mA = 10^6 \mu A$。

二、电流密度

电流强度仅描述了载流子通过导体横截面的宏观特性，是一个标量，并不能反映电流的方向。尤其当讨论电流在任意形状的大块导体（如人体躯干）中通过时，导体中的载流子密度分布与定向移动速度分布不均匀，从而导致电流强度的大小和方向在空间各异。因而，对于大块导体，仅有电流强度的概念是不够的。为了更具体地描述导体内部的电流分布情况，定量地研究各点的电荷运动情况，引入了新的物理量——电流密度，用 J 表示。

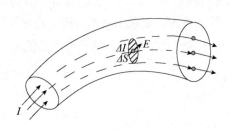

图 7-1　电流密度矢量

如图 7-1 所示，在通有电流强度为 I 的导体内某处取一面积元 Δs，使 Δs 的法线方向与所在处场强 E 的方向相同。如果通过 Δs 的电流强度为 ΔI，则电流密度 J 定义为垂直通过单位截面积的电流强度，即

$$J = \lim_{\Delta s \to 0} \frac{\Delta I}{\Delta s} = \frac{dI}{ds} \tag{7-3}$$

电流密度 J 是矢量，其方向与该处场强 E 的方向一致，单位为安培每平方米（$A \cdot m^{-2}$）。

为了应用方便，且更直观地理解电流密度 J 的矢量性，此处给出 J 的另一种表达式。假设导体中存在一种载流子，且载流子为正电荷，以 n 表示导体中单位体积的载流子数目，Z 表示载流子的价数，$\bar{v}$ 表示载流子在电场力作用下的漂移速度，则在 Δt 时间内，通过 Δs 的电量 $\Delta Q = Zen \cdot \bar{v} \Delta t \cdot \Delta s$，则 $\Delta I = \Delta Q / \Delta t = Zen\bar{v} \cdot \Delta s$，将 ΔI 值代入到式（7-3）并取极限，得

$$J = \lim_{\Delta s \to 0} \frac{\Delta I}{\Delta s} = Zen\bar{v} = \rho_e \bar{v}$$

式中，$\rho_e = Zen$ 表示导体中自由电荷的体密度。J 和 $\bar{v}$ 都是矢量，故上式可写成矢量式

$$J = Zen\bar{v} = \rho_e \bar{v} \tag{7-4}$$

由上式可知，电流密度的大小正比于导体中自由电荷体密度与平均漂移速度，方向与正电荷的漂移速度方向一致。

三、欧姆定律的微分形式

欧姆定律（Ohm's law）的宏观表达式为

$$I = \frac{u_1 - u_2}{R} = \frac{u_{12}}{R}$$

表明在温度一定时，通过粗细均匀导体中的电流与导体两端电势差的关系。式中的 R 为导体的电阻，它与导体的材料和几何形状有关。

实验研究发现对于粗细均匀的导体，当导体的材料和温度一定时，导体越长、越细，导体的电阻值就越大，即导体的电阻与其长度 L 成正比，与它的横截面积 S 成反比

$$R = \rho \frac{L}{S} \tag{7-5}$$

式中，比例系数 ρ 称为电阻率，与材料的性质有关，单位是欧姆·米（$\Omega \cdot m$）。电阻率的倒数 $\gamma = 1/\rho$，称为电导率，单位是西门子每米（$S \cdot m^{-1}$）。

对于不均匀导体，则需要研究导体内部各点的导电情况。如图 7-2 所示，沿导体的电流方向取长度为 dl、底面积为 ds 的圆柱体元，两端的电势分别为 U 和 $U+dU$。由欧姆定律可知，通过圆柱体元的电流强度为

$$dI = \frac{U - (U + dU)}{R} = -\frac{dU}{R}$$

而此圆柱体元的电阻可表示为 $R = \rho \dfrac{dl}{ds}$，代入

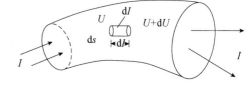

图 7-2　欧姆定律的微分形式推导

上式可得

$$dI = -\frac{dU}{R} = -\frac{1}{\rho} \frac{dU}{dl} ds$$

或

$$\frac{dI}{ds} = -\frac{1}{\rho} \frac{dU}{dl}$$

因为 $J = \dfrac{dI}{ds}$，$E = -\dfrac{dU}{dl}$，所以

$$J = \frac{E}{\rho} = \gamma E \tag{7-6}$$

由于电流密度 $\boldsymbol{J}$ 和场强 $\boldsymbol{E}$ 都是矢量，且方向相同，因此上式可写成矢量式

$$\overline{J} = \frac{\overline{E}}{\rho} = \gamma \overline{E} \tag{7-7}$$

这就是欧姆定律的微分形式，它表明通过导体中任意一点的电流密度与该处的电场强度成正比。由于电流密度与导体的性质有关，而与导体的形状大小无关。因此，它揭示了大块导体中的电场和电流分布之间的函数关系，细致地描绘了导体内部各处电流的分布情况，比宏观形式的欧姆定律具有更深刻的意义，适用于任何导体以及非稳恒电场。

第二节　一段含源电路的欧姆定律

若无能量损耗，电源的非静电场力把正电荷从负极经电源内部移动到正极所做的功，即等于电源电动势。但实际上，电源两端的电压随外电路的电流强度增大而减小，表明在电源内部移动电荷要消耗电能，相当于电源内部存在电阻，称这种电阻为内阻，常以 r 表示。实际电源就等效于电动势为 ε 的理想电源与内阻 r 串联的电路。

在稳恒电流的电路中，由于导体中的电场不随时间变化，其性质与静电场相同。因此，电路中各点的电势被唯一确定，同一回路中任意两点的电势差等于两点间各段电路电势差的代数和。

如图 7-3 所示的是某个电路网中的一段含有电源的电路，电路由若干个电源和电阻组成，各部分电流的大小并不相同，电流方向如图 7-3 所示。这样的电路称为含源电路。实际工作中往往需要计算含源电路中任意两点的电势差。例如，计算 a、f 两端的电势差 U_{af}（见图 7-3），其值应等于从 a 点出发到 f 点途经的各元件两端电压的代数和，即

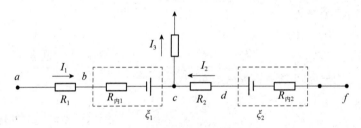

图 7-3　一段含有电源电路

$$U_{af}=U_a-U_f=U_{ab}+U_{bc}+U_{cd}+U_{df} \tag{7-8}$$

电路中由于电流从 a 点流向 b 点，a 点电势高于 b 点电势，因此 $U_{ab}=U_a-U_b=I_1R_1$。电源两端的电势差应由电源电动势和内阻确定，由于电源 ε_1 的正极与 c 点相连，而负极与 b 点相连，考虑电源内阻后 $U_{bc}=U_b-U_c=-\varepsilon_1+I_1R_{内1}$。通过 R_2 的电流从 d 点流向 c 点，c 点电势低于 d 点电势，因此 $U_{cd}=U_c-U_d=-I_2R_2$。同理电源 ε_2 两端的电势差 $U_{df}=U_d-U_f=+\varepsilon_2-I_2R_{内2}$。将各元件两端的电势差代入式（7-8），并整理得

$$U_{af}=I_1R_1+I_1R_{内1}-I_2R_2-I_2R_{内2}-\varepsilon_1+\varepsilon_2$$

由结果可知，当规定了从 $a\rightarrow f$ 点的方向，即沿着所求电势差起点到终点的方向，若流过电阻 R（包括 $R_内$）的电流方向与之相同时，该电阻两端的电势降落取正值，为 $+IR$；反之，电势降落取负值，为 $-IR$。电源电动势的方向是从负极沿电源内部指向正极，即由低电位指向高电位，因此若电动势方向与规定方向相同时，电势降落取负值，为 $-\varepsilon$；反之，电势降落取正值，为 $+\varepsilon$。按此规定，a、f 两点的电势差可以写为

$$U_{af}=\sum_i(IR)_i+\sum_i\varepsilon_i \tag{7-9}$$

上式称为一段含源电路的欧姆定律，即电路中任意两点之间的电势差等于这段电路所有电阻（包括电源内阻）上电势降落的代数和加上所有电源电动势的代数和。

第三节　基尔霍夫定律

对简单电路的分析，应用欧姆定律就可以解决问题。但是在实际应用中，多数电路都是由多个电阻和电源等元件组成若干个回路而构成的复杂电路，分析这样的电路仅用欧姆定律是难以实现的，此时可以利用基尔霍夫定律（Kirchhoff's Law），它包含基尔霍夫第一定律和基尔霍夫第二定律。

对于一个复杂电路，电路中由一个元件或若干个元件串联而成的分支称为支路，支路的特点是：各处的电流都相同。如图 7-4 中的电路就是由 *ACB*、*ADB* 和 *AB* 三条支路组成。电路中三条或三条以上支路连接点称为节点，图 7-4 中的 *A*、*B* 都是节点。电路越复杂，所包含的支路和节点也越多。电路中任一闭合路径称为回路，图中的 *ABCA*、*ABDA*、*ADBCA* 都称为回路。

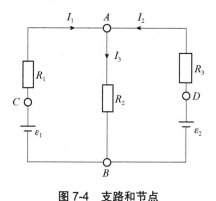

图 7-4　支路和节点

一、基尔霍夫第一定律

基尔霍夫第一定律也称为节点电流定律，用它可以建立电路中任一节点处各电流之间的关系。根据电流的连续性原理，电路中任何一点，包括节点在内，均不能有电荷的积累。因此，在任一节点处，流入节点的电流之和必定等于流出该节点的电流之和。若规定流入节点的电流为正，流出节点的电流为负，则汇于任一节点处电流的代数和等于零，其数学表达式为

$$\Sigma I_i = 0 \tag{7-10}$$

这就是基尔霍夫第一定律。在实际应用中，由于电路中各支路电流方向往往难以判定，因此，在列方程时可以先任意假设各支路电流方向，当计算结果为正时，说明电流的实际方向与假设的方向一致；若计算结果为负时，说明电流的实际方向与假设的方向相反。

针对图 7-4 所示电路中的节点 A 和 B，按照图上规定的电流方向，都可以列出

$$I_1 + I_2 - I_3 = 0$$

从结果可知，虽然由节点 A 和 B 可以列出两个电流方程，但只有一个是独立的。可以证明，对于有 n 个节点的复杂电路只有（$n-1$）个电流方程是独立的。

二、基尔霍夫第二定律

基尔霍夫第二定律又称为回路电压定律，它是用来确定回路中各段电压之间关系的定律。我们知道，从电路中任一点出发，绕任意闭合回路一周，回到该点时电势差为零。由此得出基尔霍夫第二定律，即沿闭合回路绕行一周，电势降落的代数和等于零，数学表示式为

$$\Sigma \varepsilon_i + \Sigma I_i R_i = 0 \tag{7-11}$$

列回路电压方程时，首先要假设回路的绕行方向（顺时针或逆时针），然后再确定各段的电势降落情况。式中 ε_i 和 I_iR_i 的符号选取规定为：对于任意选定的绕行方向，电流方向与其相同时，电阻上的电势降落为 $+IR$，相反时，电势降落为 $-IR$；电动势 ε 的方向与绕行方向相反时，电势降落为 $+\varepsilon$，相同时，电势降落为 $-\varepsilon$。

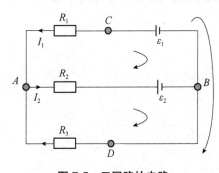

图 7-5　三回路的电路

如图 7-5 所示，该复杂电路共有 3 个回路 $ACBA$、$ABDA$、$ACBDA$。对于每个回路均可用基尔霍夫第二定律列出一个方程，故可列出三个回路电压方程。假设各支路电流方向如图 7-5 所示，并选取三个回路的绕行方向均为顺时针，则三个回路的回路电压方程分别如下。

对于 $ACBA$ 回路：$-I_1R_1 + \varepsilon_1 - \varepsilon_2 - I_2R_2 = 0$
对于 $ABDA$ 回路：$+I_2R_2 + \varepsilon_2 + I_3R_3 = 0$
对于 $ACBDA$ 回路：$-I_1R_1 + \varepsilon_1 + I_3R_3 = 0$

需要强调的是，选取回路时也应注意它们的独立性。上面三个方程式中只有两个是独立的，因为它们中的任意两个方程相加减，均可得出第三个方程式。在一般情况下，基尔霍夫第二定律需要提供的独立回路方程数 l 等于电路支路数 m 与独立节点电流方程数（$n-1$）的差，即 $l = m - (n-1)$。即一个复杂电路，若有支路数 m 个，共需要列出 m 个方程，其中 n 个节点建立（$n-1$）个独立方程，其余的独立方程则由基尔霍夫第二定律给出。

三、基尔霍夫定律的应用

总结运用基尔霍夫定律解题时的基本步骤：

（1）任意假定各支路的电流方向。

（2）确定节点数 n，列出（$n-1$）节点电流方程。

（3）确定电路的支路数 m，选定（$m-n+1$）个独立回路，并任意假定其绕行方向。

（4）列出独立回路电压方程。

（5）对所列的 m 个方程联立求解，根据电流值的正负，确定电路中各支路的实际电流方向。

［例 7-1］如图 7-6 所示电路，已知三个电池电动势分别为 $\varepsilon_1=4V$，$\varepsilon_2=2V$，$\varepsilon_3=3V$，$R_1=R_4=1\Omega$，$R_2=0.5\Omega$，$R_3=3\Omega$，电池的内阻忽略不计，求电流 I_1、I_2、I_3。

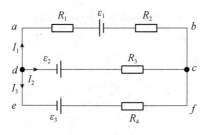

图 7-6 例 7-1 图

解：先假设电路中三条支路的电流方向如图 7-6 所示，该电路有两个节点 c、d，因此可以得到一个独立的节点电流方程，对 c 节点列出的节点电流方程为

$$I_1 + I_2 + I_3 = 0$$

假定各回路以逆时针方向绕行，根据基尔霍夫第二定律，任意选择两个回路列出回路电压方程

$$-I_1 R_1 - \varepsilon_1 - I_1 R_2 - \varepsilon_2 + I_2 R_3 = 0$$
$$-I_2 R_3 + \varepsilon_2 - \varepsilon_3 + I_3 R_4 = 0$$

代入数据并整理得

$$-1.5 I_1 + 3 I_2 = 6$$
$$-3 I_2 + I_3 = 1$$

联立三个方程求解得

$$I_1 = -3A,\ I_2 = 0.5A,\ I_3 = 2.5A$$

由于所得解中 I_1 为负值，故其实际电流方向与假定的方向相反。

［例 7-2］如图 7-7 所示，此电路是一个两节点多支路的电路，即只有两个节点 a 和 b。电压 U 称为节点电压，图中指示其正方向由 a 指向 b，求 U 的表达式。

解：根据基尔霍夫第二定律，列出电压方程可求解出各支路电流，即

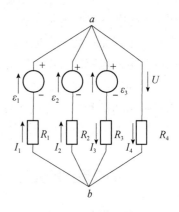

图 7-7 例 7-2 图

$$I_1 = \frac{\varepsilon_1 - U}{R_1}, \quad I_2 = \frac{\varepsilon_2 - U}{R_2}$$

$$I_3 = \frac{-\varepsilon_1 + U}{R_3}, \quad I_4 = \frac{U}{R_4}$$

由以上各式知，在已知各电动势和电阻的情况下，只要先求出节点电压 U，就可以计算各支路电流了。

根据基尔霍夫第一定律，对于节点 a 可列出方程

$$I_1 + I_2 - I_3 - I_4 = 0$$

即：

$$\frac{\varepsilon_1 - U}{R_1} + \frac{\varepsilon_2 - U}{R_2} - \frac{-\varepsilon_3 + U}{R_3} - \frac{U}{R_4} = 0$$

经整理后，得出节点电压的公式

$$U = \frac{\dfrac{\varepsilon_1}{R_1} + \dfrac{\varepsilon_2}{R_2} + \dfrac{\varepsilon_3}{R_3}}{\dfrac{1}{R_1} + \dfrac{1}{R_2} + \dfrac{1}{R_3} + \dfrac{1}{R_4}} = \frac{\sum \dfrac{\varepsilon_i}{R_i}}{\sum \dfrac{1}{R_i}} \tag{7-12}$$

在上式中，分母的各项总为正；分子的各项可为正，也可为负。当电动势的正方向同节点电压的正方向相反时取正号，相同时则取负号。

求出节点电压后，可用欧姆定律计算各支路电流，这种方法称为节点电压法。式（7-12）称为弥尔曼定理，它适用于两个节点多个支路的网络计算，如计算机中的加法电路，也可用于细胞膜离子通道电流的分析。

第四节　电容器的充放电过程

电容器具有储存电荷的本领。若把电容器的两个极板与电源的正负极相连时，电容器被充电，回路上有充电电流出现。随着两极板上积累的电荷量逐渐增多，极板间的电势差不断增大，充电电流将逐渐减小。当极板间的电势差接近电源电动势时，电流趋于零。可见，在充电过程中，无论是充电电流还是电容器的两极板间电压，都是随时间变化的。反之，如果将已经充电的电容器与电阻接通，两极板上等量而异号的电荷将通过电阻而逐渐中和，这就是电容器的放电过程。显然，放电时回路中的电流也是实时变化的。通常把电容器的充放电过程也称为 RC 电路的暂态过程。本节我们将讨论电容器充、放电过程中电压与电流的变化规律及影响电容器充、放电速度的电路参数。

一、RC 电路的充电过程

由电阻 R 和电容 C 组成的电路称为 RC 电路，其充、放电原理如图 7-8 所示。当开关拨

向 1 时，电动势为 ε 的电源就通过电阻 R 对电容 C 充电，设电路中的瞬时充电电流为 i_c，方向如图所示，电容器两端的瞬时电压为 u_c，由回路电压方程得

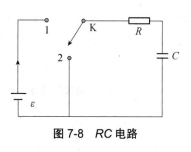

图 7-8 RC 电路

$$\varepsilon = i_c R + u_c \qquad (7\text{-}13)$$

将 $i_c = \dfrac{dq}{dt} = C\dfrac{du_c}{dt}$ 代入上式，则

$$\varepsilon = RC\frac{du_c}{dt} + u_c \qquad (7\text{-}14)$$

该式为充电过程中电容器两端电压所满足的微分方程式，这个方程式的通解为

$$u_c = \varepsilon + A e^{-\frac{t}{RC}} \qquad (7\text{-}15)$$

式中，系数 A 由初始条件确定。考虑到开关 K 刚接通 1 的瞬间，由于电容器 C 尚未积累电荷，因此，电容器两端的电压 u_c 等于零，此时的充电电流 i_c 最大，为 ε/R。因此，将初始条件（当 $t=0$，$u_c=0$）代入到式（7-15），得 $A=-\varepsilon$。所以，上式可改写为

$$u_c = \varepsilon(1 - e^{-\frac{t}{RC}}) \qquad (7\text{-}16)$$

可见，在充电过程中电容器 C 两端的电压 u_c 是按指数规律上升的，如图 7-9 所示。另外，将上式结果代入到式（7-13），可计算出充电电流为

$$i_c = \frac{\varepsilon - u_c}{R} = \frac{\varepsilon}{R} e^{-\frac{t}{RC}} \qquad (7\text{-}17)$$

结果表明充电电流 i_c 是按指数规律下降的，如图 7-10 所示。

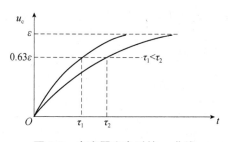
图 7-9 电容器充电时的 u_c 曲线

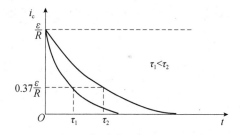
图 7-10 电容器充电时的 i_c 曲线

从图上曲线可以看出，电容器充电的快慢与 R、C 的乘积有关。定义 R 和 C 的乘积为电路的时间常数，用 τ 来表示，$\tau=RC$，单位为秒（s）。因此，用 τ 来表示充电的快慢，τ 越大，表示充电越慢；反之，充电越快，如图 7-9、图 7-10 所示。且当 $t=\tau$ 时，有

$$u = \varepsilon(1 - e^{-1}) = 0.63\varepsilon$$
$$i = \frac{\varepsilon}{R} e^{-1} = 0.37\frac{\varepsilon}{R} \qquad (7\text{-}18)$$

由此可知，时间常数 τ 表示了当前 RC 电路充电时电容器两端的电压从零上升到 ε 的 63% 所经历的时间，也等效于充电电流从最大值的 ε/R 下降到原来的 37% 所经历的时间。

从式（7-16）可得 $t=\infty$ 时，$u_c=\varepsilon$，表明只有充电时间足够长时，电容器两端电压 u_c 才能达到电源电动势 ε。但实际上，$t=3\tau$ 时，$u_c=0.95\varepsilon$，而当 $t=5\tau$ 时，$u_c=0.993\varepsilon$。因此，一般经过 3τ

至 5τ 的时间，充电过程就已基本结束。电容器充电结束后，$i_c=0$，相当于开路，通常所说的电容器具有隔直流作用就是指在这种状态。

二、RC 电路的放电过程

回看图 7-8 所示电路，当电容器充电结束后，如果把开关 K 拨至 2 处接通，电容器 C 和电阻 R 构成放电电路，电容器 C 将通过电阻 R 放电。刚开始放电瞬间，由于 $u_c=\varepsilon$，所以电路中有最大的放电电流，其方向与充电电流相反。其后的放电过程中电容器两端电压 u_c 和放电电流 i_c 都逐渐减小，直至 $u_c=0$，$i_c=0$ 时，放电结束，这就是电容器的放电过程。具体展开，放电回路电压方程表示为

$$u_c = i_c R \tag{7-19}$$

由于电容器放电过程中电荷逐渐减少，故电荷变化率为负，因此有

$$i_c = \frac{-\mathrm{d}q}{\mathrm{d}t} = -C\frac{\mathrm{d}u_c}{\mathrm{d}t} \tag{7-20}$$

代入式（7-19）得

$$\frac{\mathrm{d}u_c}{\mathrm{d}t} + \frac{u_c}{RC} = 0 \tag{7-21}$$

该一阶微分方程的通解是

$$u_c = A\mathrm{e}^{-\frac{t}{RC}} \tag{7-22}$$

将初始条件 $t=0$，$u_c=\varepsilon$ 代入上式，可得 $A=\varepsilon$，则上式变为

$$u_c = \varepsilon\mathrm{e}^{-\frac{t}{RC}} \tag{7-23}$$

而放电电流 i_c 为

$$i_c = \frac{u_c}{R} = \frac{\varepsilon}{R}\mathrm{e}^{-\frac{t}{RC}} \tag{7-24}$$

由式（7-23）和式（7-24）可知，在 RC 电路放电的过程中，u_c 和 i_c 衰减速度一致，都取决于时间常数 $\tau=RC$，τ 越大衰减越慢，如图 7-11 所示。当 $t=\tau$ 时，$u_c=0.37\varepsilon$。从理论上看，只有 $t=\infty$ 时，$u_c=0$ 放电才结束。但实际中，同样认为当放电时间经过 3τ 至 5τ 时，放电已经基本结束。

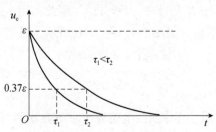

图 7-11　电容器放电时的 u_c 曲线

从上面分析可知，不论是在充电或放电过程中，电容器上的电压都不能突变，只能逐渐

变化，这就是 RC 电路暂态过程的特性，这一特性在电子技术中有着广泛的应用。此外，在研究生命现象时也经常用 RC 电路模拟，例如，细胞膜的电位以及神经纤维的电缆特性等。

阅读材料

一、欧姆简介

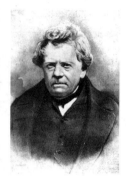

乔治·西蒙·欧姆（Georg Simon Ohm），德国物理学家。1805 年，16 岁的欧姆进入埃尔朗根大学学习数学、物理和哲学，由于经济困难，中途辍学，到 1813 年才完成博士学业。欧姆长期担任中学教师，由于缺少资料和仪器，给他的研究工作带来不少困难，但他在孤独与困难的环境中始终坚持不懈地进行科学研究，自己动手制作仪器。1826 年，欧姆发现了电学领域中的一个重要定律——欧姆定律，这是他最大的贡献。定律的发现过程却并非如一般人想象的那么简单。欧姆为此付出了十分艰巨的劳动。在那个年代，人们对电流强度、电压、电阻等概念都还不清楚，特别是对电阻完全不知，当然也就根本谈不上对它们进行精确测量了；况且欧姆在研究过程中，也几乎没有机会跟他那个时代的物理学家进行接触，他的这一发现是独立进行的。欧姆独创地运用库仑的方法制造了电流扭力秤，用来测量电流强度，引入和定义了电动势、电流强度和电阻的精确概念。欧姆定律及其公式的发现，给电学的计算，带来了很大的方便。人们为纪念他，将电阻的单位定为欧姆（简称"欧"，符号为 Ω）。欧姆的名字也被用于其他物理及相关技术内容中，比如"欧姆接触""欧姆杀菌""欧姆表"等。

二、基尔霍夫简介

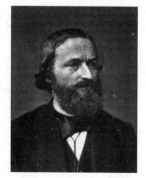

古斯塔夫·罗伯特·基尔霍夫（Gustav Robert Kirchhoff），德国物理学家，出生于加里宁格勒。基尔霍夫在柯尼斯堡大学读物理，1847 年毕业后去柏林大学任教，3 年后去布雷斯劳担任临时教授，1854 年由化学家本生推荐任海德堡大学教授，1875 年到柏林大学担任理论物理教授，直到逝世。

1845 年，21 岁时他发表了第一篇论文，提出了稳恒电路网络中电流、电压、电阻关系的两条电路定律，即著名的基尔霍夫电流定律（KCL）和基尔霍夫电压定律（KVL），解决了电器设计中电路方面的难题，后来又研究了电路中电的流动和分布，从而阐明了电路中两点间的电势差和静电学的电势这两个物理量在量纲和单位上的一致，使基尔霍夫电路定律具有更广泛的意义。基尔霍夫定律仍旧是解决复杂电路问题的重要工具。基尔霍夫被称为"电路求解大师"。

1860 年,基尔霍夫做了用灯焰烧灼食盐的实验。在对这一实验现象的研究过程中,得出了关于热辐射的定律,后被称为基尔霍夫热辐射定律:任何物体对电磁辐射的发射本领和吸收本领的比值与物体特性无关,是波长和温度的普适函数,即与吸收系数成正比。并由此判断:太阳光谱的暗线是太阳大气中元素吸收的结果。这给太阳和恒星成分分析提供了一种重要的方法,天体物理由于应用光谱分析方法而进入了新阶段。1862 年他又进一步得出绝对黑体的概念。他的热辐射定律和绝对黑体概念是开辟 20 世纪物理学新纪元的关键之一。1900 年 M.普朗克的量子论就发轫于此。

在其他领域,基尔霍夫也同样做出了卓越的贡献,在光学方面,给出了惠更斯-菲涅耳原理更严格的数学形式,对德国的理论物理学的发展有重大影响,著有《数学物理学讲义》4 卷。在化学领域,他在海德堡大学期间制成光谱仪,与化学家本生合作创立了光谱化学分析法(把各种元素放在本生灯上烧灼,发出波长一定的一些明线光谱,由此可以极灵敏地判断这种元素的存在),从而发现了元素铯和铷。科学家利用光谱化学分析法,还发现了铊、铟等许多种元素。

习题七

7-1 电路如题 7-1 图所示,已知 $\varepsilon_1=4V$,$\varepsilon_2=10V$,电源内阻忽略不计,其他电阻值及电流方向规定如图中所示,则 I_1、I_2、I_3 分别为(　　)

A. $I_1=-0.04A$,$I_2=0.52A$,$I_3=0.48A$

B. $I_1=-0.04A$,$I_2=-0.52A$,$I_3=0.48A$

C. $I_1=0.04A$,$I_2=0.52A$,$I_3=-0.48A$

D. $I_1=0.04A$,$I_2=0.52A$,$I_3=0.48A$

7-2 在上题中,A,B,C 三点的电势由高到低的排列顺序是(　　)

A. $U_A>U_B>U_C$　　　　　　　B. $U_B>U_A>U_C$

C. $U_B>U_C>U_A$　　　　　　　D. $U_C>U_B>U_A$

7-3 如题 7-3 图所示电路,4V 电源所在支路的电流 I(方向如图中所示)为(　　)

A. 0.226A　　　　　　　　　　B. $-0.226A$

C. 1.52A　　　　　　　　　　D. $-1.52A$

7-4 在上题中,A,B,C 三点的电势由低到高的排列顺序是(　　)

A. $U_A<U_B<U_C$　　　　　　　B. $U_B<U_A<U_C$

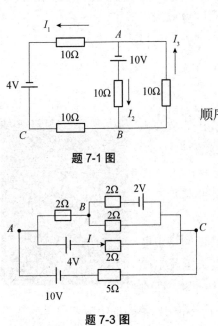

题 7-1 图

题 7-3 图

C. $U_B < U_C < U_A$ 　　　　　　　　D. $U_C < U_B < U_A$

7-5　如题 7-5 图所示，$\varepsilon_1 = 12\text{V}$，$\varepsilon_2 = 9\text{V}$，$\varepsilon_3 = 8\text{V}$，$R_{内1} = R_{内2} = R_{内3} = 1\Omega$，$R_1 = R_2 = R_3 = R_4 = 2\Omega$，$R_5 = 3\Omega$，求：（1）$a$、$b$ 两点的电势差；（2）c、d 两点的电势差；（3）c、d 短路，这时通过 R_5 的电流。

7-6　电容器在充放电过程中，为什么电路中会出现电流？电容器的隔直流作用如何解释？

7-7　如题 7-7 图所示，当电路达到稳态时（$t \to \infty$），求：（1）电容器上的电压；（2）各支路电流；（3）时间常数。

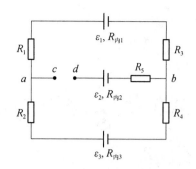

题 7-5 图

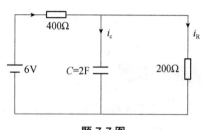

题 7-7 图

第八章 恒定磁场

1. 掌握磁场中的高斯定理、毕奥-萨伐尔定律、安培环路定理、磁场对电流的作用。
2. 理解磁感应强度、霍尔效应、介质中的磁场。
3. 了解磁场的生物效应、磁场的医学应用等。

人们发现磁现象要远早于电现象。早在公元前数百年，古籍中就有磁石（Fe_3O_4）能吸铁的记述。我国东汉时期王充指出"司南勺"是个指南器。11世纪初，我国已将指南针用于航海船上。而在西汉的《史记》中，还记录了磁在医学上的应用。书中提到齐王侍医利用5种矿物药（称为五石）治病，其中一种便是磁石（Fe_3O_4）。随后历代都有应用磁石治病的记载，如利用磁石治疗风湿、肢节痛、除热和耳聋等疾病。随着人类对磁的不断了解，目前磁场疗法已广泛地应用于临床，能够起到活血化瘀、消炎镇痛、安神降压的作用，对肌肉劳损、关节炎及气管炎等均有较好的疗效。现代医学还采用穿刺或手术植入等方法导入肿瘤部位，在交变外磁场的作用下，激发磁介质的磁滞或涡流而生热，并通过优化靶区介质的适形分布实现精确的肿瘤靶向加热，达到治疗肿瘤的目的。这就是所谓的磁感应热疗法。值得一提的是，现代电磁学在很大程度上为医学检验和疾病治疗提供更先进和更精密的方法和仪器。在基于电磁学的医学检验中，比较具有代表性的有心磁图、脑磁图以及核磁共振成像技术等。

在前面章节里，我们通过学习已经知道，在静止电荷周围会产生静电场。在本章节中，我们将进一步了解到，如果电荷运动时，则在它的周围不仅存在电场，还会激发磁场。也就是说，与磁铁一样，在电流周围也存在着磁场。磁场和电场一样，都是物质的一种特殊形态，它具有能量，在空间也有一定的分布，磁现象的本质就是电荷的运动。在生命体中，也存在微弱的磁场，如由生物电流和生物磁性材料等产生的磁场。因此，磁学在生命科学、科学技术及医学领域中都有很重要的应用。

本章首先介绍有关磁场的基本概念，引入描述磁场的重要物理量——磁感应强度，然后讨论恒定磁场的基本理论——毕奥-萨伐尔定律，介绍磁场对运动电荷和电流的作用、安培环路定理等。除此之外，我们还将讨论霍尔效应以及介质中的磁场等。最后简单介绍生物磁学在医学上的应用等有关知识。

第一节　磁场 磁感应强度

一、磁感应强度

在磁铁和电流周围空间存在着磁场（Magnetic Field）。为了描述磁场中各点的强弱和方向，我们引入磁感应强度（Magnetic Induction）B 这个物理量，它是一个矢量。

由于磁场对运动电荷有力的作用，在磁场中放入正的运动电荷 q_0，根据该电荷的受力情况来定义磁场中各点磁感应强度 B 的大小和方向。这一电荷称为运动试探电荷，简称运动电荷。运动电荷本身的磁场应该足够弱，以便使它不会影响我们所研究的磁场分布。

当具有一定速度的运动电荷 q_0 通过磁场时，我们发现该电荷的受力情况与它的速度方向和磁感应强度方向的夹角有关。当运动电荷的速度方向与磁感应强度方向一致或相反时，运动电荷所受的力为零；当这两个方向相互垂直时，运动电荷所受的力最大，设为 F_m。F_m 的大小还与运动电荷的电量 q_0 和速度 v 成正比，但 F_m 与乘积 $q_0 v$ 的比值是确定的，且比值与 $q_0 v$ 的值无关。由此可见，比值 $F_m / q_0 v$ 是位置函数，它反映了磁场的性质，于是，我们用比值 $F_m / q_0 v$ 定义该点的磁感应强度，即

$$\vec{B} = \frac{\vec{F}_m}{q_0 v} \tag{8-1}$$

可见，比值 B 是一个与运动电荷的性质无关、仅与该点处磁场的性质有关的常量。对于磁场中不同的点，该比值一般是不同的。可见，B 反映了磁场各处的分布情况。

在 SI 制中，磁感应强度 B 的单位是特斯拉（T），$1T = 1N \cdot A^{-1} \cdot m^{-1}$。T 是一个比较大的单位，在实际工作中，经常使用较小的单位高斯（G），$1G = 10^{-4}T$。

运动电荷在磁场中所受的力，总是与运动电荷速度的方向和磁感应强度 B 的方向所组成的平面相垂直，当 v 和 B 互相垂直时，F_m、v 和 B 三者两两垂直，如图 8-1（a）所示。这时，磁感应强度 B 的方向可用右手螺旋法则来确定，即将右手拇指与其余四指垂直，先将四指的指向与 F_m 方向相同，再使其向 v 的方向弯曲，这时拇指的指向就是磁感应强度 B 的方向，如图 8-1（b）所示。

二、磁通量 磁场中的高斯定理

为形象地描绘磁场的分布情况，我们在磁场中画一系列的曲线，使曲线上每一点的切线方向与该点磁感应强度 B 的方向一致，这样的曲线叫作磁感应线（Line of Magnetic Induction）。

为了使磁感应线也能描述磁场的强弱，规定通过垂直磁场方向单位面积的磁感应线的数目等于该处的磁感应强度 **B** 的大小。这样，磁感应线密集的地方磁场就强，稀疏的地方磁场就弱。应该注意的是，磁感应线的方向不是试探电荷受力的方向。其次，磁感应线是一些闭合的曲线，不像电场线那样起始于正电荷，终止于负电荷。

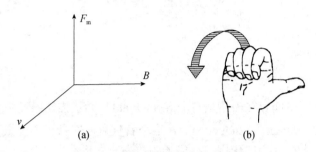

图 8-1　确定磁感应强度 B 的方向

1. 磁通量

通过一给定曲面的磁感应线的总数称为通过该曲面的磁通量（Magnetic Flux），磁通量是标量，用 ϕ 表示。设 S 是磁场中的一任意曲面，如图 8-2 所示。

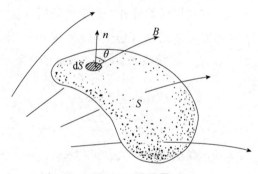

图 8-2　磁通量

在曲面上取面积元 $\mathrm{d}S$。$\mathrm{d}S$ 的法线 n 的方向与该点处磁感应强度 **B** 的方向之间的夹角为 θ，于是，通过面积元 $\mathrm{d}S$ 的磁通量

$$\mathrm{d}\phi = \vec{B} \cdot \mathrm{d}S \vec{e}_{\mathrm{n}} = B_{\mathrm{n}} \mathrm{d}S = B\cos\theta \mathrm{d}S \tag{8-2}$$

式（8-2）中 B_{n} 为磁感应强度 **B** 在面积元 $\mathrm{d}S$ 法线方向上的分量，$\vec{e}_{\mathrm{n}}$ 为面积元 $\mathrm{d}S$ 的单位法线方向，所以，通过有限曲面 S 的磁通量为

$$\phi = \int \mathrm{d}\phi = \int_s B_{\mathrm{n}} \mathrm{d}S = \int_s B\cos\theta \mathrm{d}S \tag{8-3}$$

在 SI 制中，磁通量的单位为韦伯（Wb），$1\mathrm{Wb} = 1\mathrm{T} \cdot \mathrm{m}^2$。

2. 磁场中的高斯定理

由于磁感应线是一些闭合曲线，因此，穿入该闭合面的磁感应线数（规定它为负的磁通量）必等于穿出该闭合曲面的磁感应线数（规定它为正的磁通量）。所以，通过任一闭合曲面的总磁通量为零，即

$$\oint_s \vec{B} \cdot \mathrm{d}S\vec{e}_\mathrm{n} = \oint_s B\cos\theta \mathrm{d}S = 0 \qquad (8\text{-}4)$$

式（8-4）称为磁场中的高斯定理，它反映了磁场是涡旋场的这一重要特性。

第二节 电流的磁场

一、毕奥–萨伐尔定律

电流的周围空间存在着磁场，为了求任意形状的电流分布所产生的磁场，可以把电流分割成许多小段 $\mathrm{d}l$，每一小段中的电流强度为 I，我们称 $I\mathrm{d}\vec{l}$ 为电流元。它是矢量，其方向为 $\mathrm{d}l$ 中的电流强度方向。毕奥–萨伐尔定律（Biot-Savart's Law）给出了电流元在空间某点产生的磁感应强度 $\mathrm{d}\boldsymbol{B}$。它指出，电流元 $I\mathrm{d}l$ 在空间某点 P 处产生的磁感应强度 $\mathrm{d}\boldsymbol{B}$ 的大小与电流元 $I\mathrm{d}l$ 的大小成正比，与电流元到 P 点的距离 r 的平方成反比，与 $I\mathrm{d}l$ 和 r 之间小于 π 的夹角的正弦成正比，即

$$\mathrm{d}B = K\frac{I\mathrm{d}l\sin\theta}{r^2}$$

写成矢量式为
$$\mathrm{d}\vec{B} = K\frac{I\mathrm{d}\vec{l}\times\vec{e}_\mathrm{r}}{r^2}$$

上式中，K 为比例系数，其值与介质的种类和选用的单位有关，$\vec{e}_\mathrm{r}$ 为单位径矢方向。在 SI 制中 $K = \dfrac{\mu_0}{4\pi}$，$\mu_0 = 4\pi\times10^{-7}\,\mathrm{T}\cdot\mathrm{m}\cdot\mathrm{A}^{-1}$ 称为真空中的磁导率（Permeability of Vacuum）。将 K 值代入上式得

$$\mathrm{d}B = \frac{\mu_0}{4\pi}\frac{I\mathrm{d}l\sin\theta}{r^2} \qquad (8\text{-}5)$$

$\mathrm{d}\boldsymbol{B}$ 的方向垂直于 $I\mathrm{d}l$ 和 r 所在的平面，如图 8-3（a）所示。可由右手螺旋法则确定，即右手弯曲的四指由 $I\mathrm{d}l$ 的方向沿小于 π 的夹角转向 r 的方向，则大拇指的指向就是 $\mathrm{d}\boldsymbol{B}$ 方向。右手螺旋法则如图 8-3（b）所示。

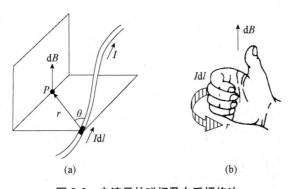

(a)   (b)

图 8-3 电流元的磁场及右手螺旋法

二、毕奥-萨伐尔定律的应用

毕奥-萨伐尔定律（Biot Savart Law）是一条关于电流激发磁场的基本定律，它反映了电流元与它所激发的磁感应强度之间的关系，下面具体介绍该定理的证明及应用。

1. 长直电流的磁场

在图 8-4 所示的长直导线中，电流 I 由下向上流动，求这个电流周围磁场中 P 点的磁感应强度。在长直导线上任取一电流元 Idl，由式（8-5）得，该电流元在 P 点所产生的磁感应强度的大小为

$$dB = \frac{\mu_0}{4\pi} \frac{Idl \sin\theta}{r^2}$$

dB 的方向垂直于 Idl 和 r 所确定的平面，方向垂直纸面向里。可以看出，长直导线上各电流元在 P 点所产生的磁感应强度的方向都相同，所以，P 点的磁感应强度就等于各电流元在该点所产生的磁感应强度的代数和。对上式积分，可得

$$B = \int_L dB = \frac{\mu_0}{4\pi} \int_L \frac{Idl \sin\theta}{r^2} \tag{a}$$

上式在积分过程中有三个变量 r、Idl 和 θ，为了使变量统一，从点 P 向直导线做垂线 PO，设它的长度为 r_0。若以 O 为原点，则电流元 Idl 到原点 O 的距离为 l。

由图可知

$$l = r_0 \cot(\pi - \theta) = -r_0 \cot\theta \tag{b}$$

取 l 的微分，得

$$dl = \frac{r_0 d\theta}{\sin^2\theta} \tag{c}$$

$$r = \frac{r_0}{\sin(\pi - \theta)} = \frac{r_0}{\sin\theta} \tag{d}$$

将式（c）和式（d）代入式（a），得

$$B = \frac{\mu_0}{4\pi} \int_{\theta_1}^{\theta_2} \frac{I \sin\theta d\theta}{r_0} = \frac{\mu_0 I}{4\pi r_0} (\cos\theta_1 - \cos\theta_2) \tag{8-6}$$

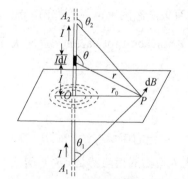

图 8-4　长直电流的磁场

式中，θ_1、θ_2 分别是 A_1、A_2 端对 P 点的张角。

若导线为无限长，则 $\theta_1 = 0$，$\theta_2 = \pi$，由上式可以得到

$$B = \frac{\mu_0 I}{2\pi r_0} \tag{8-7}$$

可见，长直电流周围的磁感应强度 $\boldsymbol{B}$ 与导线中的电流成正比，与距离成反比。磁感应线是一组围绕导线的同心圆。用右手握住直导线，使大拇指的方向与电流方向一致，则四指的环绕方向就是磁感应强度的方向。

对于有限长的直导线，在 $r_0 \ll l$ 的范围内，式（8-7）仍然成立。

2. 圆电流的磁场

在图 8-5 中，圆线圈的半径为 R，其中的电流强度为 I，它的周围也存在着磁场。现在求线圈轴线上任一点 P 处的磁感应强度。设圆电流的中心为 O，P 点距 O 点的距离为 r_0。圆电流上任一点 A 处的电流元 Idl 在 P 点产生的磁感应强度为 dB，由于 Idl 与 r 互相垂直，根据毕奥-萨伐尔定律得

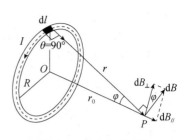

图 8-5 圆电流的磁场

$$dB = \frac{\mu_0}{4\pi} \frac{Idl}{r^2}$$

由于轴对称性，P 点的磁感应强度在垂直于轴线方向的分量 $dB_\perp$ 互相抵消，因此，总磁感应强度将沿轴线方向，其大小等于 $dB_\parallel = dB\sin\varphi$ 的代数和，即

$$B = \oint dB_\parallel = \oint dB\sin\varphi = \oint \frac{\mu_0}{4\pi} \cdot \frac{Idl}{r^2}\sin\varphi = \frac{\mu_0 I}{4\pi r^2}\sin\varphi \oint dl$$

因为 $\sin\varphi = \dfrac{R}{r}$，$\oint dl = 2\pi R$，所以

$$B = \frac{\mu_0 R^2 I}{2r^3} \qquad (8\text{-}8)$$

考虑到 $r^2 = \left(r_0^2 + R^2\right)$ 和圆线圈的面积 $S = \pi R^2$，上式可写成

$$B = \frac{\mu_0 R^2 I}{2r^3} = \frac{\mu_0}{2\pi}\frac{IS}{(r_0^2 + R^2)^{3/2}} \qquad (8\text{-}9)$$

可见，r_0 越大，B 越小，即距圆电流中心处磁场越弱。

圆电流轴线上的磁感应强度方向也可以用右手螺旋定则来判断，即用右手弯曲的四指代表圆线圈中的电流方向，则伸直的大拇指的指向就是轴线上 B 的方向，如图 8-6 所示。

在圆心处，$r_0 = 0$，磁感应强度为

$$B = \frac{\mu_0 I}{2R} \qquad (8\text{-}10)$$

当 $r \gg R$，$r_0 \approx r$ 磁感应强度近似为

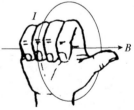

图 8-6 右手螺旋定则判断圆电流轴线上的磁场方向

$$B = \frac{\mu_0 IS}{2\pi r^3} \qquad (8\text{-}11)$$

在这里，我们引入磁偶极矩（Magnetic Moment）这一物理量来描述圆电流的磁性质，定义圆电流的磁偶极矩为

$$P_m = ISe_n \qquad (8\text{-}12)$$

式中，S 为圆电流回路平面的面积，e_n 为圆电流平面的单位正法线矢量，它与电流 I 方向遵守右螺旋关系。于是可以将式（8-11）写为

$$B = \frac{\mu_0 P_m}{2\pi r^3} \qquad (8\text{-}13)$$

对于任意形状的载流闭合平面回路，其磁偶极矩都可以用式（8-13）来表示。大到地球，

小到原子、分子以至电子、质子等基本粒子都具有磁偶极矩。根据安培分子电流假设，分子圆电流相当于磁体基元，它的磁场即可用式（8-13）来表示。类似于静电场中的电偶极子，我们把圆电流看成磁偶极子（Magnetic Dipole）。

3. 载流直螺线管的磁场

绕成螺线管形的线圈叫作螺线管。密绕的载流直螺线管如图 8-7（a）所示，下面计算其轴线上任一点 P 处磁感应强度。

图 8-7（b）是半径为 R，载有电流 I 的密绕直螺线管的截面图。设 $\mathrm{d}l$ 段在 P 点产生的磁感应强度为 $\mathrm{d}B$，螺线管单位长度上的匝数为 n，则 $\mathrm{d}l$ 段相当一个电流强度为 $nI\mathrm{d}l$ 的圆电流。根据式（8-8），它在 P 点产生的磁感应强度为

$$\mathrm{d}B = \frac{\mu_0 R^2}{2r^3} nI\mathrm{d}l \tag{a}$$

从图 8-7（b）中可以看出，$l = R\cot\beta$

对 l 微分得

$$\mathrm{d}l = -\frac{R}{\sin^2\beta}\mathrm{d}\beta \tag{b}$$

又因为

$$r = \frac{R}{\sin\beta} \tag{c}$$

将式（b）和式（c）代入式（a）得

$$\mathrm{d}B = -\frac{\mu_0}{2}nI\sin\beta\mathrm{d}\beta \tag{d}$$

对式（d）从 A_1 端到 A_2 端积分，得

$$B = \int_{\beta_1}^{\beta_2} -\frac{\mu_0}{2}nI\sin\beta\mathrm{d}\beta = \frac{\mu_0}{2}nI\left(\cos\beta_2 - \cos\beta_1\right) \tag{8-14}$$

P 点磁感应强度的方向沿着轴线向右。

若螺线管为无限长，$\beta_1 = \pi$，$\beta_2 = 0$，这时有

$$B = \mu_0 nI \tag{8-15}$$

可见，B 的大小与考察点的位置无关，这表明密绕无限长螺线管轴线上磁场是均匀的。理论分析指出，密绕螺线管中磁感应线泄露管外很少，其内部空间的磁场都是均匀的。

在长直螺线管任一端的轴线上，如图 8-7（b）中的 A_1 点，$\beta_1 = \dfrac{\pi}{2}$，$\beta_2 = 0$，将其代入式（8-14）得

$$B = \frac{1}{2}\mu_0 nI \tag{8-16}$$

说明在长直螺线管端点轴线上的磁感应强度为管内的一半。对于有限长螺线管，当 $R \ll l$ 时，式（8-15）、式（8-16）也近似适用。

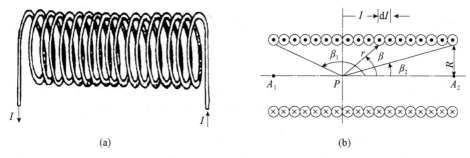

图 8-7　载流直螺线管的磁场

第三节　安培环路定律

如图 8-8（a）所示，有一个垂直于长直导线的平面 S，电流 I 与该平面相交于点 O。在此平面内任取一包围电流的闭合曲线 L，设 L 的绕行方向和电流方向成右手螺旋关系。L 上任一点 A 的磁感应强度 $B = \dfrac{\mu_0 I}{2\pi r}$。式中 r 为 A 点到电流 I 的距离，$\boldsymbol{B}$ 的方向为通过 A 点的磁感应线（如图 8-8（b）中的虚线）的切线方向，$\boldsymbol{B}$ 与过 A 点所取的线元 $\mathrm{d}l$ 的夹角为 θ。

由图可见，$\mathrm{d}l\cos\theta = r\mathrm{d}\varphi$，所以 $\boldsymbol{B}$ 沿闭合曲线 L 的线积分为

$$\oint_L \bar{B}\cdot\mathrm{d}\bar{l} = \oint_L B\mathrm{d}l\cos\theta = \oint \frac{\mu_0 I}{2\pi r}r\mathrm{d}\varphi = \frac{\mu_0 I}{2\pi}\int_0^{2\pi}\mathrm{d}\varphi = \mu_0 I \qquad （8\text{-}17）$$

积分的结果仅和包围在闭合曲线内的电流有关，而和所选的闭合曲线的形状无关。上式是从无限长直电流的磁场推导出来的，但它对任意形状电流所产生的磁场都是成立的，即使所取的闭合曲线不在一个平面内，上式也同样适用。如果所取的闭合曲线包含有多个电流，式（8-17）可写为

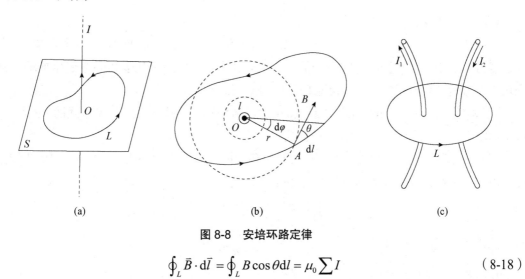

图 8-8　安培环路定律

$$\oint_L \bar{B}\cdot\mathrm{d}\bar{l} = \oint_L B\cos\theta\mathrm{d}l = \mu_0 \sum I \qquad （8\text{-}18）$$

上式表明，在电流周围的磁场中，磁感应强度 $\boldsymbol{B}$ 沿任何闭合曲线的线积分与通过该闭合曲线内电流强度的代数和成正比。这一结论叫作真空中的安培环路定律（Ampere Circuital Theorem）。

电流的正、负可按下列方法确定，如果电流的方向与积分回路的绕行方向符合右手螺旋关系时，电流为正，如图 8-8（c）中 I_1；反之为负，如图 8-8（c）中的 I_2；如果闭合曲线中不包含电流或包含等值反向电流时，式（8-18）右边为零。

下面求长直螺线管内的磁场。如图 8-9 所示，有一紧密缠绕的长直螺线管，通过的电流是 I，由于螺线管很长，它内部中间部分的磁场是均匀的，方向与管的轴线平行。管外的磁场很弱，可忽略。在螺线管内选一点 P，过 P 点做一矩形封闭回路 $abcd$，对该回路应用安培环路定律得

$$\oint B\cos\theta\mathrm{d}l = \int_a^b B\cos\theta\mathrm{d}l + \int_b^c B\cos\theta\mathrm{d}l + \int_c^d B\cos\theta\mathrm{d}l + \int_d^a B\cos\theta\mathrm{d}l = \mu_0\sum I$$

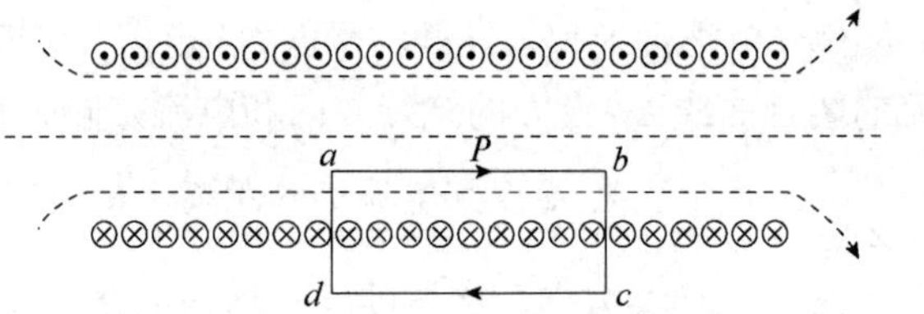

图 8-9　长直螺线管内的磁场图

由于 cd 在螺线管外，$B=0$，所以 $\int_c^d B\cos\theta\mathrm{d}l = 0$；$bc$ 和 da 两条线上各对应点上的 $\boldsymbol{B}$ 相同，而积分路径相反，所以 $\int_b^c B\cos\theta\mathrm{d}l + \int_d^a B\cos\theta\mathrm{d}l = 0$。$ab$ 在螺线管内，管内为均匀磁场，且 $\boldsymbol{B}$ 的方向自 a 到 b，故

$$\oint B\cos\theta\mathrm{d}l = \int_a^b B\mathrm{d}l = B\overline{ab} = \mu_0\sum I = \mu_0\overline{ab}nI$$

得到　$B = \mu_0 nI$

上述结论是从安培环路定律得出的，n 代表单位长度上的线圈匝数，它和用毕奥-萨伐尔定律得出的结论完全相同，但方法较简便，所以在有些情况下常用安培环路定律来求电流的磁场，下面是几个典型的安培环路定理的应用举例。

[例 8-1] 如图 8-10（a）所示，是一密绕载流螺绕环，设螺绕环共有 N 匝线圈，d 为管径，每个线圈中通过的电流为 I，求环内的磁场。

解：由对称性分析，见图 8-10（b），螺绕环内的磁感线为同心圆，环外磁感应强度为零。在环内选一半径为 R 的安培环路，则由安培环路定理可得

$$\oint_l \vec{B} \cdot \mathrm{d}\vec{l} = 2\pi RB = \mu_0 NI$$

$$B = \frac{\mu_0 NI}{2\pi R}$$

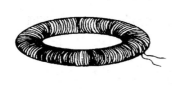
(a)

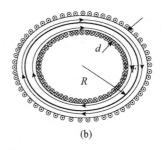
(b)

图 8-10 密绕载流螺绕环

令 $L = 2\pi R$, 则 $B = \dfrac{NI\mu_0}{L}$, 当 $2R \gg d$ 时, 螺绕环内可视为均匀场。

[例 8-2] 如图 8-11 (a) 所示, 一无限长载流圆柱体半径为 R, 其圆柱面上均匀通过电流 I, 求该圆柱体在空间激发的磁场。

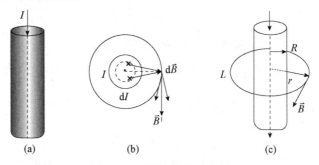

图 8-11 无限长载流圆柱体

解: 可将无限长载流圆柱体看成由无数根载流直导线组成。由图 8-11 (b), 结合右手螺旋法则和对称性分析可知, 其在空间任意一点所激发的磁感应强度方向都沿着该处圆环的切线方向, 即无限长载流圆柱体周围的磁感应线也是一圈圈的同心圆。如图 8-11 (c) 所示, 以 r 为半径做安培环路, 可得

当 $r > R$ 时, $\oint_l \vec{B} \cdot \mathrm{d}\vec{l} = \mu_0 I$ 解得 $B = \dfrac{\mu_0 I}{2\pi r}$

当 $0 < r < R$ 时, $\oint_l \vec{B} \cdot \mathrm{d}\vec{l} = \mu_0 \dfrac{\pi r^2}{\pi R^2} I$ 解得 $B = \dfrac{\mu_0 I r}{2\pi R^2}$

第四节　磁场对电流的作用

一、磁场对运动电荷的作用

电荷在磁场中运动会受到磁场力的作用, 这个力称为洛伦兹力 (Lorentz Force)。电荷的运动速度与磁场方向垂直时洛伦兹力最大, 与磁场方向平行时洛伦兹力为零。在一般情况下, 电荷的运动速度 v 与磁感应强度 $\boldsymbol{B}$ 之间可以成任意角度, 如图 8-12 所示。这时可以将 v 分解

成平行于 $\boldsymbol{B}$ 的分量 $v_{//} = v\cos\theta$ 和垂直于 $\boldsymbol{B}$ 的分量 $v_{\perp} = v\sin\theta$ 两部分。由于与 $v_{//}$ 方向的电荷不受力的作用，因此运动电荷在磁场中所受的力只由 $v_{\perp}$ 分量决定。由式（8-1）可以得出运动电荷在磁场中所受洛伦兹力的大小为

$$F = qv_{\perp}B = qvB\sin\theta \tag{8-19}$$

写成矢量式为 $\vec{F} = q\vec{v} \times \vec{B}$ 。

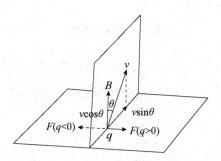

图 8-12　运动电荷在磁场中受力

洛伦兹力的方向也可以由右手螺旋法则来判定，即将右手四指的指向由 v 的方向沿着小于 π 的一侧向 $\boldsymbol{B}$ 的方向弯曲，则竖直的拇指的指向就是 $\boldsymbol{F}$ 的方向。如果是负电荷，洛伦兹力的方向和上述方向相反。

二、磁场对载流导线的作用

导线中的电流是由大量电子做定向运动形成的，这样的导线称为载流导线。当载流导线处于磁场中时，它所受的磁场力就是导线中所有电子所受的洛伦兹力的总和。在载流导线上任取一电流元 $I\mathrm{d}l$ ，电流元所在处的磁感应强度为 $\boldsymbol{B}$ ，$\boldsymbol{B}$ 与 $I\mathrm{d}l$ 的夹角为 θ 。设导线的横截面积为 S ，单位体积内的电荷数为 n ，则电流元中电荷的总数为 $nS\mathrm{d}l$ 。因为每个电荷所受的洛伦兹力 $f = qvB\sin\theta$ ，所以电流元受到的合力大小为 $\mathrm{d}F = nS\mathrm{d}l \cdot qvB\sin\theta$ ，但通过导线的电流强度 $I = nqvS$ ，故上式可以写成

$$\mathrm{d}F = IB\sin\theta\mathrm{d}l \tag{8-20}$$

写成矢量式为 $\mathrm{d}\vec{F} = I\mathrm{d}\vec{l} \times \vec{B}$ 。

$\mathrm{d}F$ 就是电流元 $I\mathrm{d}l$ 在磁场中所受的力，称为安培力，上式也叫安培公式。安培力的方向也可用右手螺旋法则确定，即右手的四指由电流强度 I 的方向沿着小于 π 的一侧向磁感应强度 $\boldsymbol{B}$ 的方向弯曲，这时拇指的指向就是安培力 $\mathrm{d}F$ 的方向。在图 8-13 中，$\mathrm{d}F$ 的方向垂直纸面向外。

长度为 l 的载流导线在磁场中所受的力，等于各个电流元所受安培力的矢量和，即

$$F = \int_l \mathrm{d}F = \int_l IB\sin\theta\mathrm{d}l \tag{8-21}$$

三、载流线圈所受磁力矩

将一矩形线圈 $abcd$ 放在匀强磁场 $\boldsymbol{B}$ 中，已知线圈的两个边长分别为 l_1 和 l_2，其中电流强度为 I，线圈平面与 $\boldsymbol{B}$ 之间的夹角为 θ，如图 8-14（a）所示。边长 ab 和 cd 两边所受的安培力分别为

$$F_1 = Il_1B\sin(\pi - \theta) = Il_1\sin\theta$$

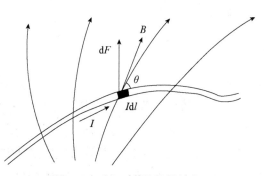

$$F_1' = Il_1B\sin\theta$$

图 8-13　磁场对载流导线的作用

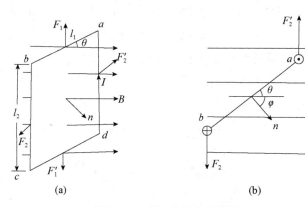

图 8-14　磁场中的载流线圈

即 $F_1 = F_1'$，但它们的方向相反，且作用在一条直线上，所以这两个力互相抵消。

边长 bc 和 da 两边所受的安培力分别为

$$F_2 = IBl_2$$

$$F_2' = IBl_2$$

可见 $F_2 = F_2'$，它们的方向相反，但不作用在一条直线上，形成一对力偶，如图 8-14（b）所示。由于力臂为 $l_1\cos\theta$，因此磁场作用在线圈上的力矩为

$$M = IBl_1l_2\cos\theta$$

或

$$M = IBS\cos\theta \tag{8-22}$$

在式（8-22）中，$S = l_1l_2$ 表示线圈平面的面积，$\boldsymbol{M}$ 称为载流线圈的磁力矩。

我们用线圈的法线方向 n 来描述线圈的取向，它的方向与线圈的环绕方向有关。让右手弯曲的四指与线圈中电流的环绕方向一致，这时其拇指的指向就定义为线圈法线的正方向。n 与 $\boldsymbol{B}$ 的夹角用 φ 表示，显然，$\varphi + \theta = \dfrac{\pi}{2}$，式（8-22）可以改写成

$$M = IBS\sin\varphi$$

如果线圈有 N 匝，则

$$M = NIBS \sin \varphi$$

或

$$M = P_{\mathrm{m}} B \sin \varphi \tag{8-23}$$

式中，$P_{\mathrm{m}} = NIS$，称为载流线圈的磁矩（Magnetic Moment）。由于磁矩 P_{m} 仅由载流线圈本身的条件 N、I 和 S 决定，与外磁场的情况无关，因此它是描述载流线圈本身特性的物理量。磁矩 P_{m} 是矢量，它的方向就是载流线圈法线的方向，单位是安培·米^2（A·m^2）。

式（8-23）虽然是由矩形载流线圈推导出来的，但可以证明它也适用于处在均匀磁场中的任何形状的平面载流线圈。

在图 8-15 中，图（a）表示一处在均匀磁场中且与 $\boldsymbol{B}$ 的夹角为 θ 的载流线圈，图（b）表示一处在匀强电场中且与 $\boldsymbol{E}$ 的夹角为 θ 的电偶极子。如果没有其他外力的作用，它们在磁场或电场力矩的作用下，最终都转到与磁场或电场的方向一致。

可见载流线圈在磁场中的表现与电偶极子在电场中的表现非常类似，所以也称它为磁偶极子（Magnetic Dipole）。

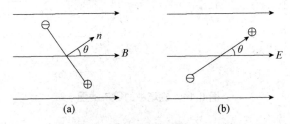

图 8-15　载流线圈和电偶极子的对比

四、霍尔效应

在均匀磁场 $\boldsymbol{B}$ 中放入通有电流 I 的导体或半导体薄片，使薄片平面垂直于磁场方向，这时在薄片的两侧产生一个电势差，这种现象叫霍尔效应（Hall Effect），产生的电势差叫作霍尔电势差。

下面我们来讨论霍尔电势差的大小。在图 8-16 中，设薄片中载流子的电量为 $+q$，漂移速度为 v，方向与电流方向一致，磁场方向与薄片垂直由下至上。这时，电荷 $+q$ 受到 $F_{\mathrm{m}} = qvB$ 的洛伦兹力，因此正电荷向前表面 a 聚集，负电荷向后表面 b 聚集，形成一个方向由前至后的电场 $\boldsymbol{E}$，并阻止载流子的继续移动。随着两侧电荷的积累，电场逐渐加强，当电场力与洛伦兹力相等达到平衡时，则有

$$Eq = qvB$$

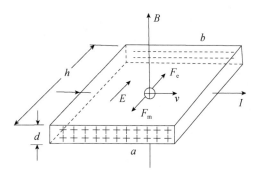

图 8-16　霍尔效应

即薄片中形成稳定电场的场强为

$$E = vB \qquad (8\text{-}24)$$

设薄片的宽度为 h，薄片内的电场可视为均匀电场，由电势梯度与电场强度的关系可得

$$E = \frac{V_a - V_b}{h_0} = vB$$

或

$$U_{ab} = V_a - V_b = vBh$$

由于电流强度为 $I = JS = nqvhd$，式中，J 为电流密度，n 为单位体积内的载流子数，d 表示薄片的厚度，所以 $v = \dfrac{I}{nqhd}$，则

$$U_{ab} = \frac{1}{nq} \cdot \frac{IB}{d}$$

令 $K = \dfrac{1}{nq}$ 上式变为

$$U_{ab} = K \cdot \frac{IB}{d} \qquad (8\text{-}25)$$

式（8-25）为霍尔电势差的计算公式，式中 K 称为霍尔系数，它与薄片的材料有关，材料的载流子密度 n 越大，K 就越小。为得到较大的霍尔系数，常采用载流子浓度较低的半导体材料。

霍尔效应广泛应用于半导体材料的测试和研究上，还可利用霍尔效应做成霍尔元件来测量磁场，测量直流和交流电路的电流和功率等；也可制成开关元件，在自动控制和信息处理等方面有着广泛的应用。

在医学上，可利用霍尔效应制成电磁泵。电磁泵在医学上常被用来输送血液或其他电解质溶液，其工作原理就是利用作用在导电液体上的磁场力来运送导电液体，基本结构如图 8-17 所示。在液体中通过电流，使电流的方向垂直于磁感应强度 $\boldsymbol{B}$，则液体受到一个沿管子方向的推力 $\boldsymbol{F}$（$F = jBabl$），使它向前流

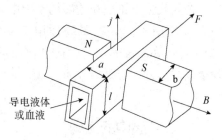

图 8-17　电磁泵

动。电磁泵的好处在于不存在任何机械运动部件，因此不会使血液中的细胞受到损害，且由于全密封，减少了污染的机会。在人工心肺机和人工肾装置中常用电磁泵来输送血液。

电磁流量计（Electromagnetic Flowmeter，EMF）是一种在医学上常用来测量血液流动速度的仪器，其工作原理同样是利用了磁场对运动电荷的作用。

如图 8-18 所示，设血液中的带电粒子以速度 v 在直径为 D 的血管中运动，它的流向与外加磁场 **B** 互相垂直。血流中带正电 q 的粒子受到一个大小为 qvB 的洛伦兹力，方向向左。带负电的粒子，则受到向右的洛伦兹力。这样正负粒子分别积聚在两侧的管壁上，其间形成电势差 U 和电场 E，q 所受电场力为 Eq，两力平衡时则有

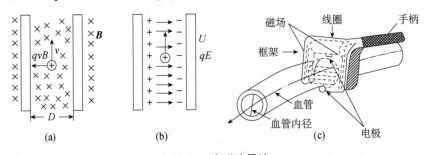

图 8-18　电磁流量计

$$qvB = Eq$$

假设正负电荷均匀分布在管壁内的两侧，其间的电场可以看成是均匀电场，则

$$E = \frac{U}{D}$$

将上述两式合并得
$$v = \frac{U}{DB}$$
（8-26）

式（8-26）说明，血管中的血流速度 v 和血管内两壁间的电势 U 成正比。这种电磁流量计主要供心脏和动脉手术时测量血流速度使用。

第五节　磁介质

前面我们讨论电流的磁场是指电流在真空（或空气）中而言的，如果电流在其他介质中，情况又有所不同。在磁场作用下能发生变化，并能反过来影响磁场的物质叫作磁介质（Magnetic Substance）。实际上所有的物质在磁场作用下都会或多或少地发生变化，并能影响原磁场，因此，都是磁介质。

一、介质中的磁场

原来没有磁性的物体在磁场中获得磁性的过程，称为磁化（Magnetization）。处于磁场中

的磁介质将被磁场磁化，从而产生一附加磁场 $\boldsymbol{B}'$。由于附加磁场的存在，介质中的磁感应强度 $\boldsymbol{B}$ 应等于真空中的磁感应强度 $\boldsymbol{B}_0$ 与附加磁场 $\boldsymbol{B}'$ 的矢量和

$$\boldsymbol{B} = \boldsymbol{B}_0 + \boldsymbol{B}' \tag{8-27}$$

不同的磁介质在磁场中磁化的程度也不一样，我们用比值 B/B_0 来表征介质的磁化程度，即

$$\mu_r = \frac{B}{B_0} \ 或 \ B = \mu_r B_0 \tag{8-28}$$

μ_r 称为介质的相对磁导率（Relative Permeability），它是一个无量纲的纯数，其大小由磁介质的性质决定。表 8-1 中列出了一些物质的相对磁导率。式（8-28）表明，磁介质被磁化后，磁介质中的磁感应强度是真空中磁感应强度的 μ_r 倍。真空中 $\mu_r = 1$。

在充满相对磁导率为 μ_r 的均匀磁介质中，毕奥-萨伐尔定律可表示为

$$dB = \mu_r dB_0 = \frac{\mu_r \mu_0}{4\pi} \cdot \frac{I dl \sin\theta}{r^2}$$

或

$$dB = \frac{\mu}{4\pi} \cdot \frac{I dl \sin\theta}{r^2} \tag{8-29}$$

上式中 $\mu = \mu_r \mu_0$，称为介质的绝对磁导率，简称磁导率（Permeability）。它与 μ_0 有相同的单位都是 $T \cdot m \cdot A^{-1}$。表 8-1 中列出了一些物质的相对磁导率。

表 8-1　一些物质的相对磁导率

分类	物质	μ_r
顺磁质	铝	$1 + 0.21 \times 10^{-4}$
	氧（标准状况）	$1 + 17.9 \times 10^{-7}$
	空气（标准状况）	$1 + 3.6 \times 10^{-7}$
	铂	$1 + 2.9 \times 10^{-4}$
抗磁质	锑	$1 - 7.0 \times 10^{-5}$
	铜	$1 - 0.94 \times 10^{-5}$
	水	$1 - 0.88 \times 10^{-5}$
	氢（标准状况）	$1 - 0.21 \times 10^{-6}$
铁磁质	铸钢	$500 \sim 2200$
	硅钢	7000（最大值）
	纯铁（99.95%）	1800（最大值）
	坡莫合金	100000（最大值）

由式（8-29）可以看出，当电流 I 为已知时，介质中的磁感应强度与介质有关。如果将式（8-29）改写为

$$d\left(\frac{B}{\mu}\right) = \frac{1}{4\pi} \cdot \frac{I dl \sin\theta}{r^2}$$

$\dfrac{B}{\mu}=H$ ，H 为新引入的物理量，它也是矢量，称为磁场强度（Magnetic Field Intensity），这样，上式就变为

$$\mathrm{d}H = \frac{1}{4\pi}\cdot\frac{Idl\sin\theta}{r^2} \tag{8-30}$$

式（8-30）说明，当电流 I 给定后，介质中各处的磁场就确定了。H 与介质的种类无关。在各向同性的介质中，H 与 B 的方向相同。用 H 来处理有介质存在时的磁场，会使问题变得简单得多。

二、磁介质的磁化机理及分类

一切磁现象都源于运动电荷。从物质的微观结构来看，每个分子都具有等效分子电流而产生分子磁矩，它是分子或原子中所有电子同时参与环绕原子核的轨道运动及本身的自旋，分别产生轨道磁矩 m_l 和自旋磁矩 m_s，两者的矢量和称为分子的固有磁矩或简称分子磁矩，用 m 表示。因此，从宏观上看一切物质都具有磁性，都是磁介质。我们可用相对磁导率来描述物质的磁性，它的大小决定了磁介质在磁场中磁化的不同效果。据此，磁介质可分为顺磁质、抗磁质、铁磁质三类。

1. 顺磁质（Paramagnetic Substance）

在顺磁质中，分子内部各电子的磁矩不完全抵消，即有分子磁矩 $m \neq 0$。顺磁质在外磁场中磁化的主要原因是分子固有磁矩 m 在磁力矩 $M = m \times B_0$ 的作用下趋于转向外磁场的方向，从而在磁介质内部出现总体分子磁矩的有序排列，这些有序排列的分子磁矩产生沿外磁场方向的附加磁场 B' 使磁场 B 增强，这就是顺磁质的磁化机理，如图 8-19（a）所示。

当这类磁介质处在外磁场 B_0 中时，各分子磁矩受到磁力矩的作用而转向外磁场方向，形成一个与外磁场方向相同的附加磁场 B'，结果使 $B > B_0$，$\mu_r > 1$。绝大部分物质属于这一类，如氧、锰、铬等。顺磁质具有的磁性称为顺磁性（Paramagnetism）。

2. 抗磁质（Diamagnetic Substance）

抗磁质的分子内部各电子的磁矩都互相抵消，分子磁矩为零，即 $m = 0$。当这类磁介质处在外磁场 B_0 中时，分子将产生沿外磁场方向相反的附加磁矩 Δm_1。这些附加磁矩 Δm_1 产生沿外磁场 B_0 反方向的附加磁场 B'，使外磁场减弱，此时 $B < B_0$，$\mu_r < 1$，如铜、铋、锑及惰性气体，抗磁质具有的磁性称为抗磁性（Diamagnetism）。

这就是抗磁质磁化的主要机理，如图 8-19（b）所示。

3. 铁磁质（Ferromagnetic Substance）

铁磁质内部存在许多自发的饱和磁化的小区域称为"磁畴"。铁磁质在外磁场 B_0 的作用下"磁畴"都转向外磁场的方向，磁化达到饱和，从而产生很强的与外磁场方向一致的附加

磁场 B'，因此 $B \gg B_0$，$\mu_r \gg 1$。如铁、镍、钴及某些合金。铁磁质所具有的磁性称为铁磁性（Ferromagnetism）。

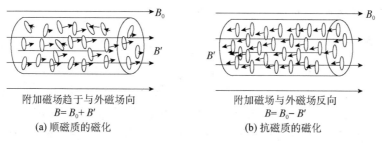

图 8-19　磁介质的磁化机理

构成生物体的各种生物大分子也都具有磁性。绝大多数生物大分子是各向异性的抗磁质，少数为顺磁性（如含 Fe 的血红蛋白，肌红蛋白和铁蛋白，生物体中的自由基等），只有极少数呈现铁磁性。外加磁场对生物磁性有一定影响，这可能对一些生物功能和生命现象发生作用。

第六节　磁场的生物效应

一、生物磁现象

地球是一个大磁体，在地球上的各种生物无不受其影响。研究表明，某些鸟类、海豚、鱼、蜗牛和某些细菌就是依据地磁场来定向的。比如我们熟知的鸽子，它的头部含有少量的强磁性物质——四氧化三铁（Fe_3O_4），鸽子就是利用这种强磁性物质依据地磁场来辨别回家的路的。

人体的许多功能和活动都是电荷的运动再通过神经系统的活动来传导的。所以，伴随着生物电现象的同时必然有生物磁现象的产生。生物磁信号非常微弱，心磁场约为 10^{-11} T；脑磁场约为 10^{-12} T 等。产生生物磁场的另一个原因是，某些铁磁性物质被吸入肺脏或随食物进入胃肠并沉积在里面，当这些磁性物质被地磁场或外界磁场磁化后，它们就成为小磁石残留在体内，从而也在体外产生一定的生物磁场。此外，在外界因素的刺激下，生物机体的某些部位可产生一定的诱发电位，同时产生一定的诱发磁场，如 $10\mu V$ 的诱发脑电位可引起 10^{-13} T 的诱发脑磁场，这种诱发的磁信号也是生物磁场。

二、磁场对生物体的作用

大量实验和临床实践表明，磁场对生命机体的活动及其生理、生化过程有一定影响。这些影响与磁场强度、磁场方向、变化磁场的频率及作用时间等有关系，具体表现在以下几个方面。

1. 磁场对生物体的作用与磁场强度、磁场类型有关

实验表明，利用 0.24～0.45T 梯度磁场强度，可以充分抑制肿瘤细胞的活性，使肿瘤细胞增长缓慢，到 15 天后，肿瘤细胞停止生长。这个结果为磁疗医治肿瘤提供了有意义的实验依据。恒定磁场对组织的再生和愈合有抑制作用，而脉冲磁场却对骨质愈合有良好的效果。交变磁场的频率也影响其对生物机体的作用，例如，在研究磁场对血液的作用时，发现频率为 50～20000Hz 的脉冲磁场中，只有频率为 1～2kHz 的磁场会促进血液的纤溶性质，其他频率的磁场对纤溶性有抑制作用。

2. 磁场对生物体的作用与磁场方向有关

通常当磁场方向和生物体轴线保持某一角度时其作用最大。例如，当磁场的方向是从大鼠背部指向腹部时会减少白细胞的数目。如果磁场方向是任意的，则磁场的强度要增大两倍才能明显地看到白细胞的减少。

3. 磁场的生物效应与磁场的作用时间有关

磁场的物理作用有积累效应，必须达到一定的程度后，才能触发生物效应。显然，磁场越强达到阈值的时间越短。除物理作用时间（即物理作用累积到能刚好发生生物效应的时间）外，还有生物反应时间（即生物效应开始后，在组织中扩大，直到生物机体产生可观察到的变化所经历的时间）。生物反应时间与物理作用时间相比，可以长一些，也可以短一些。

大量实验表明，适度的外加磁场在某种程度上对人体有益，所以人们利用磁场可以对病变组织进行治疗，如腰肌劳损、肌肉损伤、高血压等，并且制成一些医疗保健品，比如我们日常生活常见的磁疗腰带、磁疗手表、磁疗鞋垫等。磁医学在当今作为一种新兴的临床学科正在逐步发展之中，由于磁场疗法效果较好，且没有药物产生的副作用，因此磁疗将成为一种比较理想的医疗辅助手段，是联合国卫生组织提倡的 21 世纪"绿色疗法"之一。

三、基于磁场的诊疗技术简介

1. 脑磁图（Magneto Encephalogram，MEG）

医学上的脑磁图所测量的磁场就是来源于大脑皮质锥状树突细胞产生的突触后电位，在单位面积脑皮质中，数千个锥体细胞同时产生神经充电，从而产生集合电流，产生于电流方向正切的脑磁场，如图 8-20 所示。1968 年科恩（Cohen）首次在头颅的枕部测到自发性的 α 波引起的脑磁场信号，称其为脑磁图。对比脑电图，由于脑颅骨的电阻率比头皮和颅内组织的电阻率大得多，所以头皮各处均有电流分布，这不仅使各处的电位差减小，脑电流微弱，而且难以确定场源部位。对于脑磁图情况则大不相同，颅内产生电流的神经元活动的小区域，

可以看成是一个小的电偶极子（它所产生的磁场分布与一条孤立的小磁棒的磁场分布相似），从颅外记录到的脑磁图是由众多这样的小电偶极子磁场叠加的结果。当某一部位的神经细胞兴奋时，对应的脑电流和脑磁场较强，由于颅外和头皮中的电流很小，对颅内的电流和磁场影响很弱，所以从颅外记录的脑磁图波峰下的颅内部位，就是场源所在。这就是脑磁图对脑内兴奋部位推断的独特性，据此可推断癫痫病人的病灶部位，其特异性明显优于脑电图。

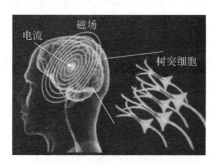

图 8-20　脑磁图的产生

2. 心磁图（Magnetocardiogram，MCG）

1963 年鲍莱（Baule）、麦克菲（Mcfee）首先在人体的体表记录到心脏电流所产生的磁场，称其为心磁图。尽管生物磁场是非常微弱的，但是心磁图与心电图相比却具有很明显的优势：①它采用的是非接触性的记录方法，不必考虑皮肤表面电流的影响，适合对 ST 段直流部分的波形判断，对右心房、左心室增大，心肌劳损的诊断具有重要意义。②当有环形电流和复数相等的逆向电流两重极存在时，因电压相互抵消，心电图不能记录，而心磁图却能记录到大幅度的变化信号，对陈旧性心肌梗死、心肌缺血能比较容易地检测出来。③心磁图所测磁场主要是偶极子信号源磁场，是心脏生物电本质的反映，通过分析可推导出信号源的位置和强弱，对普肯耶纤维系统异常传导通路等引起的异常节律的诊断有一定意义。

心磁图的记录是在前胸壁面选 36 点作为记录部位，与心电图的记录方法不同。心磁图也采用爱因托芬（Einthoven）命名法，分为 P 波，主要反映心房的除极过程；QRS 波，主要反映心室的除极过程；T 波，反映心室的复极化过程。图 8-21 表示正常人同一时间同一部位的心电图和心磁图的对照，由图可见，在心电图胸导联 V_1、V_2 处和与之对应的 D_1、D_2 处的心磁图同样出现 P、QRS、T 波。

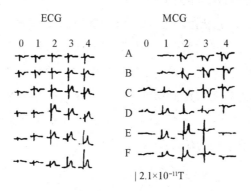

图 8-21　心电图和心磁图的对照

不管是心磁图还是脑磁图，由于测量时不需要电极与人体接触，且可以离开人体进行三维空间的测量，相比需要电极接触的心电图和脑电图测量只能获得二维信息，显然心、脑磁图能够获得更多的信息。

对生物磁信号的测量除了心磁、脑磁信号之外，对眼磁场、神经磁场和肌磁场等的研究也十分活跃，可望在不久的将来，上述诸方面都能获得广泛的临床应用。

3. 核磁共振成像技术（Nuclear Magnetic Resonance Imaging，NMRI 或 MRI）

核磁共振成像技术，简称磁共振成像，是利用核磁共振原理，依据所释放的能量在物质内部不同结构环境中不同的衰减，通过外加梯度磁场检测所发射出的电磁波，即可得知构成这一物体原子核的位置和种类，据此可以绘制成物体内部的结构图像。将这种技术用于人体内部结构的成像，就产生出一种革命性的医学诊断工具。氢核是人体成像的首选核种：人体各种组织含有大量的水和碳氢化合物，所以氢核的核磁共振灵活度高、信号强，这是人们首选氢核作为人体成像元素的原因。将人体置于特殊的磁场中，用无线电射频脉冲激发人体内氢原子核，引起氢原子核共振，并吸收能量。在停止射频脉冲后，氢原子核按特定频率发出射电信号，并将吸收的能量释放出来，被体外的接收器收录，经电子计算机处理获得图像，这就叫作核磁共振成像。磁共振信号强度与样品中氢核密度有关，人体中各种组织间含水比例不同，即含氢核数的多少不同，则磁共振信号强度有差异，利用这种差异作为特征量，能够反映出组织器官的形态学信息，从而把各种组织分开，这就是氢核密度的核磁共振图像。人体不同组织之间及正常组织与该组织中的病变组织之间的氢核密度、弛豫时间 T_1、T_2 三个参数的差异，是 MRI 用于临床诊断最主要的物理基础。

与 X 射线、CT 成像相比，核磁共振成像的最大优点是，它是当前少有的对人体没有任何伤害的安全、快速、准确的临床诊断方法。如今全球每年至少有 6000 万病例利用核磁共振成像技术进行检查。MRI 集当今物理学、化学、生物学和医学的最新研究成果于一体，结构复杂，技术先进。概括地说，它具有以下几项优点：①在医学影像学检查方法中，其最突出的优点就是具有良好的软组织分辨力，对比分辨率高。例如，它可以清楚地分辨肌肉、肌腱、筋膜、脂肪等软组织结构，并可准确区分脑灰质和白质。②具有多方位任意切层的能力（包括横轴位、冠状位、矢状位及任意斜位，而不必变动被检查者的体位）及多平面、多参数成像技术，因此可清楚地显示病变所在的部位、范围以及和周围组织器官的相互关系，即可精确定出病灶。故对许多病变的定性、定位和定量诊断有其独特的优越性，且无观察死角。③属无创性技术，并且无 X 线辐射损害，真正避免了其他影像学检查如 X 线或放射性核素扫描显像等射线辐射对人体的损害。④无须造影剂即可清楚地显示心脏和血管，免去了病人在接受插管和静脉注射造影剂时所要承担的额外痛苦和风险。

阅读材料

一、奥斯特简介

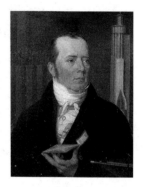

　　汉斯·奥斯特是丹麦物理学家、化学家，1777 年 8 月 14 日生于丹麦的兰格朗岛鲁德乔宾一个药剂师家庭，12 岁开始帮助父亲在药房里干活，同时坚持学习化学。由于刻苦攻读，他 17 岁以优异的成绩考取了哥本哈根大学的免费生，学习医学和自然科学。奥斯特崇尚康德的各种自然现象是相互关联的学说，他认为闪电过后钢针被磁化并非偶然现象，他还认为电流流过导体既然能产生热效应、化学效应，为什么不能产生磁效应呢？为此，从 1807 年到 1820 年间，奥斯特用了近 13 年的时间寻找电流对磁针的作用，但因方法不对而没有获得结果。一直到 1820 年 4 月的一次实验，终于让他发现通电导线附近的小磁针会发生偏转。不久他又发现磁铁也可以使通电导线发生偏转。奥斯特的电流与磁体间相互作用的实验于 1820 年 7 月 21 日以论文形式发表后，在欧洲物理学届引起了极大的关注。同年，奥斯特因电流磁效应这一杰出发现获英国皇家学会科普利奖章。1824 年奥斯特倡议成立丹麦自然科学促进会，创建了丹麦第一个物理实验室。1829 年奥斯特出任丹麦技术大学校长，直到 1851 年 3 月 9 日在哥本哈根逝世，终年 74 岁。

　　1908 年丹麦自然科学促进会建立"奥斯特奖章"，以表彰做出重大贡献的物理学家。奥斯特的功绩受到了学术界的公认，为了纪念他，国际上从 1934 年起命名磁场强度的单位为奥斯特，简称"奥"。

二、安培简介

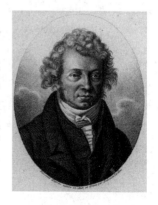

　　安培（Ampére，André-Marie），法国物理学家、化学家和数学家，1775 年 1 月 22 日生于里昂一个商人家庭。父亲为他安排了按照自己的意愿来学习的环境。他自幼聪明好学，具有惊人的记忆力，尤其是在数学方面有非凡的天赋，12 岁学习了微积分，13 岁发表关于螺旋线的论文。18 岁时，除了拉丁语，他还通晓意大利语和希腊语。他不仅钻研数学，还研究物理学和化学。在化学方面，他最先预见了氯、氟、碘三种物质是元素，还独立地发现了"阿伏伽德罗定律"。

　　安培最重要的贡献是在电磁学方面。1820 年 7 月奥斯特发现了电流的磁效应。法国科学家阿拉果 8 月在瑞士听到这一消息后，9 月初回到法国立即向法国科学院报告了这一最新发现。善于接受新的研究成果的安培，怀着极大的兴趣，第二天就重做了奥斯特的实验，并于 9 月 18 日向法国科学院提交了第一篇论文，报告他的实验成果。接着又在 9 月 25 日、10 月 9 日提出了第二篇和第三篇实验报告论文。在这三篇论文中，包括了电流方向和磁针偏转方向关系的右手定则；同向直线电流间互相吸引，异向直线电流间互相排斥；通电螺线管的磁性与磁针等效等。安培又用了两三个月的时间进一步研究电流之间的相互作用，把精巧的实验和他高超的数学技巧结合起来，通过四个巧妙设计的实验，导出了两个电流元之间相互作用的公式，即两个电流元之间的作用力跟它们之间距离的平方成反比，这就是著名的安培定律。安培还进一步探索了磁的本质，提出了分子电流假说，为正确认识物质磁性指出了方向。安培把磁和电流联系起来，从本质上认识了磁和电的统一。1827 年安培将他的电磁现象的研究综合在《电动力学现象的数学理论》一书中。这是电磁学史上一部重要的经典论著。为了纪念他在电磁学上的杰出贡献，电流的单位"安培"以他的姓氏命名。

　　安培精湛的实验技巧和探索根源的精神受到后人的称颂，他在电磁学方面的重要贡献被麦克斯韦誉为"电学中的牛顿"。1824 年安培担任法兰西学院实验物理学教授。1836 年，安培于法国去世。

习题八

8-1　无限长直圆柱体，半径为 R，沿轴向均匀流有电流。设圆柱体内（$r<R$）的磁感强度为 B_1，圆柱体外（$r>R$）的磁感强度为 B_2，则有（　　）。

A. B_1、B_2 均与 r 成正比

B. B_1、B_2 均与 r 成反比

C. B_1 与 r 成正比，B_2 与 r 成反比

D. B_1 与 r 成反比，B_2 与 r 成正比

8-2　如题 8-2 图所示，在一圆形电流 I 所在的平面内，选取一个同心圆形闭合回路 L，则由安培环路定理可知（　　）。

A. $\oint_L \boldsymbol{B} \cdot \mathrm{d}\boldsymbol{l} = 0$，且环路上任意点 $B \neq 0$

B. $\oint_L \boldsymbol{B} \cdot \mathrm{d}\boldsymbol{l} = 0$，且环路上任意点 $B = 0$

C. $\oint_L \boldsymbol{B} \cdot \mathrm{d}\boldsymbol{l} \neq 0$，且环路上任意点 $B \neq 0$

D. $\oint_L \boldsymbol{B} \cdot \mathrm{d}\boldsymbol{l} \neq 0$，且环路上任意点 $B = 0$

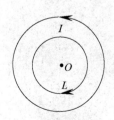

题 8-2 图

8-3　一无限长直导线通有 $I = 15\mathrm{A}$ 的电流，试求该导线在空间 1m 处

所激发的磁感应强度大小。

8-4 一个半径为 1cm，阻值 1Ω 的圆形电流回路连着 5V 的电压，回路中心的磁感应强度是多少？

8-5 在题 8-5 图中，（a）半径为 R_1、R_2 的两个半圆的共同圆心为 O，导线上电流 I 自无穷远处来到无穷远去，求 O 点的磁感应强度大小和方向。（b）求图中圆心 O 处磁感应强度及判断方向。

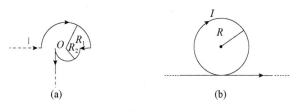

(a)   (b)

题 8-5 图

8-6 如题 8-6 图所示，载流导线通过电流 I，试求通过矩形面积的磁通量。

8-7 如题 8-7 图所示，环绕两根通过电流为 I 的导线有四种环路，问每种情况下 $\oint B\cos\theta \mathrm{d}l$ 等于多少？

8-8 一铜片厚度 $d = 2.0\,\mathrm{mm}$，放在匀强磁场中，已知磁场方向与铜片表面垂直，铜的载流子密度 $n = 8.4 \times 10^{22}\,\mathrm{cm}^{-3}$，当铜片中通有与磁场方向垂直的电流 $I = 200\mathrm{A}$ 时，当铜片两端的霍尔电势为 $2.2 \times 10^{-5}\,\mathrm{V}$ 时，需要加多大的匀强磁场？

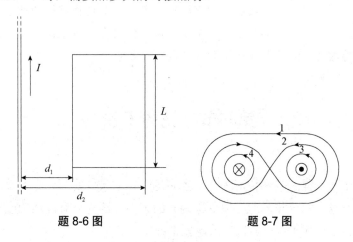

题 8-6 图   题 8-7 图

8-9 与心、脑电图相比，心磁图、脑磁图具有什么优点？

8-10 有人说，地球的磁场是地球生物的保护伞，你觉得对吗？为什么？

第九章 | 波动光学

学习要求

1. 掌握双缝干涉、单缝衍射、半波损失、马吕斯定律、布儒斯特定律。
2. 熟悉光程、光的衍射、光栅衍射。
3. 了解薄膜干涉、等厚干涉等。

光是一种电磁波，可见光在真空中的波长范围约为 390～760nm，不同波长的可见光给人以不同颜色的感觉。可见光虽然在整个电磁波谱中仅占很窄的部分，但其对人类的生命和生存、人类生活的进程和发展，起着巨大的作用和影响。光的传播遵循波动的一般规律。本章主要讨论光的干涉、衍射、偏振等现象，阐明其波动性质和基本规律，这些性质和规律不仅在理论上富有重要意义，而且在现代科学技术中有许多应用。

第一节　光的干涉

干涉现象是波动过程的基本特征之一，当满足一定的条件的两束光重叠时，叠加区域光的强度或明暗呈现稳定的分布，这种现象称为光的干涉。因为只有波动的叠加才可能产生干涉现象，因此光的波动性质可以通过干涉现象来证实。

一、光的相干性

干涉是波的一种叠加效应，当两列频率相同、振动方向相同、相位差恒定的波在空间相遇时就会发生干涉。对于机械波或无线电波来说，这些条件是比较容易满足的，但是对光波来说，由两个独立光源发出的光很难观察到干涉现象。例如，房间里用两盏灯照明时，墙上不会出现阴暗相间的干涉条纹。任何两个独立的普通光源都不是相干光源，这与光源发光的机理有关。

近代物理表明，光源发光是其中大量分子或原子在能级跃迁时辐射电磁波的结果。一个原子在一次能级跃迁中，所辐射的光波持续时间约为 10^{-9}s，相应的发射出来的光波波列长度在米的量级。一个原子每一次发光只能发射出一个长度有限、频率一定、振动方向一定的波列，如图 9-1 所示。普通光源的发光是由大量原子和分子单独进行的，每个原子或分子发光延续的时间都非常短，它们发出的电磁波是长度有限的波列，其振动方向和初相位以及频率是彼此独立、随机分布的。所以，由大量波列组成的光束，不能保持固定的振动方向和初相位。不仅来自两个独立光源的光波不能相互干涉，即使是同一光源不同部分发出的光波也不可能产生干涉现象。

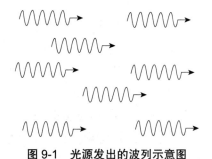

图 9-1 光源发出的波列示意图

要实现光的干涉，可以通过把同一光源同一点发出的光波分成两束光波，使它们经过不同的路程后再相遇的方法，以产生干涉现象。因为在这种情况下，每一个原子或分子发出的每一个波列都被分成两个波列，由于两个波列是从同一波列分离出来的，它们的频率相同，振动方向相同，在相遇点有恒定的相位差。当原子或分子辐射的初相位改变时，两个波列的初相位也做相应的改变，所以这两束光波在相遇点的相位差总保持不变，因而满足相干条件，在相遇区域可以产生干涉现象。

来自同一光源的同一点的两束相干光波，相当于来自两个频率相同、振动方向相同、初相位相同或相位差保持恒定的光源，这样的光源称为相干光源（Coherent Source），相干光源发出的光称为相干光（Coherent Light）。两束光波的干涉实质上就是同一波列分离出来的两个波列的干涉。

由于波列的长度有限，为了使同一波列分离出来的两个波列能够重叠并发生干涉，两束光波在相遇点的光程差（光程定义见后）不能太大，否则一光波的波列已通过，而另一光波的相应波列尚未到达，则两波列之间没有重叠，不能产生干涉现象。能够产生干涉现象的最大光程差称为相干长度（Coherent Length），相干长度等于一个波列的长度。

光源的单色性越好，波列的长度就越长，相干长度也就越大，光源的相干性就越好。激光光源具有很高的单色性，其相干长度比普通单色光源的相干长度大得多，所以激光光源是目前最好的相干光源。从同一普通光源获得相干光源一般有两种方法，一种是分波阵面法，如杨氏双缝实验等。另一种是分振幅法，如薄膜干涉等。

二、光程 光程差

相位差计算在分析光的叠加现象时是十分重要的。当两束光在同一介质中传播时，其相位差仅与它们之间的几何路程差有关；而当两束光经不同介质传播时，情况较为复杂，为了方便地比较和计算光经过不同介质时引起的相位差，我们先要引入光程和光程差的概念。

设有一频率为 v 的单色光，它在真空中的波长为 λ，传播速度为 c。当它在折射率为 n 的介质中传播时，传播速度为 $u=c/n$，波长 $\lambda' = u/v = c/nv = \lambda/n$。这说明，一定频率的光在折射率为 n 的介质中传播时，其波长为真空中波长的 $1/n$。波传播一个波长的距离，相位变化 2π，若光波在介质中传播的几何路程为 r，则相位变化为

$$\Delta\phi = 2\pi r/\lambda' = 2\pi nr/\lambda$$

上式表明，光波在介质中传播时，其相位的变化，不但与光波传播的几何路程及光在真空中的波长有关，而且还与介质的折射率有关。如果对于任意介质，都采用真空中的波长 λ 来计算相位的变化，那么就需要把介质中的几何路程 r 乘以折射率 n。这就是说，就相位变化而言，单色光在折射率为 n 的介质中所通过的几何路程 r，相当于在真空中通过 nr 的几何路程。折射率 n 和几何路程 r 的乘积 nr 称为光程（Optical Path）。光程之差称为光程差（Optical Path Difference）。决定光波相位变化的不是几何路程和几何路程差，而是光程和光程差。

如图 9-2 所示，从光源 S_1 和 S_2 发出的同相位的两束相干光波，在 S_1、S_2 等距离的 P 点相遇，其中一束光波经过空气，而另一束光波还经过厚度为 l、折射率为 n 的介质，虽然两束光波的几何路程都是 r，但光程不同，光波 S_1P 的光程就是几何路程 r，而光波 S_2P 的光程却是 $(r-l)+nl$，两者的光程差为

$$\delta = (r-l) + nl - r = (n-1)l$$

由此光程差引起的相位差为

$$\Delta\phi = \frac{2\pi}{\lambda}(n-1)l$$

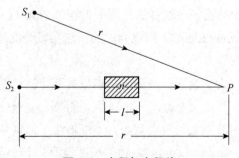

图 9-2　光程与光程差

在光学实验中经常会用到透镜，在光路中插入透镜是否会对光程产生影响？从图 9-3 可以看出，从物点 S 发出的光经透镜 L 后能会聚成一个明亮的像点 S'，而平行光通过透镜后也能会聚于焦平面上形成一亮点。这说明同相位的光经过透镜后到达会聚点时仍是同相位的。

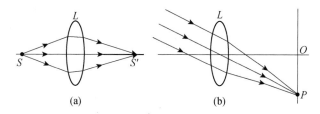

图 9-3　薄透镜的等光程性

对此，可以做如下的定性解释：从物点 S 到像点 S' 的各条光线，具有不同的几何路程，但它们在透镜玻璃中传播的路程也不相同。几何路程较长的光线在玻璃中传播的路程较短，而玻璃的折射率总大于空气的折射率，折算成光程后，各条光线将具有相同的光程。因此，薄透镜只改变光的传播方向，但不产生附加光程差，通过薄透镜的近轴光线具有等光程性。

三、杨氏双缝干涉

1801 年，托马斯·杨（Thomas Young，英国物理学家、医生）用实验的方法观察了光的干涉现象。图 9-4 所示的是杨氏双缝干涉实验，在单色平行光前放一狭缝 S，S 前又放有与 S 平行且等距离的两条平行狭缝 S_1 和 S_2。如前所述可知，S_1、S_2 可形成两个新的相干光源。由 S_1 和 S_2 发出的光波在空间相遇，产生干涉现象，在屏幕 AC 上形成稳定的明暗相间干涉条纹。

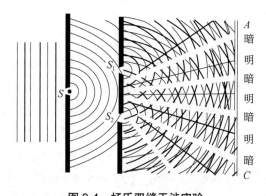

图 9-4　杨氏双缝干涉实验

下面分析屏幕上出现明暗条纹应满足的条件。如图 9-5 所示，设 S_1、S_2 间的距离为 d，其中点为 M，从 M 到屏幕 AC 的距离为 D，且 $D \gg d$。在屏幕上任意取一点 P，P 与 S_1 和 S_2 间的距离分别为 r_1 和 r_2，P 到屏幕的中心点 O（M 点在屏幕上的投影）的距离为 x。

由 S_1、S_2 所发出的光波到 P 点的光程差为：$\delta = r_2 - r_1 \approx d\sin\theta \approx d\dfrac{x}{D}$，根据波动理论，入射光的波长为 λ，则当

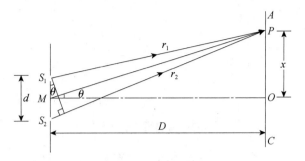

图 9-5　干涉条纹推导

$$\delta = d\sin\theta = \pm k\lambda \ \text{ 或 } \ x = \pm k\frac{D}{d}\lambda, \ k = 0,1,2,\dots \tag{9-1}$$

时，两光波在 P 点加强，光强为极大，P 点处出现明条纹。式中 k 为干涉的级数，当 $k=0$ 时，$x=0$，即在 O 点处出现明条纹，称为中央明条纹或称零级明条纹。与 $k=1$，2，…，对应的明条纹分别称为第一级，第二级，…，明条纹。式中的正、负号表示方向角 θ 与亮度的关系，表示条纹在中央明条纹两侧对称分布。

当

$$\delta = d\sin\theta = \pm(2k-1)\frac{\lambda}{2} \ \text{ 或 } \ x = \pm(2k-1)\frac{D}{d}\frac{\lambda}{2}, \ k = 1,2,\dots \tag{9-2}$$

时，两光波在 P 点互相削弱，光强为极小，P 点处出现暗条纹。与 $k=1$，2，3，…，对应的暗条纹分别称为第一级，第二级，第三级，…，暗条纹。

由式（9-1）或式（9-2）可以计算出相邻明条纹或暗条纹中心间的距离，即条纹间距为

$$\Delta x = \frac{D}{d}\lambda \tag{9-3}$$

此结果表明 Δx 与 k 无关，因此干涉条纹是等间距分布的。用不同波长的单色光源做实验时，条纹的间距不相同，波长短的单色光条纹间距小；波长长的单色光条纹间距大。如果用白光做实验，只有中央明条纹是白色的，其他各级都是由紫到红的彩色条纹。

[例 9-1] 如图 9-6 所示，在杨氏双缝实验中，已知双缝间的距离为 0.60mm，缝和屏幕相距 1.50m，若测得相邻条纹间的距离为 1.50mm。（1）求入射光的波长。（2）若以折射率 $n=1.30$，厚度 $l=0.01$mm 的透明薄膜遮住其中的一缝，原来的中央明纹处，将变为第几级明条纹？

解：（1）由 $\Delta x = \dfrac{D}{d}\lambda$ 得

$$\lambda = \frac{\Delta x d}{D} = \frac{1.50\times10^{-3}\times0.60\times10^{-3}}{1.50} = 600\,(\text{nm})$$

（2）未遮薄膜时，中央明纹处的光程差为 $\delta = r_1-r_2=0$，遮上薄膜后，光程差为

$$\delta = r_1 - l + nl - r_2 = (n-1)l$$

设此处为第 k 级明纹，则

$$(n-1)l = k\lambda$$

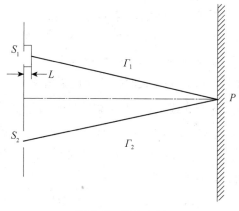

图 9-6　例 9-1 图

$$k = \frac{(n-1)\,l}{\lambda} = \frac{(1.30-1)\times 0.01\times 10^{-3}}{6.00\times 10^{-7}} = 5$$

则原来的中央明纹处将变为第 5 级明条纹。

四、洛埃德镜实验

继杨氏双缝干涉实验后，洛埃德设计了另外一种观察干涉现象的实验装置——洛埃德镜（Lloyd Mirror）。该实验的原理如图 9-7 所示。KL 为一块背面涂黑的玻璃片（洛埃德镜）。从狭缝 S_1 射出的光，一部分直接射到屏幕 P 上，另一部分经玻璃面 KL 反射后

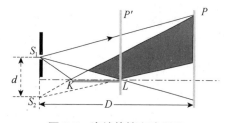

图 9-7　洛埃德镜实验原理

到达屏幕上，反射光可看成是由虚光源 S_2 发出的。S_1、S_2 构成一对相干光源。图中画有阴影的区域表示相干光叠加的区域，这时，处在阴影区域的屏幕 P 上，可以观察到明暗相间的干涉条纹。

若把屏幕移到和镜端相接触的位置 $P'L$ 上时，在屏幕和镜面的接触处将出现一暗条纹。这表明，直接射到屏幕上的光与由镜面反射出来的光在 L 处的相位相反，即相位差为 π。由于直接射到屏幕上的光不可能有这个变化，所以只能认为光从空气射向玻璃发生反射时，反射光有大小为 π 的相位突变。相位差 π 相当于光波多走（或少走）了半个波长的距离，这个现象称为半波损失（Half-wave Loss）。洛埃德镜实验不但显示了光的干涉现象，证实了光的波动性，而且更重要的是它证明了光由光疏介质（折射率小的介质）射向光密介质（折射率大的介质）表面而发生反射时，反射光会发生半波损失。

五、薄膜干涉

薄膜干涉现象在日常生活中可以观察到。太阳光照在肥皂膜及水面的油膜上，可以观察

到彩色花纹，这就是薄膜干涉现象。光波照射到透明薄膜时，在膜的前后两个表面都有部分被反射。这些反射光波是同一入射光的两个部分，只是经历了不同的路径而有恒定的相位差，因此它们是相干光，在它们相遇时就会产生干涉现象。

设薄膜厚度为 d，折射率为 n_2，上下表面外的介质折射率分别为 n_1 和 n_3。光纤 1 斜入射到上表面 M_1，入射角为 i，一部分光线经过 M_1 反射，另一部分光纤透过 M_1 再经过下表面 M_2 反射后透过上表面 M_1。如图 9-8 所示，入射光线在上表面的反射光纤 2 和在下表面反射再透过上表面的光线 3 经过透镜 L 聚焦于屏 P 上。经过 C 点我们做 CD 垂直于光纤 2，根据前面所述薄透镜的等光程特性可知，两束光线的光程差为

$$\delta_{23} = n_2(AB + BC) - n_1 AD \tag{9-4a}$$

或者

$$\delta_{23} = n_2(AB + BC) - n_1 AD + \frac{\lambda}{2} \tag{9-4b}$$

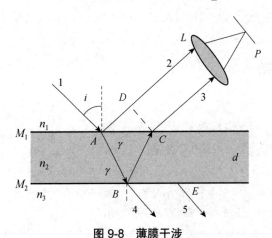

图 9-8　薄膜干涉

当上下表面都存在或者都不存在半波损失时，光程差由式（9-4a）确定。如果两个反射光之一存在半波损失，则由式（9-4b）决定光程差。半波损失的情况由三种介质的折射率决定，具体情况读者可自己分析。

根据图9-8所示的几何关系，可得光程差为 $\delta = 2e\sqrt{n_2^2 - n_1^2 \sin^2 i} + \frac{\lambda}{2}$ 或 $\delta = 2e\sqrt{n_2^2 - n_1^2 \sin^2 i}$，具体根据半波损失情况决定。

为了简便起见，假设光波垂直入射。如图 9-9 所示，光波到达膜的表面时，一部分被反射，另一部分进入薄膜，在膜的后表面被反射回来再经前表面折射而出。两部分光线的光程差为

$$\delta = 2n_2 e \tag{9-5a}$$

或者

$$\delta = 2n_2 e + \frac{\lambda}{2} \tag{9-5b}$$

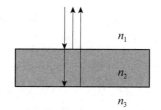

图 9-9　光线垂直入射时的薄膜干涉

与前面所讲情况类似，当上下表面都存在或者都不存在半波损失时，光程差由式（9-5a）确定。如果两个反射光之一存在半波损失，则由式（9-5b）决定光程差。

[例 9-2] 照相机的透镜常镀上一层透明薄膜，目的是利用干涉原理来减少表面的反射，使更多的光进入透镜。常用的镀膜物质是氟化镁（MgF_2），它的折射率 $n=1.38$。如果要使可见光谱中 $\lambda=550nm$ 的光有最小反射，问膜的厚度应是多少？

解：假设光线垂直入射（图 9-10 中入射角接近于零），为了方便读者理解，其入射角画得较大。由于两次反射都有半波损失，因此两反射光波互相削弱的条件是

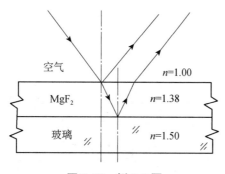

图 9-10　例 9-2 图

$$2ne = (2k-1)\frac{\lambda}{2}$$

取 $k=1$，得膜的最小厚度为

$$e = \frac{\lambda}{4n} = \frac{550}{4\times1.38} = 99.6\text{(nm)}$$

由于被削弱的波长是可见光谱中的黄绿色部分，其他颜色仍有部分被反射，因此镀膜后的透镜表面为青紫色。

六、等厚干涉

薄膜干涉可以分为两类：等倾干涉和等厚干涉。假设薄膜两端的介质为同一种介质，薄膜折射率为 n。若入射光不是垂直入射的，那么后表面反射的光线和前表面反射的光线的光程差为 $\delta = 2e\sqrt{n^2 - \sin^2 i} + \frac{\lambda}{2}$。由此可见，对于厚度均匀的平面薄膜来说，光程差是随光线的倾

角（指入射角 i）的改变而改变的。具有相同入射角 i 的入射光有相同的光程差，它们将形成同一级数干涉条纹。这种干涉条纹称为等倾条纹（Equal Inclination Fringes）。

当平行光垂直地照射到厚度不均匀的薄膜上时，从薄膜前后表面反射的光的光程差仅与薄膜的厚度有关，厚度相同的地方，光程差相同，干涉条纹的级数也相同，这种干涉条纹称为等厚条纹（Equal Thickness Fringes），相应的干涉现象，称为等厚干涉（Equal Thickness Interference）。劈尖干涉和牛顿环就是这一类干涉。下面以劈尖干涉和牛顿环为例说明等厚干涉。

1. 劈尖干涉

一个劈尖形状的介质薄片或膜，简称为劈尖。它的两个表面都是平面，其间有一个很小的夹角 θ，如图 9-11（a）所示。两表面的交线称为劈尖的棱边。如果用平行的单色光垂直入射到劈面上，从劈尖上、下表面反射的光，在劈尖的上表面附近相遇，而发生干涉。因此，当观察劈尖表面时，就会看到干涉条纹。

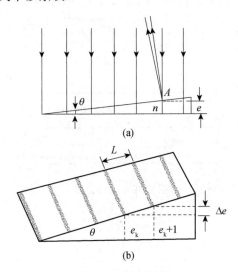

图 9-11　劈尖干涉

以 e 表示在入射点 A 处劈尖的厚度，则两束相干的反射光相遇时光程差为 $\delta = 2ne + \dfrac{\lambda}{2}$。由于各处劈尖的厚度 e 不同，所以光程差也不同，出现明暗条纹的条件为

$$\delta = 2ne + \frac{\lambda}{2} = k\lambda, k=1,\ 2,\ 3,\ \ldots 明条纹 \tag{9-6}$$

$$\delta = 2ne + \frac{\lambda}{2} = (2k+1)\frac{\lambda}{2},\ k=0,\ 1,\ 2,\ \ldots 暗条纹 \tag{9-7}$$

以上两式表明，每级明条纹或暗条纹都与一定的劈尖厚度相对应，因此这种干涉条纹是等厚条纹。由于劈尖的厚线是一些平行于棱边的直线，所以干涉条纹是一些与棱边平行的明暗相间的直条纹，如图 9-11（b）所示。

在棱边处 $e=0$，只是由于有半波损失，两相干光的相位相差 π，因而形成暗条纹。

以 L 表示相邻两条明条纹或暗条纹中心的间距，由图 9-11（b）可求得

$$L = \frac{\Delta e}{\sin \theta}$$

式中，θ 为劈尖角，Δe 为相邻两条明纹或暗纹对应的厚度差，由式（9-6）或式（9-7）可知

$$\Delta e = e_{k+1} - e_k = \frac{\lambda}{2n} \tag{9-8}$$

通常 θ 很小，所以 $\sin\theta \approx \theta$，上式又可写为

$$L = \frac{\lambda}{2n\theta} \tag{9-9}$$

式（9-8）和式（9-9）表明，劈尖干涉形成的干涉条纹是等间距的。条纹间距与劈尖角 θ 有关，θ 越大，条纹间距越小，条纹越密。当 θ 大到一定程度时，条纹就密得无法分开。所以干涉条纹只能在劈尖角很小时才能观察到。

2. 牛顿环

在一块光滑平整的玻璃片 B 上，放置一个曲率半径 R 很大的平凸透镜 A，在 A、B 间形成一薄的劈形空气层，如图 9-12（a）所示。当用平行单色光垂直入射平凸透镜时，在空气层的上、下表面发生反射，形成两束向上的相干光，这两束相干光在平凸透镜下表面处相遇而发生干涉，在透镜下表面上，可以观察到一级以接触点 O 为中心的同心圆环，称为牛顿环（Newton Ring），如图 9-12（b）所示。

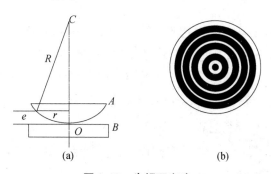

图 9-12　牛顿环实验

这两束相干光的光程差为 $\delta = 2e + \frac{\lambda}{2}$，其中 e 是空气层的厚度，$\lambda/2$ 是光在空气层下表面即和玻璃的分界面上反射时产生的半波损失。由于这一光程差由空气薄层的厚度决定，所以牛顿环也是一种等厚条纹。又由于空气层的等厚线是以 O 为中心的同心圆，所以干涉条纹成为明暗相间的圆环。

形成明环的条件为

$$2e + \frac{\lambda}{2} = k\lambda，\quad k=1，2，3，\ldots \tag{9-10}$$

形成暗环的条件为

$$2e + \frac{\lambda}{2} = (2k+1)\frac{\lambda}{2} , \quad k=0, 1, 2, \ldots \quad (9\text{-}11)$$

在中心处 $e=0$，因有半波损失，两相干光光程差为 $\lambda/2$，所以形成一暗斑。

设牛顿环的半径为 r，由图 9-12（a）可以看出，r 与 R 的关系为

$$r^2 = R^2 - (R-e)^2 = 2Re - e^2$$

因为 R 远远大于 e，此式中 e^2 可以略去，于是得

$$e = \frac{r^2}{2R}$$

则明环半径为

$$r = \sqrt{\frac{(2k-1)R\lambda}{2}} , \quad k=1, 2, 3, \ldots \quad (9\text{-}12)$$

暗环半径为

$$r = \sqrt{kR\lambda} , \quad k=0, 1, 2, \ldots \quad (9\text{-}13)$$

可见半径 r 与环的级数的平方根成正比，所以从环心越向外，圆环的分布越密。

第二节　光的衍射

光波绕过障碍物传播的现象称为光的衍射（Diffraction of Light）。衍射后所形成的明暗相间的图样称为衍射图样。干涉和衍射现象都是波动所固有的特性。通常根据观察方式的不同，把光的衍射现象分为两类：一类是光源和观察屏（或二者之一）与障碍物之间的距离是有限的，这一类衍射称为菲涅耳衍射（Fresnel's Diffraction）；另一类是光源和观察屏与障碍物之间的距离都是无限远的，这一类衍射称为夫琅禾费衍射（Fraunhofer's Diffraction），这种衍射是借助于两块会聚透镜来实现的，一块放在障碍物前，把点光源发出的光变成平等光，一块放在障碍物后，使经过障碍物后的衍射光在透镜的焦平面上成像。这样既可增加衍射图样的强度，又可保持衍射的性质不变，更便于观察。

一、单缝衍射

单缝衍射的实验装置如图 9-13 所示。光源 S 放在透镜 L_1 的焦点上，观察屏 E 放在透镜的 L_2 焦平面上。当平行光垂直照射到狭缝 K 上时，在屏幕 E 上将出现明暗相间的衍射图样。如果 S 是单色光源，其衍射图样是一组与狭缝平行的明暗相间的条纹，正对狭缝的是中央明纹，两侧对称分布着各级明暗条纹。条纹的分布是不均匀的，中央明纹光强最大也最宽，其他明纹的光强迅速下降且随着级数的增大逐渐减小。

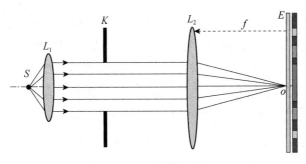

图 9-13 单缝衍射

单缝衍射可用半波带法（Half Wave Zone Method）加以说明。如图 9-14（a）所示，设单缝的宽度为 a，入射光的波长为 λ。根据惠更斯原理，当平行光垂直照射到狭缝上时，位于狭缝所在处的波阵面 AB 上的每一点都是一个新的波源，向各个方向发射子波，狭缝后面空间任意一点的光振动，都是这些子波传到该点的振动的相干叠加，其加强或减弱的情况，决定于这些子波到达该点时的光程差。假设衍射角为任意角 θ 的一束平行光，经过透镜 L_2 聚集在屏幕 E 上的 P 点，从 A 点做 AC 垂直于 BC，由于平行光经过透镜会聚后不会产生附加的光程差，这束光线的两边缘光线之间的光程差为

$$BC = a\sin\theta$$

BC 亦是这束平行光的最大光程差，P 点的明暗程度完全决定于光程差 BC 的值。

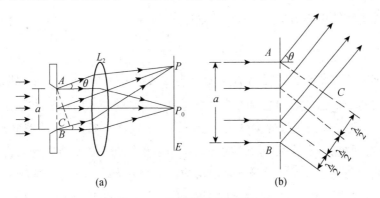

图 9-14 单缝衍射条纹的形成

如果这个光程差 BC 刚好等于入射光的半波长的整数倍，可做一些平行于 AC 的平面，使两相邻平面之间的距离都等于 $\lambda/2$，这些平面将把单缝处的波阵面 AB 分为整数个面积相等的部分，每一个部分称为一个半波带，如图 9-14（b）所示。由于各个半波带的面积相等，因而各个半波带发出的子波在 P 点所引起的光振幅接近相等，而相邻两半波带上的任何两个对应点发出的子波在 P 点的光程差都是 $\lambda/2$，即相位差为 π。因此，相邻两半波带发出的子波在 P 点合成时将互相抵消。这样如果 BC 等于半波长的偶数倍时，单缝处的波阵面 AB 可分为偶数个半波带，则由于一对对相邻的半波带发出的光都分别在 P 点相互抵消，所以合振幅为零，P 点应是暗条纹的中心。如果 BC 等于半波长的奇数倍，单缝处的波阵面 AB 可分为奇数个半波带，则一对对相邻的半波带发的光分别在 P 点相互抵消后，还剩一个半波带发的光到

达 P 点合成，这时 P 点应为明条纹的中心。θ 角越大，半波带面积越小，明纹光强就越小。当 θ =0 时，各衍射光沿原方向传播，光程差为零，通过透镜后聚集在屏幕的中心 P_0，这就是中央明纹的中心位置，该处光强最大。对于任意其他的衍射角 θ，BC 一般不能恰好等于半波长的整数倍，AB 亦不能分成整数个半波带，此时，衍射光束形成介于最明和最暗之间的中间区域。综上所述可知，当平行光垂直于单缝平面入射时，单缝衍射条纹的明暗条件为

$$a\sin\theta = \pm 2k\frac{\lambda}{2}, \quad k=1, 2, 3, \ldots 暗纹中心 \qquad （9-14）$$

$$a\sin\theta = \pm(2k+1)\frac{\lambda}{2}, \quad k=1, 2, 3, \ldots 明纹中心 \qquad （9-15）$$

$$\theta = 0 \ldots 零级明纹（中央明纹） \qquad （9-16）$$

式中，k 为衍射的级数，k=1，2，3…依次为第一级、第二级、第三级…暗纹或明纹。

两个第一级暗条纹中心间的距离即为中央明纹的宽度。考虑到一般 θ 角较小，中央明纹的半角宽度为

$$\theta = \sin\theta = \frac{\lambda}{\alpha} \qquad （9-17）$$

以 f 表示透镜 L_2 的焦距，则屏上中央明纹的宽度为

$$\Delta x = 2f\,\mathrm{tg}\theta \approx 2f\sin\theta = 2f\frac{\lambda}{a} \qquad （9-18）$$

屏上各级暗条纹的中心与中央明纹中心的距离为

$$x = \pm kf\frac{\lambda}{a} \qquad （9-19）$$

如果把相邻暗条纹之间的宽度 $f\lambda/a$，定义为一条明条纹的宽度，则中央明纹的宽度既是其他明纹宽度的两倍，也是第一级暗纹的中心与中央明纹的中心的距离的两倍。

式（9-18）表明，中央明纹的宽度正比于波长 λ，反比于缝宽 a。缝越窄，衍射越显著；缝越宽，衍射越不明显。当缝宽 $a \gg \lambda$ 时，各级衍射条纹向中央靠拢，密集得以至于无法分辨，只能观察到一条明条纹，它就是透镜所形成的单缝的像，这个像相应于从单缝射出的光是直线传播的平行光束。由此可见，光的直线传播现象是光的波长较障碍物的线度小很多时，衍射现象不显著的情形。

当缝宽 a 一定时，入射光的波长 λ 越大，衍射角也越大。因此，若以白光照射，中央明纹将是白色的，而其两侧则呈现出一系列由紫到红的彩色条纹。

二、圆孔衍射

在图 9-13 所示的单缝衍射装置中，如果用一直径为 D 的小圆孔代替狭缝，那么在光屏上就可得到如图 9-15 所示的圆孔衍射的图样。图样的中央是一明亮的圆斑，周围是一组明暗相间的同心圆环，由第一暗环所包围的中央亮斑称为艾里斑（Airy Disk）。理论计算证明，艾里

斑的光强约占整个入射光强的84%，其半角宽度为

$$\theta \approx \sin\theta = 1.22\frac{\lambda}{D}$$
（9-20）

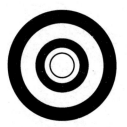

图9-15　圆孔衍射

若以f表示透镜L_2的焦距，艾里斑的半径为

$$R = f\theta = 1.22f\frac{\lambda}{D}$$
（9-21）

λ是入射光的波长，显然D越小，或λ越大，衍射现象越明显。圆孔衍射现象是许多光学仪不可避免的现象，它影响到成像的质量。

三、光栅衍射

光栅（Grating）又称为衍射光栅，是一种利用衍射原理制成的光学元件。透射光栅由大量等宽等间距的狭缝组成。缝的宽度a和两缝间不透光部分的宽度b之和，即$d=a+b$称为光栅常量（Grating Constant）。在一块很平的玻璃片上，用金刚石刀尖或电子束刻出一系列等宽等距的平行刻痕，刻痕处因漫反射而不大透光，相当于不透光的部分，未刻过的地方相当于透光的狭缝，这样就制成了透射光栅。实用的光栅每毫米内有几十条、上千条甚至几万条刻痕，原刻的光栅是非常贵重的，实验室中通常使用的是复制的光栅。

图9-16是光栅衍射的原理示意图，当平行光垂直照射到光栅G上时，光栅上的每一条狭缝都将在屏幕E的同一位置上产生单缝衍射的图样，又由于各条狭缝都处在同一波阵面上，所以各条狭缝的衍射光也将在屏幕E上相干叠加，结果在屏幕E上形成了光栅的衍射图样。光栅衍射图样是单缝衍射和多缝干涉的总效果。

在衍射角为任意角θ的方向上，从任意相邻两列波的叠加规律可知，当θ满足下式时，所有的缝发出的光到达P点时都是同相的，它们将彼此加强，形成明条纹

$$d\sin\theta = \pm k\lambda, \quad k=0, 1, 2, \ldots$$
（9-22）

式（9-22）称为光栅方程（Grating Equation）。式中k表示明条纹的级数，$k=0$的明条纹称为中央零级明条纹，又称为零级像，$k=1, 2, \ldots$时分别称为第一级、第二级…明条纹（或像）。只有在满足光栅方程的那些特殊方向上各缝发出的光才能彼此都加强。因此，光栅各级明条纹细窄而明亮。

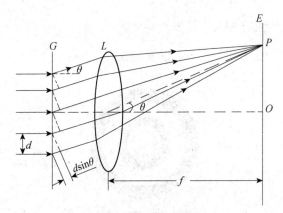

图 9-16　光栅衍射的原理示意图

由光栅方程可以看出，光栅常量越小，各级明条纹的衍射角就越大，即各级明条纹分得越开。对给定长度的光栅，总缝数越多，明条纹越亮。对光栅常量一定的光栅，入射光波长越大，各级明条纹的衍射角也越大。如果是白光（或复色光）入射，则除中央零级明条纹外，其他各级明条纹都按波长不同各自分开，形成光栅光谱（Grating Spectrum）。通过光栅光谱可以了解原子、分子的内部结构，还可以了解物质由哪些元素组成及每种元素所占的百分比，因此光栅已成为光谱分析仪器的核心部件。

如果满足光栅方程的 θ 角，同时又满足单缝衍射形成暗纹的条件 $a\sin\theta = k'\lambda$，则在光栅衍射图样上缺少这一级明条纹，这一现象称为光栅的缺级现象。所缺的级数 k 为

$$k = \pm \frac{d}{a} k', \quad k' = 1, \ 2, \ 3, \ \ldots \qquad (9\text{-}23)$$

例如，当 $d/a=4$ 时，则缺级的级数为 ± 4，± 8，……。

第三节　光的偏振

一、自然光和偏振光

光波是一种电磁波，电磁波是横波，其电场强度矢量 E 和磁感应强度矢量 B 的振动方向都垂直于波的传播方向，并且它们之间也互相垂直。在光波的 E 矢量和 B 矢量中，能引起感光作用和生理作用的主要是 E 矢量，所以一般把 E 矢量称为光矢量（Light Vector），把 E 矢量的振动称为光振动，并以它的振动方向代表光的振动方向。由于原子、分子发光的独立性和间歇性，在普通光源发出的光中，包含各个方向的光矢量，没有哪一方向比其他方向更占优势，也就是说，在所有可能的方向上，E 矢量的振幅都相等，这样的光称为自然光（Natural Light），如图 9-17（a）所示。普通光源发出的光都是自然光。

如果在垂直于光波传播方向的平面内，光矢量只沿一个固定的方向振动，这样的光称为

线偏振光，亦称为平面偏振光，简称为偏振光（Polarized Light），如图 9-18（a）、（b）所示。偏振光的振动方向和光的传播方向构成的平面称为偏振光的振动面（Plane of Vibration），与振动面垂直而且包含有传播方向的平面称为偏振面（Plane of Polarization）。由于任何一个方向的振动都可以分解为某两个相互垂直方向的振动，因此自然光可以分解为方向垂直取向任意的两个偏振光，这两个偏振光振幅相等，其强度各等于自然光强度的一半。所以自然光也可以用图 9-17（b）、（c）所示的符号表示。值得注意的是，这两个分量是相互独立的，没有固定的相位关系，不能合成一个偏振光。

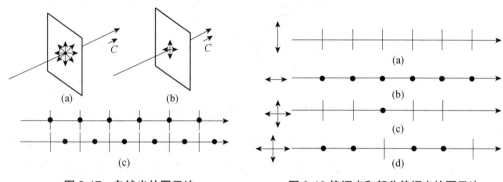

图 9-17　自然光的图示法　　　　　图 9-18 偏振光和部分偏振光的图示法

　　如果在光波中，光矢量在某一确定方向上最强，或者说有更多的光矢量取向于该方向，这样的光称为部分偏振光（Partial Polarized Light），如图 9-18（c）、（d）所示。还有一种偏振光，它的光矢量随时间做有规律的改变，光矢量的末端在垂直于传播方向的平面上轨迹呈现为椭圆或圆，这样的光称为椭圆偏振光（Elliptically Polarized Light）或圆偏振光（Circularly Polarized Light）。如果迎着光线看时光矢量顺时针旋转，则称为右旋椭圆（或圆）偏振光；光矢量逆时针旋转，则称为左旋椭圆（或圆）偏振光。

二、马吕斯定律

　　自然光通过某些装置后会变成偏振光，能够把自然光变成偏振光的装置称为起偏器（Polarizer）。起偏器的作用像一个滤板，它只让光波中沿某一特定方向振动的成分通过，因此通过起偏器后的光波即成为在该特定方向振动的偏振光。人眼不能分辨光波的振动方向，无法辨别自然光和偏振光。用于检测光波是否偏振并确定其振动方向的装置称为检偏器（Analyzer）。任何起偏器都可以作为检偏器。

　　在图 9-19 中，用两块晶体片 P 和 A 分别表示起偏器和检偏器。假设光波在通过起偏器和检偏器时，只有那些在片中平行线的方向上振动的成分才能通过，这个方向称为透射轴。在图 9-19（a）中，自然光通过 P 后，成为在水平方向振动的偏振光，因为 P 和 A 的透射轴是一致的，所以能够通过 P 的振动成分也同样能通过 A，在 A 的后面透射光强最强。如果把 A 绕光波行进方向转 90°，如图 9-19（b）所示，它就只能让垂直振动的光波通过了，然而在通

过 P 的偏振光中没有这样的振动分量,因此在 A 的后面光强将为零,称为消光。

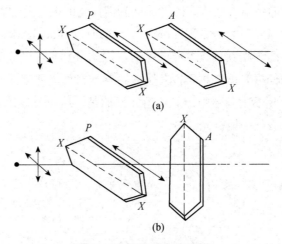

图 9-19 起偏器和检偏器

如果检偏器 A 和起偏器 P 的透射轴既不相平行,也不相垂直,而是成一个 θ 角度,如图 9-20 所示,那么只有部分光波可以通过 A。假设在 A 和 P 之间的偏振光的振幅为 E_0,在不考虑反射和吸收的情况下,透射光的振幅则为 $E_1 = E_0 \cos \theta$,因光的强度与光的振幅的平方成正比,因此,通过 A 的偏振光的强度 I 和通过前的强度 I_0 有如下的关系

$$\frac{I}{I_0} = \frac{E_1^2}{E_0^2} = \frac{E_0^2 \cos^2 \theta}{E_0^2} = \cos^2 \theta$$

由此得

$$I = I_0 \cos^2 \theta \tag{9-24}$$

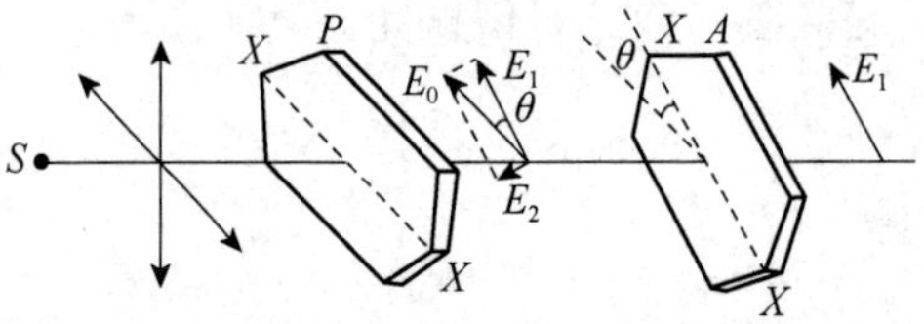

图 9-20 马吕斯定律

这一公式称为马吕斯定律(Malus's Law)。它指出,通过检偏器的偏振光的强度与检偏器的透射轴的方向有关,如果透射轴方向与入射光振动方向之间的角度为 θ,则通过它的光强与 $\cos^2 \theta$ 成正比。

由式(9-24)可见,当 $\theta = 0°$ 或 $180°$ 时,$I = I_0$,光强最大;当 $\theta = 90°$ 或 $270°$ 时,$I = 0$,没有光从检偏器射出,这就是两个消光位置;当 θ 为其他值时,光强 I 介于 0 和 I_0 之间。

当用检偏器检验部分偏振光时,透射光的强度随其透射轴的方向而变,设透射光强的极大值和极小值分别为 I_{max} 和 I_{min},则两者相差越大,就说明该部分偏振光的偏振程度越高,通常用偏振度(Degree of Polarization)P 来描述部分偏振光的偏振程度,它的定义为

$$P = \frac{I_{max} - I_{min}}{I_{max} + I_{min}} \qquad (9\text{-}25)$$

显然，对于自然光有 $I_{max}=I_{min}$，$P=0$；对于线偏振光 $I_{max}=0$，$P=1$，即线偏振光是偏振度最大的光，故线偏振光亦称为全偏振光。

三、布儒斯特定律

自然光在两种各向同性介质的分界面发生反射和折射时，反射光和折射光一般都是部分偏振光。在反射光中垂直于入射面的光振动多于平行光振动，而在折射光中，平行入射面的光振动多于垂直光振动，如图 9-21 所示。

1812 年，布儒斯特（D. Brewster）发现，反射光的偏振化程度和入射角有关。当入射角 i_0 和折射角 γ 之和等于 90°时，即反射光和折射光垂直时，反射光即成为光振动垂直于入射面的偏振光，如图 9-22 所示。这时的入射角称为布儒斯特角（Brewster Angle）或起偏角。根据折射定律有

$$n_1 \sin i_0 = n_2 \sin \gamma = n_2 \cos i_0$$

即
$$\text{tg}\, i_0 = \frac{n_2}{n_1} \qquad (9\text{-}26)$$

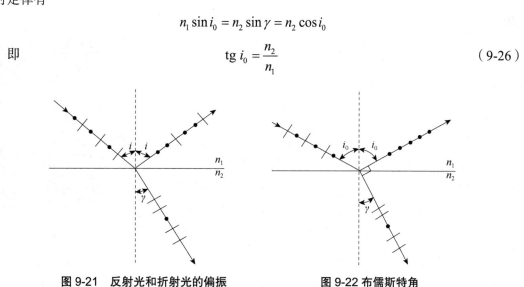

图 9-21　反射光和折射光的偏振　　　　图 9-22 布儒斯特角

式（9-26）称为布儒斯特定律。当自然光以布儒斯特角入射时，反射光只有垂直于入射面的光振动，入射光中平行于入射面的光振动全部被折射，垂直于入射面的光振动也大部分被折射，而反射的仅是其中的一部分。因此，反射光虽然是完全偏振的，但光强较弱；而折射光虽然是部分偏振的，光强却很强。例如，当自然光以布儒斯特角从空气入射向玻璃时，由玻璃反射获得的偏振光仅占入射自然光总能量的 7%。如果让自然光以布儒斯特角入射到如图 9-23 所示的玻片堆，则每一个分界面上都要被反射掉一部分，而与入射面平行的光振动在各分界面上都不被反射。当玻片数量足够多时，从玻片堆透射出的光就非常接近偏振光，其振动方向与入射面平行。因此，玻片堆可以用作起偏器或检偏器。

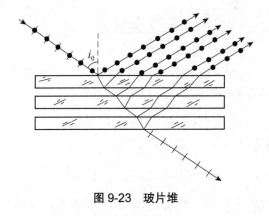

图 9-23 玻片堆

阅读材料

托马斯·杨简介

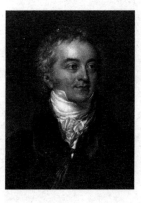

托马斯·杨（Thomas Young），1773 年，出生于英国萨默塞特郡的一个富裕家庭，从小和外祖父一起生活。他很早就表现出了自己天才的一面：6 岁时就通读《圣经》，并开始用拉丁文写作；14 岁时已经掌握了希腊语、拉丁语、法语、意大利语等十几种语言。

在舅舅理查德·布罗克莱斯比的鼓励下，杨于 1792 年开始在伦敦圣巴塞洛缪医院学医，两年后转到了爱丁堡大学医学院，之后又前往德国的哥廷根大学进行深造，最终获得了哥廷根大学医学博士学位。

值得一提的是，杨在学习医学的同时还"不务正业"——经常搞一些自己感兴趣的研究，比如生物学、语言学、考古学等。尽管这些"不务正业"的研究分散了不少精力，但他仍然在医学上取得了不小的成就。在进入圣巴塞洛缪医院的第二年，杨把自己的第一篇论文自荐给伦敦皇家学会，因此被评为"一周科学人物"，时年 20 岁。这篇论文阐述了眼睛的调节机制，关于眼睛如何聚焦在不同距离的物体上，杨认为是通过改变晶状体的曲率来实现的。

1797 年，杨进入了剑桥大学的伊曼纽尔学院继续深造。同年，舅舅理查德·布罗克莱斯比去世了，留下了一大笔财产，让他安心做研究。来年，杨在伦敦开始行医。求学时，他就把精力分散到自己喜欢的研究上面来了，在成为一名医生后，愈发"不务正业"，更积极地投入到自己感兴趣的领域。

相对于医学研究，杨更加喜欢研究"光"。除了研究眼睛对焦之外，他也对散光进行了研究，并给出了散光的原因，还在牛顿色散理论的基础上进行了进一步的研究：发现了几乎所有颜色的光都可以通过红、绿、蓝三种色光按照不同的比例合成。基于这些成果，进行了大胆的假设：人的视神经只有感红、感绿、感蓝三种基本视神经。后来经过德国科学家亥姆霍尔兹的补充、验证，最终形成了三色学说。正是由于杨在色觉、眼睛对焦、散光等方面的卓越贡献，他被后世称为"生理光学的创始人"。1801年，杨成为了伦敦皇家学会的自然哲学教授，每年在那里举办60多次讲座，后来又升职为伦敦皇家学会的秘书，并一直担任这个职务直到去世。

话题倒回杨对光研究，他那时对物理学权威牛顿的"光的微粒说"产生了怀疑。牛顿环是牛顿发现的一种物理现象，是光的波动性的有力证据之一，但是牛顿却从自己信奉的微粒说出发来解释牛顿环的形成，提出了"一阵容易反射，一阵容易透射"的复杂理论来解释牛顿环的成因，但是这个理论并不完美，存在一些模糊点。出于牛顿在物理学界超然的地位，很长时间内没有人对此提出质疑。在研究光的过程中，杨渐渐有了一个大胆的想法，并假设进行了一系列实验来进行验证，最后发表论文，通过光波的干涉解释了牛顿环和衍射现象的成因。

1807年，杨出版了自己的著作《自然哲学讲义》，书中首次描述了那个名扬千古的实验——杨氏双缝干涉实验。《自然哲学讲义》掀起了物理学史上的"第二次波粒战争"，它的作者杨也饱受信奉微粒说的学者们的攻击。当时学界的主流是信奉牛顿的微粒说，所以杨承受了巨大的压力，最终只好选择退出，不再对光进行研究。但杨氏双缝干涉实验的现象却不以人的意志为转移。该实验展示出的现象无法通过微粒说来进行解释，但是通过波动说得出的理论结果和实验结果却吻合得很好，这是光具有波动性无可辩驳的证据。

杨氏双缝干涉实验：将一根蜡烛置于一个开有小孔的纸板前面，二者形成了一个点光源。再让点光源发出的光经过两条平行的狭缝，投射到光屏上即可。光屏上会出现一系列明暗相间的条纹，即干涉条纹。这个经典实验虽然并不复杂，但在物理学史上的意义却十分重大。后世评选了"物理学史上最美的十个实验"，它名列第五。

1829年，托马斯·杨在伦敦与世长辞，享年56岁，被安葬于肯特郡法恩巴勒的圣吉尔斯教堂的墓地。安葬了牛顿的威斯敏斯特大教堂内则安放了一块大理石碑，来纪念他。杨生前还为《大不列颠百科全书》撰写了63篇文章，其中包括人物传记和一些关于桥、色彩论、埃及、语言、潮汐等方面的论文。他的一生研究领域甚广：光学、生理光学、语言学、声学、船舶工程、潮汐理论、象形文字……他是一个达·芬奇式的"通才"，被后人誉为"最后一个知道一切的人"。

托马斯·杨天资聪颖，但是并没有像很多少年天才那样不思进取长大后泯然众人矣。他没有以专业领域束缚自己，没有耽于享乐，而是一生孜孜不倦地追求科学真理。

习题九

9-1　在杨氏实验中，如果光源 S 到两狭缝 S_1 和 S_2 的距离不等，例如，$S_1 > S_2$，则对实验结果有什么影响？

9-2　为什么挡住光线容易，而挡住声音难？

9-3　在观察单缝衍射时，（1）如果单缝垂直于它后面的透镜的光轴向上或向下移动，屏上衍射图样是否会改变？为什么？（2）若将光源 S 垂直于光轴向上或向下移动，屏上的衍射图样是否会改变？为什么？

9-4　在杨氏实验中，两狭缝相距 0.2mm，屏与缝相距 1m，第 3 级明条纹距中央明条纹 7.5mm，求光波波长。

9-5　在杨氏实验中，两缝相距 0.3mm，要使波长为 600nm 的光通过后在屏上产生间距为 1mm 的干涉条纹，问屏距缝应有多远？

9-6　波长 500nm 的光波垂直入射一层厚度 $e=1\mu m$ 的薄膜。膜的折射率为 1.375。问：（1）光在膜中的波长是多少？（2）在膜内 $2e$ 距离内含多少波长？（3）若膜两侧都是空气，在膜面上反射的光波与经膜底面反射后重出膜面的光波的相差为多少？

9-7　用一层透明物质涂在玻璃上，使波长 520nm 的光反射最少。若玻璃的折射率为 1.50，透明物质折射率为 1.30，求涂层最小厚度。

9-8　一玻璃劈尖，折射率 $n=1.52$，波长 $\lambda=589.3nm$ 的钠光垂直入射，测得相邻条纹间距 $L=5.0mm$，求劈尖夹角。

9-9　用单色光观察牛顿环，测得某一明环的直径为 3.00mm，它外面第 5 个明环直径为 4.60mm，平凸透镜的曲率半径为 1.03m，求此单色光的波长。

9-10　钠光（589nm）通过单缝后在 1m 处的屏上产生衍射条纹，若两个第一级暗纹之间的距离为 2mm，求单缝宽度。

9-11　一单色光垂直入射一单缝，其衍射的第三级明纹的位置恰与波长为 600nm 的单色光入射该缝时衍射的第二级明纹位置重合，试求该单色光的波长。

9-12　用波长为 500nm 的单色光，垂直照射到一宽度为 0.5mm 的单缝上，在缝后置一焦距为 0.8m 的凸透镜，试求屏上中央明纹和其他明纹的宽度。

9-13　一束单色平行光垂直入射到每毫米 500 条缝的光栅上，所成二级像与原入射方向成 30°角，求波长。

9-14　一束白光垂直入射光栅，如果其中某一光波的三级像与波长 600nm 的光波的二级像重合，求这光的波长。

9-15　用波长为 589nm 的钠光，垂直入射到每毫米 500 条缝的光栅上，最多能看到第几级明条纹？

9-16　两块偏振片的透射轴成 90°角，在它们之间插入另一偏振片，使它的透射轴与第一

片的透射轴夹角为 θ 角。射向第一偏振片的自然光强度为 I_0，求通过三块偏振片后的光强。

9-17　两块偏振片的透射轴互相垂直，在它们之间插入两块偏振片，使相邻两块偏振片透射轴都夹 30° 角。如果入射的自然光强度为 I_0，求通过所有偏振片后光的强度。

9-18　将平行平面玻璃板放置在空气中，空气折射率近似为 1，玻璃折射率 $n=1.50$。试问当自然光以布儒斯特角入射到玻璃的上表面时，折射角是多少？当折射光在下表面反射时，其反射光是否是偏振光？

第十章 │ 几何光学

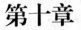

1. 掌握球面折射成像原理和符号规则。
2. 掌握薄透镜成像规律及焦度、焦距的计算方法。
3. 掌握眼睛的光学系统及屈光不正的矫正。
4. 掌握光学显微镜的结构及分辨本领、放大率等指标。

几何光学是光学领域的重要分支，主要以光线为基础研究光的传播和成像规律，其基本实验规律包括光的直线传播定律、光的反射与折射定律，以及光的独立传播定律。可以证明，几何光学只是波动光学当波长趋于零时的极限情况，在光的波动性可以忽略的情况下，几何光学能有效地描述光能传播的路径和方向，给出与实际观测一致的结果。

在医学领域，借助以几何光学内容为基础的光学成像仪器获取生物组织的光学信息，具有重要的临床意义，典型的应用包括显微镜、内窥镜、检眼镜等医用光学仪器。另外，人眼作为一种精密的光学系统，又是如何实现自动屈光成像的呢？这些内容都将在本章中予以阐述。本章首先讨论球面折射、透镜成像的一般规律，然后讲述眼睛的屈光系统，最后介绍几种常用的医用光学仪器。

第一节 球面折射

复杂的球面系统是由许多单球面组成的，下面我们从单球面折射入手逐步展开讨论。

一、单球面折射

1. 单球面折射成像公式

当光线由一种媒质入射到另一种媒质，且两种媒质的分界面是球面的一部分，那么光线在球面上产生的折射现象称为单球面折射。由于大多数光学系统的折射面是球面，因此单球面折射成像规律是理解透镜及眼睛等光学成像系统的基础。

如图 10-1 所示，分界面 MN 为球面，C 为球面的曲率中心，r 为曲率半径，球面的两侧是折射率分别为 n_1 和 n_2 的两种均匀透明媒质（假定 $n_1 < n_2$）。通过曲率中心 C 的直线 OPI 为主光轴，主光轴与球面的交点为顶点 P。

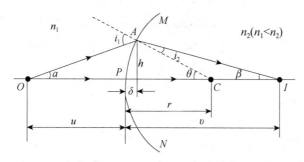

图 10-1　单球面折射

位于主光轴上的物点 O 发出光线，若光线与主光轴的夹角很小，如图 10-1 所示的光线 OA 与主光轴的夹角 α 很小，$\alpha \approx \sin\alpha \approx \tan\alpha$，则称此光线为近轴光线（Paraxial Rays）。沿主光轴传播的光线不改变方向，而沿近轴任意方向的光线 OA 经球面折射后与主光轴上交于 I，则 I 点就是物点 O 的像。物点 O 到折射面顶点 P 的距离 OP 称为物距，以 u 表示，像点 I 到折射面顶点 P 的距离 IP 称为像距，以 v 表示。入射光线 OA 和折射光线 AI 满足折射定律 $n_1 \sin i_1 = n_2 \sin i_2$，由于 OA 为近轴光线，A 点非常靠近 P 点，角度 i_1、i_2 很小，因此 $\sin i_1 \approx i_1$、$\sin i_2 \approx i_2$，折射定律可近似为

$$n_1 i_1 = n_2 i_2 \tag{10-1}$$

由几何关系可知，$i_1 = \alpha + \theta$，$i_2 = \theta - \beta$，于是

$$n_1 (\alpha + \theta) = n_2 (\theta - \beta) \tag{10-2}$$

因 α、β、θ 均很小，所以

$$\alpha \approx \tan\alpha \approx \frac{h}{u}, \quad \beta \approx \tan\beta \approx \frac{h}{v}, \quad \theta \approx \tan\theta \approx \frac{h}{r} \tag{10-3}$$

将上式代入式（10-2），并消去 h 后得

$$\frac{n_1}{u} + \frac{n_2}{v} = \frac{n_2 - n_1}{r} \tag{10-4}$$

此公式即单球面折射成像公式，仅适用于近轴光线。从公式可以看出，对于给定曲率的单球面，物距 u 和像距 v 有着一一对应的关系，即将物放在 O 点，其像必在 I 点，反之若将

物放在 I 点，其像必在 O 点，物和像的这种关系称为共轭，物像共轭正是光路可逆的必然结果。

单球面折射成像公式适用于所有凸、凹球面的成像，但在应用时，u、v、r 须遵守如下符号规则：

（1）实物、实像时 u 和 v 取正号；虚物、虚像时 u 和 v 取负号。

（2）凸球面迎着入射光线时，r 取正；凹球面迎着入射光线时，r 取负。

需要说明的是，一个折射面把空间划分成两个区域，入射光线所在的区域称为物方空间，折射光线所在的区域称为像方空间。物处在物方空间时为实物，物处在像方空间时为虚物；像处在像方空间时为实像，像处在物方空间时为虚像。

[例 10-1] 有一折射率为 1.5 的玻璃棒，一端为 $r=30$mm 的抛光凸球面，另一端为磨砂的平面。试问该棒长为多少时，正好使无限远处物体经球面后清晰地成像在磨砂平面上。

解：由题意知 $n_1=1$，$n_2=1.5$，$r=30$mm，物距 $u=\infty$，代入式（10-4），得

$$\frac{1}{\infty}+\frac{1.5}{v}=\frac{1.5-1}{30}$$

解得：$v=90$mm。

2. 焦度、焦点与焦距

单球面折射成像公式（10-4）的右端仅与媒质的折射率及球面曲率半径有关，因而对于固定的媒质和表面来说是一个恒量，它表征了球面的折射本领，称为该折射面的**焦度**，用 Φ 表示

$$\Phi=\frac{n_2-n_1}{r} \tag{10-5}$$

焦度是描述单球面屈光能力的一个量，其绝对值越大，屈光能力越强。仅当 r 以米（m）为单位时，Φ 的单位为屈光度（Diopter），记为 D。实际运用中常以 1 屈光度的 1/100 表示焦度的大小，称为 1 度，即 1 屈光度=100 度。

当物点位于主光轴上某点 F_1 时，如果它所发出的光线经单球面折射后变为平行光线（即成像于无穷远），则 F_1 称为物方焦点（第一焦点）；F_1 到折射面顶点 P 的距离称为物方焦距（第一焦距），用 f_1 表示。将 $v=\infty$ 代入式（10-4），得

$$f_1=\frac{n_1}{n_2-n_1}r \tag{10-6}$$

平行于主光轴的光束，经折射后成像于某点 F_2，则 F_2 称为像方焦点（第二焦点）；F_2 到折射面顶点 P 的距离称为像方焦距（第二焦距），用 f_2 表示。将 $u=\infty$ 代入式（10-4），得

$$f_2=\frac{n_2}{n_2-n_1}r \tag{10-7}$$

焦距 f_1 和 f_2 可正可负，当 f_1 和 f_2 为正时，F_1 和 F_2 为实焦点，折射面对光线会聚；当 f_1 和 f_2 为负时，焦点 F_1 和 F_2 为虚焦点，折射面对光线发散。从式（10-6）和式（10-7）可知，同一折射球面的 f_1 和 f_2 并不相等，两者比值为

$$\frac{f_1}{f_2} = \frac{n_1}{n_2} \qquad\qquad (10\text{-}8)$$

联立式（10-5）、式（10-6）及式（10-7），得到折射面的焦度与两个焦距的关系

$$\Phi = \frac{n_1}{f_1} = \frac{n_2}{f_2} \qquad\qquad (10\text{-}9)$$

[例 10-2] 一圆柱形玻璃棒（$n=1.5$）的一端是半径为 2cm 的凸球面。在棒的轴线上距离棒端外 8cm 处放置一物点，求：

（1）当棒置于空气中时的焦度及焦距，以及物点所成像的位置。

（2）此棒放入水（$n=1.33$）中时的焦度及焦距，以及物点所成的像（设棒足够长）。

解：（1）当棒置于空气中，$n_1=1.0$，$n_2=1.5$，$r=2\text{cm}$，$u=8\text{cm}$，焦度与焦距分别为

$$\Phi = \frac{n_2 - n_1}{r} = \frac{1.5 - 1.0}{0.02} = 25D$$

$$f_1 = \frac{n_1}{n_2 - n_1} r = \frac{1.0}{1.5\text{-}1.0} \times 2 = 4\text{cm}$$

$$f_2 = \frac{n_2}{n_2 - n_1} r = \frac{1.5}{1.5\text{-}1.0} \times 2 = 6\text{cm}$$

代入物像公式（10-4）

$$\frac{1}{8} + \frac{1.5}{v} = \frac{1.5 - 1}{2}$$

得 $v=12\text{cm}$（实像）。

（2）当棒置于水中，此时 $n_1=1.33$，其他条件不变，焦度与焦距分别为

$$\Phi = \frac{n_2 - n_1}{r} = \frac{1.5 - 1.33}{0.02} = 8.5D$$

$$f_1 = \frac{n_1}{n_2 - n_1} r = \frac{1.33}{1.5\text{-}1.33} \times 2 = 15.65\text{cm}$$

$$f_2 = \frac{n_2}{n_2 - n_1} r = \frac{1.5}{1.5\text{-}1.33} \times 2 = 17.65\text{cm}$$

同样代入式（10-4）

$$\frac{1.33}{8} + \frac{1.5}{v} = \frac{1.5 - 1.33}{2}$$

得 $v=-18.46\text{cm}$（虚像）。

二、共轴球面系统

曲率中心在同一条直线上的若干个折射球面组成的光学系统称为共轴球面系统（Coaxial Spherical System），曲率中心所在的直线又称为共轴球面系统的主光轴。

解决共轴球面系统的成像问题，一般采用逐次成像法（或称光线追迹法），即先求出物体

经第一个单球面折射后所成的像，然后以此像作为第二个折射面的物（如果第一个折射面所形成的像位于第二个折射面的像空间，则对第二个折射面来说，这像就称为"虚物"；如果第一个折射面所形成的像位于第二个折射面的物空间，则对第二个折射面来说，这像就称为"实物"），再求出它通过第二个折射面后所形成的像，以此类推直到求出经最后一个折射面后所成的像为止，该像即为整个球面系统所成的像。注意，每一个折射面物空间与像空间的划分始终以入射光线作为判断依据。每次运用单球面折射公式时，都要格外关注折射面两侧的折射率变化、顶点的转换、曲率半径的改变。

[例 10-3] 如图 10-2 所示，有一半径为 10cm 玻璃球（n=1.5）放于空气（n_0=1.0）中，一点光源 O 放在左端距离前顶点 P_1 的 30cm 处，求近轴光线通过玻璃球后的成像位置。

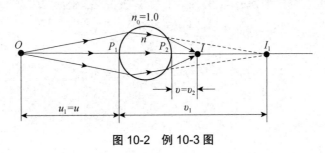

图 10-2　例 10-3 图

解：对第一个折射面来说，n_1=1.0，n_2=1.5，r_1=10cm，u_1=30cm，代入式（10-4），得

$$\frac{1}{30}+\frac{1.5}{v_1}=\frac{1.5-1}{10}$$

解得 v_1＝90cm，即经第一折射面所成像 I_1 在 P_1 点后 90cm 处（如图 10-2 所示）。但由于 I_1 在第二个折射面的像空间（光线同样是从左入射到第二个折射面），因而 I_1 对于第二个折射面来说是一虚物，u_2=-（90-20）cm，n_1=1.5，n_2=1，r_2=-10cm，此时

$$\frac{1.5}{-70}+\frac{1}{v_2}=\frac{1-1.5}{-10}$$

解得 v_2=14cm，即最后成实像 I_2 在玻璃棒后的右端 P_2 后方 14cm 处。

三、共轴球面系统的三对基点和基面

共轴球面系统在近轴区可看作是理想光学系统。当把共轴球面系统作为一个整体，无论其内部结构复杂与否，不再逐一研究系统中的每个球面成像，而是利用系统的三对特殊的基点与基面来确定物像之间的共轭关系，往往可以使成像过程大大简化。

1. 三对基点与基面

（1）焦点和焦面

图 10-3 表示一个具有多个折射面的共轴球面系统，图中仅画出了第一个折射面和最后一

个折射面。若主光轴上某点 F_1 发出的光线①，经系统折射后成为平行于主光轴的光线①′，则点 F_1 称为共轴球面系统的物方焦点（第一焦点）；通过 F_1 且垂直于主轴的平面，称为系统的物方焦面。平行于主光轴的光线②，经系统折射后成为与主光轴相交于点 F_2 的光线②′，点 F_2 称为共轴球面系统的像方焦点（第二焦点），通过 F_2 且垂直于主轴的平面，称为系统的像方焦面。

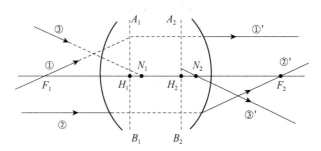

图 10-3　共轴球面系统的基点与基面

系统焦面的性质：焦面上的点与平行光线共轭。尤其是焦点，其共轭光线与主轴平行。

（2）主点和主面

若通过 F_1 的入射线①和它通过系统折射后的出射线①′延长或反向延长相交于 A_1 点，通过 A_1 做垂直于主光轴的平面 A_1B_1，交于主光轴于 H_1 点，H_1 称为共轴球面系统的物方主点，平面 $A_1H_1B_1$ 为物方主面。同样，平行于主光轴的入射线②和它通过系统折射后的出射线②′延长或反向延长相交于 B_2 点，可求得共轴球面系统的像方主点 H_2 和像方主面 $A_2H_2B_2$。

系统主面的性质：通过物方主面的光线，不论在折射系统中经过如何曲折的轨迹，仅等效于在像方主平面上发生一次等高的折射。另外，从图 10-3 可知，物方焦距为物方焦点到物方主点的距离，像方焦距为像方焦点到像方主点的距离。同理，物距定义为物点到物方主点的距离，像距定义为像点到像方主点的距离。注意，单球面的一对主点 H_1、H_2 与其顶点 O 重合。

（3）节点和节面

若与主光轴成一定倾角的入射光线③经系统折射后的光线③′将以同一角度射出，则入射光线③、折射光线③′与主光轴的交点 N_1 和 N_2，分别称为共轴球面系统的物方节点和像方节点。过物方节点 N_1 且与主轴垂直的平面称为系统的物方节面；过像方节点 N_2 且与主轴垂直的平面称为系统的像方节面。

系统节点的性质：经过节点的光线，不改变方向，只产生平移。由性质可知，单球面的一对节点 N_1、N_2 与球面曲率中心重合。

2. 作图法求像

如图 10-4 所示，根据三对基点与基面的性质，只要知道它们在任何共轴球面系统中的位置，就可以选择下列三对共轭光线中的任意两对用作图法求出物体经系统折射后所成的像：

（1）平行于主光轴的入射光线，在像方主面等高处折射并通过像方焦点。

（2）通过物方焦点的入射光线，在物方主面等高处折射后成为平行于主光轴的光线。

（3）通过物方节点的入射光线，从像方节点平行于原来方向出射。

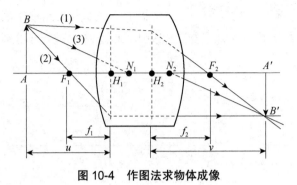

图 10-4　作图法求物体成像

第二节　透镜

透镜（Lens）是以两个折射面为边界的共轴系统（其中一个折射面也可以为平面，因为平面可看成半径无穷大的球面）。透镜通常多以光学玻璃为材料，是光学仪器中经常使用的基本器件。

透镜按照折射曲面的几何形状可以分成球面透镜、轴对称非球面透镜、柱面透镜以及阶梯透镜（菲涅耳透镜）等。本节仅讨论球面透镜，若中间厚、边缘薄，称为凸透镜；反之，中间薄、边缘厚的称为凹透镜。特别地，当透镜中央部分的厚度与两个折射球面的曲率半径相比可忽略不计时，这种透镜称为薄透镜，否则称为厚透镜。

一、薄透镜成像

设折射率为 n 的薄透镜，置于折射率为 n_0 的媒质中。透镜的两个折射球面顶点分别为 P_1、P_2，曲率半径分别为 r_1 和 r_2。从主光轴物点 O 发出的光线经透镜折射后成像于 I 处，如图 10-5 所示。u_1、v_1 和 u_2、v_2 分别表示第一和第二折射面的物距和像距，u、v 分别表示透镜的物距和像距。透镜看作是两个折射面的共轴球面系统，采用逐次成像法计算，考虑到这是薄透镜，顶点 P_1P_2 间距 d 可忽略不计，则 $u_1 \approx u$，$u_2 \approx -v_1$，$v_2 \approx v$，依次运用式（10-4），可得

$$\frac{n_0}{u} + \frac{n}{v_1} = \frac{n - n_0}{r_1}$$

$$\frac{n}{-v_1} + \frac{n_0}{v} = \frac{n_0 - n}{r_2}$$

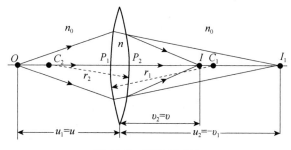

图 10-5　薄透镜成像

上述两式相加并整理

$$\frac{1}{u}+\frac{1}{v}=\frac{n-n_0}{n_0}\left(\frac{1}{r_1}-\frac{1}{r_2}\right) \tag{10-10}$$

式（10-10）称为薄透镜成像公式。式中 u、v、r_1 和 r_2 仍然遵守前面的符号规则，适用于各种形状的凸、凹球面薄透镜。

若将薄透镜放置在空气中（$n_0=1$），式（10-10）可简写为

$$\frac{1}{u}+\frac{1}{v}=(n-1)\left(\frac{1}{r_1}-\frac{1}{r_2}\right) \tag{10-11}$$

薄透镜的焦点定义与单球面的焦点相同。当 $v=\infty$，物点所在位置即物方焦点，当 $u=\infty$，像点所在位置即像方焦点，代入式（10-10），可以得出薄透镜在同一媒质中的两个焦距相等，都为

$$f=f_1=f_2=\left[\frac{n-n_0}{n_0}\left(\frac{1}{r_1}-\frac{1}{r_2}\right)\right]^{-1} \tag{10-12}$$

尤其在空气中，透镜焦距公式为

$$f=\left[(n-1)\left(\frac{1}{r_1}-\frac{1}{r_2}\right)\right]^{-1} \tag{10-13}$$

将焦距 f 代入薄透镜成像公式得

$$\frac{1}{u}+\frac{1}{v}=\frac{1}{f} \tag{10-14}$$

这就是常用的薄透镜成像公式高斯形式。

注意，以上关于透镜焦距的结论仅适用于薄透镜两侧媒质为同种媒质的情况，若两侧媒质不相同，折射率分别为 n_1 与 n_2，那么 $f_1\neq f_2$，将有如下关系（请读者自行证明）

$$\frac{f_1}{f_2}=\frac{n_1}{n_2} \tag{10-15}$$

透镜的焦距可正可负。$f>0$ 时焦点为实焦点，透镜对光线起会聚作用；$f<0$ 时焦点为虚焦点，透镜对光线起发散作用。与单折射面类似，也通常用焦度表征透镜会聚或发散光线的本领，用符号 $\varPhi$ 表示，薄透镜在折射率为 n_0 的同一媒质中的焦度为

$$\Phi = \frac{n_0}{f} = (n - n_0)\left(\frac{1}{r_1} - \frac{1}{r_2}\right) \tag{10-16}$$

若薄透镜置于空气中，薄透镜的焦度为

$$\Phi = \frac{1}{f} = (n - 1)\left(\frac{1}{r_1} - \frac{1}{r_2}\right) \tag{10-17}$$

若薄透镜两侧媒质不同，尽管 $f_1 \neq f_2$，但却有唯一的焦度，相互的关系与单折射球面的结论一致

$$\Phi = \frac{n_1}{f_1} = \frac{n_2}{f_2} \tag{10-18}$$

同理，$\Phi > 0$，透镜对光线起会聚作用；$\Phi < 0$，透镜对光线起发散作用。焦度的大小反映了透镜的折射本领，绝对值越大，折射本领越大，反之则小。

薄透镜焦度的单位与单球面焦度的单位相同，以屈光度（D）为单位，$1D = 1m^{-1}$，也可用"度"作单位，$1D = 100$ 度。

例如，$f = 20cm$ 的薄透镜，其焦度 $\Phi = 5.0D = 500$ 度；而 -200 度近视眼镜片的焦度则是 $-2.0D$，焦距为 $-50cm$。

二、薄透镜的组合

两个或两个以上薄透镜组成的共轴球面系统称为薄透镜的组合。物体经过薄透镜组成像的位置，依旧可采用逐次成像法求解。若透镜的焦距已知，则可直接用薄透镜成像公式（10-14）先求出第一个透镜所成的像 I_1，然后把它作为第二个透镜的物再求像 I_2，依此类推，直至求出最后一个透镜所成的像为止。同样，需要注意的是，上一个透镜的像距转化为下一个透镜的物距时，也需要考虑到两薄透镜中心的距离 d，并满足如下关系式

$$u_{i+1} = d_i - v_i \tag{10-19}$$

其中，v_i 表示第 i 个透镜的像距，u_{i+1} 表示第 $i+1$ 个透镜的物距，d_i 表示第 i 个透镜与第 $i+1$ 个透镜的间距。下面通过一个例子来说明薄透镜组合成像的求解过程。

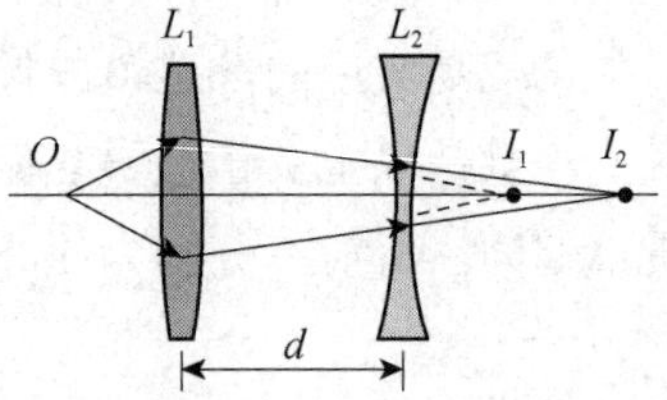

[例 10-4] 如图 10-6 所示，两薄透镜 L_1，L_2 置于空气中，相距 $d = 16cm$，它们的焦距分别为 $6cm$ 和 $-16cm$，某物体 O 置于第一透镜前 $8cm$ 处，求最后的成像位置。

图 10-6　例 10-4 图

解：对于第一透镜 L_1，已知 $u_1 = 8cm$，$f_1 = 6cm$，则据式（10-14）可得

$$\frac{1}{8} + \frac{1}{v_1} = \frac{1}{6}$$

解得 $v_1 = 24cm$，这表明，第一透镜所成的像 I_1 是实像，在 L_1 镜后 $24cm$ 处。由于两透镜

的间距为 16cm，物距 $u_2=d-v_1=16-24=-8$cm，故对于 L_2 来说，I_1 是虚物，又 $f_2=-16$cm，则对第二透镜 L_2 有

$$\frac{1}{-8}+\frac{1}{v_2}=\frac{1}{-16}$$

解得 $v_2=16$cm，即最后在第二透镜 L_2 的后方 16cm 处成一实像。

特别地，当两个薄透镜紧密贴合在一起的组合通常称为薄透镜组密接。

如图 10-7 所示，透镜 L_1 和 L_2 紧密贴合，焦距分别为 f_1 和 f_2，两透镜的物距分别为 u_1、u_2，像距分别为 v_1 和 v_2。根据薄透镜成像公式（10-14），针对 L_1 和 L_2，可以分别得到

$$\frac{1}{u_1}+\frac{1}{v_1}=\frac{1}{f_1}$$

$$\frac{1}{u_2}+\frac{1}{v_2}=\frac{1}{f_2}$$

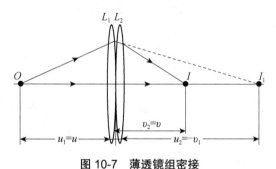

图 10-7　薄透镜组密接

由于两透镜密接，间距 $d\approx0$，故 $u_2=d-v_1\approx-v_1$。再令 $u=u_1$，$v=v_2$，分别代入上式，则

$$\frac{1}{u}+\frac{1}{v_1}=\frac{1}{f_1}$$

$$\frac{1}{-v_1}+\frac{1}{v}=\frac{1}{f_2}$$

两式相加，整理后为

$$\frac{1}{u}+\frac{1}{v}=\frac{1}{f_1}+\frac{1}{f_2}=\frac{1}{f} \qquad （10-20）$$

式中，f 为透镜组的等效焦距，若用 Φ_1、Φ_2 和 Φ 分别表示第一透镜、第二透镜和透镜组的焦度，则有

$$\Phi=\Phi_1+\Phi_2 \qquad （10-21）$$

公式表明密接透镜组的总焦度等于各组成透镜的焦度之和，这一关系常用来测定透镜的焦度。例如，要测定一个凹透镜的焦度时，可以找一个已知焦度的凸透镜与之密切接触，使其等效焦度为零（即光线通过这个凹凸透镜组合后，既不会聚也不发散），说明此时 $\Phi=0$ 或 $\Phi_1=-\Phi_2$，即凹透镜和凸透镜的焦度在数值上相同，但符号相反。

三、柱面透镜

前面所述透镜，其折射面都是球面一部分，统称为球面透镜。这种透镜具有轴对称性，即通过其主光轴所做的任何截面的曲率始终相同，又称为对称折射系统。任何一个近轴物点经对称折射系统后所成的像依然是一个点。然而，若透镜的折射面不是球面，而是圆柱面的一部分，则称其为柱面透镜，如图 10-8 所示，柱面透镜可以两面都是柱面，也可以一面是柱面，另一面是平面。与薄透镜类似，它也有凸柱面与凹柱面两种。

柱面透镜与球面透镜不同，它不是对称折射系统，任一物点经柱面透镜折射后所成的像将不再是点而是线。图 10-9 表示了一个凸柱面透镜的成像情况，由于其水平横截面与球面凸透镜的几何形状相同，所以在这些平面上的入射光束将在水平方向上会聚成一个点像；但其垂直方向截面等效于一块平板玻璃，故没有会聚光线的本领，那么垂直平面上的入射光线通过时并不改变其传播方向，因此一点状物体经柱面透镜折射后得到的是一条直线。通常，利用柱面透镜的这一特点可以用来矫正后面要提及的散光眼。

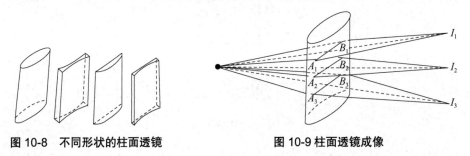

图 10-8　不同形状的柱面透镜　　　　图 10-9 柱面透镜成像

四、透镜的像差

实际光学系统根据需要，往往会增加成像的孔径或视场，从而不再满足理想成像的近轴条件。此时，物点发出的光线中将有部分远离近轴区，实际光路与近轴光路有所偏离，这种现象统称为透镜的像差（Aberration）。

通常将像差分成两类：一类是单色光成像时的像差，称为单色像差，具体包括球面像差、慧差、像散、场曲和畸变五种；另一类是复色光成像时，由于媒质的折射率随不同的光波长而发生变化，从而引起的像差，称为色像差。此处将简单介绍球面像差和色像差这两种。

1. 球面像差

主光轴上点状物体发出的远轴光线和近轴光线经透镜折射后不能会聚于主光轴上同一像点，这种现象称为球面像差，简称球差。以凸透镜为例，如图 10-10（a）所示，通过透镜边缘部分的非近轴光线比通过透镜中央部分的近轴光线偏折程度更加剧烈，在主光轴上会聚的点分别为 I' 和 I，并不重合，此时若用一个垂直于光轴的屏接收出射光线，生成的是一个圆形弥散斑。

　　减小球面像差最简单的方法是在透镜前放置一个光阑，如图 10-10（b）所示。光阑遮挡边缘的远轴光线，只允许近轴光线通过透镜，这样可以生成一个较清晰的点像。但由于缩小光阑孔径，像的亮度也因此会减弱。另一种常用方法是通过凸凹透镜组合的方式，在强会聚透镜之后加一弱发散透镜，尽管总焦度有所降低，但由于发散透镜的边缘部分比中央部分发散能力更强，恰好可以补偿凸透镜的边缘部分比中央部分会聚能力强所引起的球面像差。

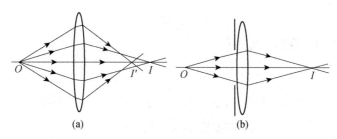

图 10-10　球面像差及其矫正

2. 色像差

　　从公式（10-11）可以看出，透镜的焦距与折射率 n 有关，而不同颜色（波长）的光在同一透镜材料中折射率是不相同的。对于大部分玻璃材料，折射率随波长增加而减小，焦距则随之变大，如图 10-11（a）所示，当用复色光（例如白光）照射透镜时，同一透镜对不同波长的光有不同的焦距，紫光的焦距小，红光的焦距大。由此，像将不再是一个点而是带有彩色边缘的光斑，这种现象就是色像差。

　　矫正色差的常用方法是选用不同材料（色散能力不同）的透镜密接组合，一般称其为消色差透镜，如图 10-11（b）所示，由冕牌玻璃（含硅不含铅）制成的凸透镜和火石玻璃（含铅不含硅）制成的凹透镜胶合在一起，使一个透镜的色像差恰好能被另一个透镜所抵消。

　　在光学仪器的设计环节中，消除像差是非常关键的部分。通常需要综合透镜的形状、材料、透镜的组合以及光阑等多方面因素来最终优化系统结构，最大限度实现像差矫正。

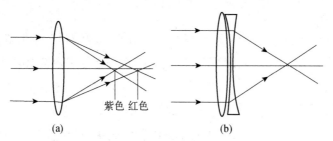

图 10-11　色像差及其矫正

第三节 眼睛

　　眼睛是人的视觉器官，类似于照相机，通过一个精密的光学系统，将外界物体成像于视网膜上，引起人眼对其形状、颜色、位置、亮度等感觉。本节将介绍眼睛的结构与光学性质、视力的概念及眼屈光不正的矫正。

一、眼睛的结构与光学性质

　　人眼近似球状，其直径因人及年龄而异，约 16～24mm，生理结构如图 10-12 所示。最前端是一层透明的膜，称为角膜，外界的光线由此进入眼内，其折射率约为 1.376，对眼睛的屈光作用有很大贡献。角膜后面的空间称为前房，内部充满叫作房水的透明液体（折射率为 1.336）。前房的后面是虹膜，其中心为瞳孔，瞳孔的大小通过肌肉收缩而改变，以调节进入眼内的光通量，故瞳孔具有光阑的作用。靠近虹膜的是晶状体，它是透明而富有弹性的组织，形如双凸透镜，其表面的曲率半径随睫状肌的缩张而变化，其折射率由外层皮质的 1.386 逐渐变化到内部体核的 1.406。晶状体后的内腔称为后房，充满的透明液体是玻璃体（折射率为 1.336），占整个眼球容积的 4/5。眼球后

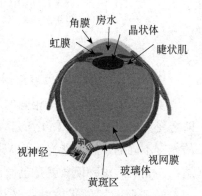

图 10-12　眼的生理结构

部的内层为视网膜，其上布满了大量的视锥细胞和视杆细胞，是眼的感光部分，正对瞳孔处对光线最敏感的小块黄色区域称为黄斑，黄斑中央有一凹陷称为中央凹。眼球本能的转动可使最感兴趣的目标成像在中央凹及其附近，已达到最清晰的观察结果。视神经出口区无感光细胞，对光不敏感，故称为盲点，但由于观察物体时眼球在不断地转动以及双眼的配合，盲点的影响一般不易察觉。

　　眼睛的光学系统比较复杂，从几何光学角度去分析，眼睛是一个由多种媒质组成的近似共轴球面系统。古氏（Gullstand）计算了人眼的光学系统参数（如表 10-1 所示），并提出了古氏平均眼模型，如图 10-13 所示，在眼睛的三对基点中，两个主点 H_1、H_2 靠得很近，两个节点 N_1、N_2 靠得也很近，三对基点的位置和单球面类似，因此，生理学上常把眼睛进一步简化为一个单球面折射系统，称为简约眼（Reduced Eye），如图 10-14 所示。简约眼的单球面曲率半径在眼睛处于完全放松状态时为 5mm，媒质折射率 $n=1.33$，由此根据式（10-6）及式（10-7）可计算出焦距为：$f_1=15mm$，$f_2=20mm$。

表 10-1 眼睛各媒质折射率及古氏平均眼常数

			折射率	在主光轴上位置（mm）	曲率半径（mm）
角膜	前面		1.376	0	7.7
	后面			0.5	6.8
房水			1.336		
玻璃体			1.336		
晶体状	皮质	前面	1.386	3.6	10.0
		后面		7.2	-6.0
	体核	前面	1.406	4.15	7.9
		后面		6.57	-5.8
三对基点	第一主点（H_1）			1.348	
	第二主点（H_2）			1.602	
	第一节点（N_1）			7.08	
	第二节点（N_2）			7.33	
	第一焦点（F_1）			−15.70	
	第一焦点（F_2）			24.38	

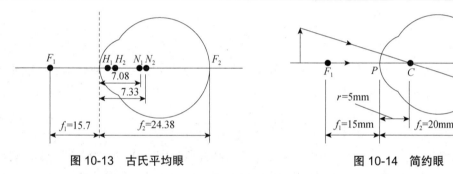

图 10-13 古氏平均眼　　　　　图 10-14 简约眼

从简约眼模型可知，人眼要能看清不同物距下的目标物体，且保证像距始终不变，则要求曲率半径 r 做出改变，并满足下式

$$\frac{1}{u}+\frac{1.33}{v}=\frac{1.33-1}{r} \qquad (10\text{-}22)$$

眼睛的这种改变自身焦度能将远近不同物体成像在视网膜上的本领称为眼的调节（Accommodation）。实际上，眼的调节主要通过睫状肌收缩改变晶状体的曲率半径达到目的。但这种调节有一定限度，当被观察物在无穷远时，睫状肌完全放松，此时晶状体曲率半径最大，焦度最小，大约为 58.6D。观察近处物体时，晶状体曲率半径变小（睫状肌收缩），眼的焦度变大，最大可达到 70.6D。由此可见，在观察不同距离的物体时，眼的光学常数各不相同。

眼睛处于完全松弛状态下能看清的最远点称为远点，而睫状肌最大收缩（晶状体曲率半径最小）才能看清的最近点称为近点。正常眼的远点看作在无穷远处，即平行光刚好会聚视网膜上，近点约在离眼 10~12cm 处，随着年龄增长，人眼的调焦能力会逐渐减弱，近点会慢慢变远。一般来说，在照明较好的条件下，物体距眼 20~30cm，观察起来最为舒适，因此通常规定 25cm 称为眼睛的明视距离，即不易引起眼睛过度疲劳的最适宜工作距离。

二、眼的分辨本领和视力

眼看清物体的首要条件是物体成像于视网膜上，但要分清细节，还必须使视角达到某一值。所谓视角，就是从物体的两端射向眼球节点的光线所夹的角度，记为 α，如图 10-15 所示。视角决定了视网膜上所成像的大小，视角越大，所成像也越大，眼睛就越能看清物体的细节。例如，当远处物体细节分辨不清时，减小物距，视角变大，可以达到分辨目的。一般人的眼睛所能分辨的最小视角是 1′，若两个点对眼所张的视角小于 1′，人眼就分辨不清是两个点，而感到只是一个点。眼睛能分辨的最小视角的倒数表示眼的分辨本领，也称为视力。眼睛能分辨的最小视角越小，眼的分辨本领就越高，视力越好。

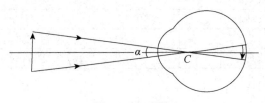

图 10-15　视角

目前常用的视力记录方法有小数记录法和五分记录法。小数记录法是 1990 年 5 月以前检查视力用的国际标准视力，定义为

$$视力 = \frac{1}{眼能分辨的最小视角\,\alpha} \tag{10-23}$$

上式中，α 的单位是分（′）。例如，如果眼能分辨的最小视角分别为 0.67′、1′、2′、10′，则其视力分别相应为 1.5、1.0、0.5 和 0.1。常用的国际标准视力表中的第一行最大字符"E"，就表示 0.1 的视力。

另一种五分记录法是 1990 年 5 月 1 日起在我国实行的国家标准对数视力（见图 10-16），用 L 表示，L 与最小视角关系为

$$L = 5 - \lg \alpha \tag{10-24}$$

由上式可知，当国际标准视力为 1.5、1.0、0.5 和 0.1 时，对数视力分别对应 5.2、5.0、4.7 和 4.0。

三、眼的屈光不正及其矫正

眼睛不经过调节能使平行光进入人眼刚好在视网膜上形成一个清晰的像，如图 10-17 所示，这种眼睛称为正视眼，否则称为非正视眼或屈光不正眼。屈光不正眼包括近视眼、远视眼和散光眼三种。下面主要阐述如何选择合适的框架眼镜矫正上述的屈光不正眼。

1．近视眼

眼睛不调节时，平行光进入眼内会聚于视网膜前面，称此类眼为近视眼，如图 10-18（a）所示。近视眼的远点在眼前有限远处，远点以外的物体在视网膜上所成的像都是模糊的。近视产生的原因一种是由于角膜或晶状体的曲率半径太小，折光本领比正视眼大（屈光性近视），另一种是由于眼球的前后直径较长（轴性近视）。

近视眼的矫正方法是配戴一副适当焦度的凹透镜，使光线经凹透镜适当发散后，再经眼睛折射后恰好会聚在视网膜上，形成清晰的像，如图 10-18（b）所示。即近视眼所配戴的凹透镜能使平行光线成像在近视眼患者的远点处，这样近视眼在眼睛不调节的情况下也能看清无穷远处的物体。

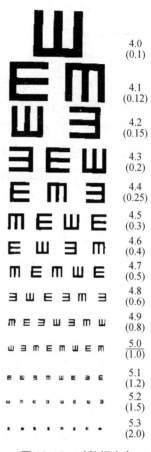

图 10-16 对数视力表

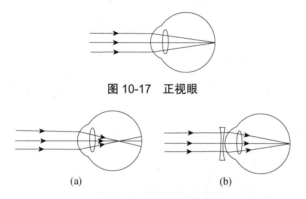

图 10-17 正视眼

(a)　　　　(b)

图 10-18 近视眼及其矫正

[例 10-5] 某近视眼患者的远点在眼前 50cm 处，要使其能看清无穷远的物体，则应配多少度的何种眼镜？

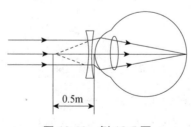

0.5m

图 10-19 例 10-5 图

解：如图 10-19 所示，应配凹透镜，必须使无穷远处的物体经镜片在眼前 50cm 处成一虚像，此时物距 $u=\infty$，像距 $v=-0.5\text{m}$，代入薄透镜成像公式（10-14），得

$$\frac{1}{\infty} + \frac{1}{-0.5\text{m}} = \frac{1}{f}$$

解得 $f=-0.5\text{m}$，则 $\Phi=-2\text{D}=-200$ 度，即应配戴焦度为 -200 度的凹透镜。

2. 远视眼

眼睛不调节时,平行光射入眼内会聚在视网膜之后,此类眼称为远视眼,如图 10-20(a)所示。远视眼的近点距离大于正视眼,虽然通过调节可以看清远处物体,但近点以内的物体无法看清。远视产生的原因是角膜或晶状体的曲率半径太大,其折光本领比正视眼小(屈光性远视),或是由于眼球前后直径较短(轴性远视)。

远视眼矫正的方法是配戴一副适当焦度的凸透镜,让平行光线先经凸透镜会聚后,再经眼睛折射恰好会聚于视网膜上,如图 10-20(b)所示。由于远视眼的近点较正视眼的远一些,因此,远视眼在看眼前较近的物体时,所选择的凸透镜必须将此物体的虚像成在远视眼的近点处。

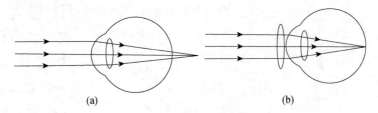

(a)   (b)

图 10-20　远视眼及其矫正

[例 10-6] 某远视眼患者的近点距离为 1.2m,若要看清眼前 12cm 处的物体,问应配戴多少度的何种眼镜?

解:如图 10-21 所示,所配戴眼镜应使眼前 12cm 处物体成虚像在眼前 1.2m 处。即对于凸透镜,此时物距 $u=0.12\text{m}$,$v=-1.2\text{m}$,代入薄透镜成像公式(10-14),得

$$\Phi = \frac{1}{f} = \frac{1}{0.12} - \frac{1}{1.2} = 7.5(\text{D}) = 750 \text{度}$$

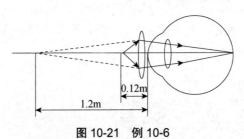

0.12m

1.2m

图 10-21　例 10-6

即此远视眼患者应配戴焦度为 750 度的凸透镜。

上了年纪的人通常看远处的物体正常,而看近处的物体就相对困难,读书看报往往需要把书报放得远些,这种眼俗称为老花眼。这是因为老年人的眼睛的晶状体调节能力衰退,其近点移远所致,对老花眼的补救方法与远视眼的矫正类似,即配一副适当焦度的凸透镜。

3. 散光眼

近视眼和远视眼都属于球性屈光不正,是对称性折射系统。即在任何方向上的子午线的半径都是一样的(通过主光轴的任一平面叫子午面,子午面与角膜的交线叫子午线),所以主

光轴上的物点发出的光线，经眼折射后能相交于一点，成一清晰的像，只是这个像没有正好落在视网膜上。散光眼则不同，其角膜在不同方向上的子午线曲率半径不尽相同，属于非对称折射，即由物点发出的近轴光线，经眼折射后不能会聚于一点。如图 10-22 所示，纵向子午线的曲率半径最短，横向子午线的曲率半径最长，其他方向子午线的曲率半径介于两者之间。当来自无穷远处的平行光经角膜折射后纵向子午面内的光线会聚于 I_V 处，横向子午面内的光线会聚于 I_H 处，其他方向子午面内光线会聚于 I_V 和 I_H 之间。因此，在不同位置所形成的像各不相同，像由线变化为椭圆，继而又变化至线。

　　散光眼的矫正方法不能一概而论。一般来说，若眼球具有最大焦度的子午面和最小焦度的子午面正交，这种散光眼称为正规散光眼，可以借助适当焦度的柱面透镜加以矫正。以图 10-22 所示的散光眼为例，若视网膜的位置在 I_H 处，即眼球横向子午面的屈光正常，纵向子午面的屈光不正，形成近视散光，则可配戴凹柱面透镜，以减弱纵向子午面的会聚本领；若视网膜位置在 I_V 处，就是远视散光，则可配戴凸柱面透镜，以增加横向子午面的会聚本领。至于不规则散光眼，矫正起来就更加困难。

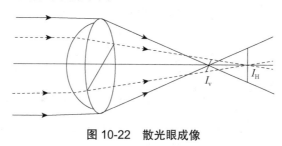

图 10-22　散光眼成像

第四节　常见医用光学仪器

一、放大镜

　　当人用眼去观察细小物体时，必须增大视角才能看清物体。增大视角的常用方法就是将物体移近，但由于人眼的调节能力有限，物体不能放置于近点（约眼前 10cm）以内，否则无法成像，因此必须借助于光学仪器放大视角来观察物体。光线通过仪器后对眼中心所张开的视角 γ 与物体直接放在明视距离处（眼前 25cm）对眼中心所张开视角 β 的比值，称作光学仪器的角放大率，用 α 表示，即

$$\alpha = \frac{\gamma}{\beta} \tag{10-25}$$

　　最简单的放大镜就是一个焦距显著小于明视距离的会聚透镜，如图 10-23 所示。当高度为 y 的物体直接放在明视距离处（见图 10-23（a）），根据定义，得

$$\tan\beta=\frac{y}{25\text{cm}} \qquad\qquad (10\text{-}26)$$

若将物体置于凸透镜焦点以内并靠近焦点时，成一正立的放大虚像，像与物体在透镜的同一侧，这样眼睛不需要调节便能在视网膜上得到清晰的像，这就是放大镜的成像原理。由图 10-23（b）所示，由于通过光学仪器观察到的物体尺寸 y 很小，故 γ、β 也都很小，那么 $\gamma\approx\tan\gamma$，$\beta\approx\tan\beta$，考虑到人眼与放大镜距离可忽略，则 $\tan\gamma\approx y/f$，代入式（10-25）得

$$\alpha=\frac{\tan\gamma}{\tan\beta}=\frac{y}{f}\cdot\frac{25\text{cm}}{y}=\frac{25\text{cm}}{f} \qquad\qquad (10\text{-}27)$$

式中，f 是放大镜的焦距，以 cm 为单位。此式表明，放大镜的角放大率与其焦距成反比，焦距越短，角放大率就越大，但不能无限地缩短透镜的焦距来提高放大镜的放大倍数。由于焦距很短的透镜很难磨制，加之像差的限制，单个透镜的视角放大率只有几倍，即使采用复合透镜组，其角放大率也只提高至 20 倍左右。

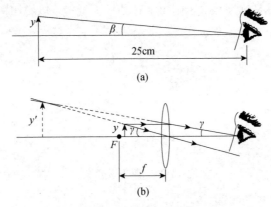

图 10-23　放大镜的视角放大率

二、光学显微镜

1. 显微镜成像原理

显微镜是生物学和医学中常用的光学仪器之一，也是用来增大视角的，最早是伽利略于 1610 年发明的。普通显微镜由物镜与目镜组成，靠近物体一侧的透镜称为物镜，物镜的焦距很短，而靠近眼睛一侧的透镜称为目镜，目镜的视角放大率较高。通常为了减小像差，获得高成像质量，实际中的物镜与目镜都是由多个透镜组合而成的。如图 10-24 所示，将高为 y 的物体置于物镜 L_1 焦点 F_1 外侧附近，经物镜先得到倒立放大的实像 y'（中间像），其位置恰好处于目镜 L_2 焦点 F_2 内侧附近，再经目镜折射产生放大虚像 y''（最终像）于明视距离或更远位置。同样由于眼睛距离目镜 L_2 很近，则最终像 y'' 对眼睛张开的视角近似等于中间像 y' 对目镜 L_2 光心的张角，即有

$$\gamma\approx\frac{y'}{u_2} \qquad\qquad (10\text{-}28)$$

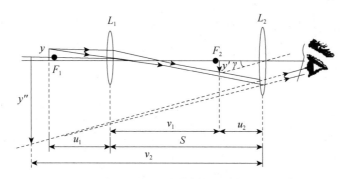

图 10-24 显微镜的光路图

根据光学仪器视角放大率的定义，显微镜的角放大率 M 表达为

$$M = \frac{\gamma}{\beta} \approx \frac{y'}{u_2} \cdot \frac{25\text{cm}}{y} = \frac{y'}{y} \cdot \frac{25\text{cm}}{u_2} = \frac{v_1}{u_1} \cdot \frac{25\text{cm}}{u_2} \tag{10-29}$$

式中，$y'/y = v_1/u_1$ 称为物镜的**横向放大率**（用 m 表示）；$25/u_2 \approx 25/f_2$ 是目镜的视角放大率（用 α 表示），等同于放大镜，代入上式得

$$M = m\alpha \tag{10-30}$$

式子表明显微镜的视角放大率等于物镜的横向放大率与目镜的视角放大率的乘积。由于采用两级放大，故显微镜的视角放大率比用单一放大镜时大为提高。实际生活中，显微镜都配有各种放大率的物镜和目镜，选择不同组合可获得所需的总放大率。

进一步考虑到被观察物体十分靠近物镜焦点，$u_1 \approx f_1$，且物镜和目镜的焦距相对于显微镜镜筒长度 s 而言是小量，即 $s = v_1 + f_2 \approx v_1$，因此显微镜的放大率又可写成

$$M \approx \frac{s}{f_1} \cdot \frac{25}{f_2} = \frac{25s}{f_1 f_2} \tag{10-31}$$

即显微镜镜筒愈长，物镜和目镜的焦距愈短，显微镜的放大率就愈大。

2. 显微镜的分辨本领

显微镜目镜的作用是对物镜所成像进行视角放大，若物镜所成的像是清晰的，则经目镜再次放大的像也是清晰的。但实际上，物镜所成的像要受到光的衍射限制，即物点发出的光线经物镜圆孔后，由于衍射，在屏上得到的不是一个点像，而是一个中央为艾里斑的明暗相间的衍射光斑。那么两个相距极近的物点所成的像将是两个衍射光斑，如图 10-25 所示。若两个艾里斑相互分离（见图 10-25（a）），则对应的两个物点能够分辨，反之若两个艾里斑相互重叠（见图 10-25（c）），则两点的像就分辨不清。根据瑞利（J.W. Rayleigh）判据，两个物点恰能被分辨的条件是一个物点所产生的艾里斑中心正好落在另一个物点相应艾里斑的边缘（第一暗环）上（见图 10-25（b）），即两个艾里斑中心的间距等于艾里斑的半径。这时两物点间的距离就是显微镜的最小分辨距离，用 Z 表示。最小分辨距离的倒数称为显微镜的分辨本领或分辨率。阿贝（Abbe.E）指出，显微镜能分辨的最短距离为

$$Z = \frac{0.61\lambda}{n\sin u} \tag{10-32}$$

式中，λ 是照明光源的波长，n 是物镜与被观察物体间媒质的折射率，u 是孔径角，表示被观察物体射到物镜边缘的光线与物镜主光轴的夹角。$n\sin u$ 又称为物镜的数值孔径，用 N.A.表示，则上式又可写为

$$Z = \frac{0.61\lambda}{N.A.} \qquad （10-33）$$

结果表明，数值孔径愈大，光源波长愈短，显微镜的分辨距离愈小，分辨本领愈强，愈能看清物体的细节。

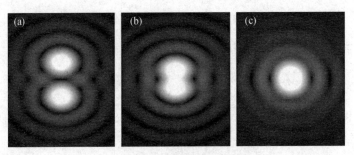

图 10-25　显微镜的分辨本领

提高显微镜分辨本领的一种途径是增大物镜的数值孔径，如利用油浸物镜增大 n 和 u 值。在通常情况下，显微镜和标本之间的媒质是空气（称为干物镜），如图 10-26（左）所示，其 N.A.最大只能达到 0.95 左右，这是因为标本发出的光线到达盖玻片与空气界面时，部分光线因为折射、全反射不能进入物镜，进入物镜的光束锥角较小。如果在物镜与盖玻片之间滴入折射率较大的透明液体，如香柏油（$n=1.52$），其折射率接近玻璃的折射率，n 变大，而且光线从盖玻片进入香柏油几乎是直线射入的，因而孔径角 u 也变大，可将物镜的 N.A.值最大增加到 1.5，这种物镜称为油浸物镜，如图 10-26（右）所示。油浸物镜不仅提高了显微镜的分辨本领，而且避免了全反射的产生，提高了像的亮度。

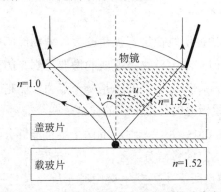

图 10-26　干物镜（左）和油浸物镜（右）

提高显微镜分辨本领的另一种途径是减小照射光的波长。例如，选用 N.A.=1.5 的高级油浸物镜，用可见光照明（平均波长为 550nm），显微镜最小分辨距离为 223.7nm；若改用波长为 275nm 的紫外光照明，可使分辨本领提高 1 倍，可看清楚为 112nm 距离的细节。

显微镜的分辨本领和放大率是两个不同的概念。放大率是物体成像后放大的倍数，而分辨率则是指分辨物体细节的能力。前者与物镜的横向放大率和目镜的角放大率有关，而后者仅取决于物镜，与目镜无关。目镜只能放大物镜所能分辨的细节，并不能提高物镜的分辨本领。这好比相片的放大，如果底片的质量差，原来模糊的地方，即使相片放得再大，也不会变得清晰。因此，仅使用高倍目镜能提高总放大率，但对于显微镜分辨本领的提高毫无裨益。例如，一个 40×（N.A.=0.65）的物镜配上一个 20× 的目镜与用一个 100×（N.A.=1.30）的物镜配上一个 8× 的目镜，虽然总放大率都是 800 倍，但后者的分辨本领却较前者高一倍，因而可以看到样品更微小的细节。

现代科学的发展对显微镜提出了各种特殊要求，于是出现了双目立体显微镜、金相显微镜、干涉显微镜、偏光显微镜、荧光显微镜、相衬显微镜与 X 射线显微镜等，它们在科学研究和生产实践中得到广泛应用。

[例 10-7] 一台显微镜的数值孔径 N.A. 为 1.40，标本用波长为 550nm 的光照射，设在明视距离上肉眼可分辨的两点之间的最小距离为 0.1mm。求：（1）物镜的最小分辨距离；（2）显微镜的放大率。

解：（1）最小分辨距离：已知 λ=550nm，N.A.=1.40，由式（10-33）可得物镜的最小分辨距离为

$$Z = \frac{0.61\lambda}{\text{N.A.}} = \frac{0.61 \times 550}{1.40} \text{nm} \approx 240\text{nm} = 0.24\mu\text{m}$$

（2）总放大率：大小为 0.24μm 的细节要能肉眼分辨，则至少应被放大到 0.1mm，故显微镜的放大率应为

$$M = \frac{0.1\text{mm}}{0.24\mu\text{m}} = 417$$

三、检眼镜

检眼镜是用来观察眼底病变（如眼内肿瘤，视网膜脱落、凹陷、水肿等）的医用光学仪器，最简单的结构只包括一个光源和一个有孔的反射镜，如图 10-27 所示。从光源发出的光束被反光镜 M 反射到患者的眼内将其眼底照亮。如果患者的眼睛 L_0 屈光正常，眼睛的焦点 A 正好位于视网膜上，这样由视网膜反射的光线在通过角膜射出时将变为平行光束进入医生的眼内，在医生眼的视网膜上形成患者眼底的清晰像。患者的眼折射系统起到放大镜的作用，医生可以看到患者视网膜上放大了的像。如果患者的眼屈光不正（近视或远视），则可在检眼镜的光路中插入适当的发散或会聚透镜 L_1 进行矫正，直至看到患者眼底的清晰像为止。

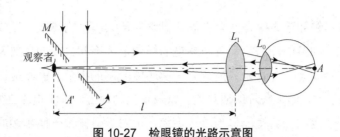

图 10-27 检眼镜的光路示意图

阅读材料

一、瑞利简介

瑞利（Lord Rayleigh），英国物理学家和化学家，1904 年诺贝尔物理学奖获得者，因为他在研究最重要的一些气体的密度以及在这些研究中发现了氩。

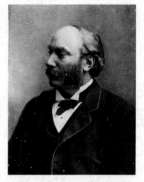

瑞利以严谨、广博、精深著称，并善于用简单的设备做实验而获得十分精确的数据。他是在 19 世纪末达到经典物理学巅峰的少数学者之一，在众多学科中都有成果，其中尤以光学中的瑞利散射和瑞利判据、物性学中的气体密度测量等方面影响最为深远。

1882 年，瑞利为了证实普劳特假说，曾经测过氢和氧的密度。经过十年长期的测定，他宣布氢和氧的原子量之比实际上不是 1：16，而是 1：15.882。他还测定了氮的密度，发现从液态空气中分馏出来的氮，跟从亚硝酸铵中分离出来的氮，密度有微小的但却是不可忽略的偏差。从液态空气中分馏出来的氮，密度为 1.2572g/cm³，而用化学方法从亚硝酸铵直接得到的氮，密度却为 1.2505g/cm³。两者数值相差千分之几，在小数点后第三位不相同。为此他先后提出过几种假说来解释造成这种不一致的原因。瑞利仿照臭氧的化学符号 O_3，称为 N_3。可是论文发表后没有引起人们的普遍注意，只有化学家拉姆赛（W.Ramsay）表示有兴趣和他合作进一步研究这一问题。拉姆赛重复了瑞利的实验，宣布证实了瑞利的结果，肯定有 N_3 的存在。两位科学家在经过严密的研究后，于 1894 年确定所谓的 N_3 并不是氮的同素异形体，而是一种特殊的、从未观察到的不活泼的单原子气体，其原子量为 39.95，在大气中约含 0.93%。他们取名为氩，第一个惰性气体就这样被发现了。这种普遍存在的大气成分，存在于人类身边，多少科学家在分析空气时，都错过了发现的机会。瑞利之所以抓住了这个机会，应该说是他严谨的科学态度、认真的周密研究的结果，假如他把千分之几的偏差简单地归于实验误差，就会轻易地失之交臂。瑞利和拉姆赛发现氩的过程，历经了 10 年之久的平凡琐碎的化学实验工作，他们不惜付出巨大劳动，亲自动手，一丝不苟，才终于取得具有历史意义的重大成果。在发现氩之后，拉姆赛在瑞利的协助下又发现了氦、氪和氖。据说，拉姆赛在研究其他惰性气体时，曾将百余升的液态空气慢慢蒸发，逐步检查，才得以对空气的组成做出明确的判定。科学界对瑞利和拉姆赛的功绩做了充分的肯定，因此瑞利和拉姆赛在 1904 年分别被授予诺贝尔物理学奖和化学奖。

瑞利勋爵的最初研究工作主要是光学和振动系统的数学研究，后来的研究几乎涉及物理学的各个方面，如声学、波的理论、彩色视觉、电动力学、电磁学、光的散射、液体的流动、流体动力学、气体的密度、黏滞性、毛细作用、弹性和照相术。他通过和精密的实验建立了电阻标准、电流标准和电动势标准，他后来的工作集中在电学和磁学问题。

瑞利在力学上有多方面的成就。他在弹性振动理论方面得到许多重要结果，其中包括对系统固有频率的性质进行估值和计算。他利用在埃及休养时写成了两卷著名的《声学理论》（*Theory of Sound*，1877～1878 年），系统总结了他研究弹性振动的成果。1887 年，他首先指出弹性波中存在表面波，这对认识地震的机理有重要作用。他还分析过流体由于上下温度差引起的对流，引进了有关的无量纲数（后称为瑞利数），这个结果可以用来解释由于地面大气对流而引起的某些气象现象。此外，他研究过有限幅度波的传播和气体对运动物体的阻力等。

为了解释"天空为什么呈现蓝色"这个长期令人不解的问题，他导出了分子散射公式，这个公式被称为瑞利散射定律。在实验方面，他进行了光栅分辨率和衍射的研究，第一个对光学仪器的分辨率给出明确的定义；这项工作导致后来关于光谱仪的光学性质等一系列基础性的研究，对光谱学的发展起了重要作用。绝对黑体辐射和频率的关系是 19 世纪后半叶受到物理学界普遍关注的问题。瑞利在 1900 年从统计物理学的角度提出一个关于热辐射的公式，即后来所谓的瑞利-金斯公式，内容是说在长波区域，辐射的能量密度应正比于绝对温度。这一结果与实验符合得很好，为量子论的出现准备了条件。瑞利密切注意量子论和相对论的出现和发展。他对声光相互作用、机械运动模式、非线性振动等项目的研究，对整个物理学的发展都具有深远影响。瑞利在晚年依然积极致力于研究工作。1905 年以后发表的论文就有 90 篇，并且一直在修订出版《声学原理》，这部著作至今不仅为研究机械振动的声学工作者当作经典巨著，而且也是对其他物理学者很有助益的参考文献。瑞利把诺贝尔奖金捐赠给卡文迪什实验室和剑桥大学图书馆，晚年还以很大兴趣研究教育问题。人们把瑞利作为经典物理学领域中最后一个伟大的多面手，是很适当的。

二、阿贝简介

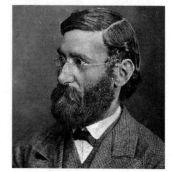

恩斯特·阿贝（Abbe.Ernest），德国物理学家、光学家。1861年 21 岁的他在哥廷根大学获得博士学位，1863 年在该校任数学、物理学和天文学讲师，1876 年任教授。后来恩斯特·阿贝加入蔡司公司从事显微镜的设计和研究，对显微镜理论有重要的贡献，因此成为卡尔·蔡司的合作人。恩斯特·阿贝对光学玻璃有开创性的研究。1884 年，恩斯特·阿贝和奥托·肖特在耶拿创建肖特玻璃厂。1886 年恩斯特·阿贝聘请光学设计家保罗·儒道夫为光学设计部主任。

1866 年他与 C.蔡司合作研制光学仪器，促进了德国光学工业的发展。以显微镜为中心，他的两项重要贡献为：①几何光学中的正弦条件，确定了可见光波段上显微镜分辨本领的极限，为迄今光学设计的基本依据之一；②波动光学中的两步成像理论——阿贝成像原理。A.B.波特在 1906 年通过实验证明了这个理论。它成为近年以激光为实验条件的光学变换基本理论之一。阿贝在 1867 年制成测焦计，1869 年制成阿贝折射计及分光仪，1870 年后又制成数值孔径计、高度计和比长仪等。1879 年他与 O.肖托合作，研制成可用于整个可见光区的复消色差镜头。他还改进了不少天文观察仪器。

除了在光学方面的贡献，恩斯特·阿贝有感当时工人所受的刻苦待遇，便在蔡司公司推行每天工作 8 小时、有薪假期、有薪病假、退休金等制度，成为现代雇员保障制度的先导者。

习题十

10-1 一个玻璃球半径为 R，位于空气中。若以平行光入射，当玻璃的折射率为何值时，会聚点恰好落在球的后表面上？

10-2 置于空气中的折射率为 1.5 的玻璃棒，其两端面是半径为 5cm 的双凸球面，当一物置于棒外轴线上，且离其一端 20cm 处时，最后成像于空气中，且离另一端 40cm 处，求此棒的长度。

10-3 某种液体（n_1=1.2）和玻璃（n_2=1.5）的分界面为球面。在液体中有一物体放在球面的轴线上，离球面顶点 30cm，并在球面前 50cm 处成一虚像，求球面的曲率半径，并指出球面的曲率中心在哪一种介质中。

10-4 某人的眼镜是折射率为 1.52 凹凸薄透镜，曲率半径分别为 0.08m、0.13m，求其在空气中的焦距和焦度，以及在水（n=1.33）中的焦度。

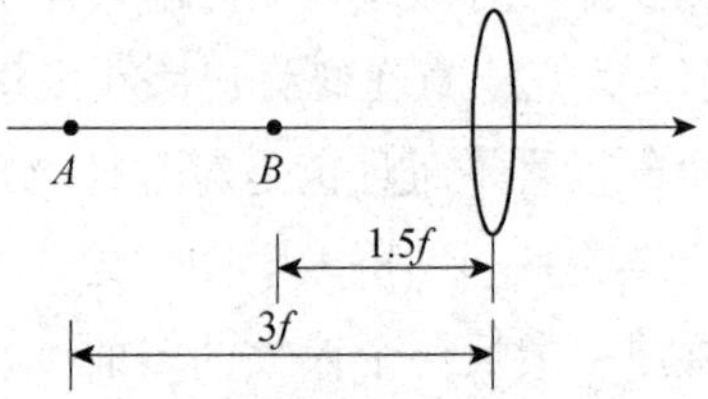

题 10-5 图

10-5 如题 10-5 图所示，位置 A 与 B 到透镜的距离分别为 $3f$ 和 $1.5f$（f 为焦距）。若物点从 A 向 B 移动，则物与像之间的距离将（   ）。

A. 不变　　　　　　　　　　　B. 先减小后增加

C. 始终减小　　　　　　　　　D. 先增加后减小

10-6 两个薄透镜 L_1、L_2 相距 100mm，焦距 f_1、f_2 分别为 50mm 与 200mm。若物点距离 L_1 透镜左侧 75mm，则最终像点距离透镜 L_2（   ）。

A.-40mm　　　　　　B. 40mm　　　　　　C.-600mm　　　　　　D. 600mm

10-7 一薄凸透镜对某物成倒立的实像，像距与物距之比为 1∶2，今将物向透镜移近 10cm，则所得到的像距与物距相等，求该凸透镜的焦距。

10-8 两个薄透镜密切组合后的总光焦度为 5D，已知其中一个薄透镜的焦距是 1m，则另一个薄透镜的焦距为（　　）。

A. 50mm　　　　　　B. 100mm　　　　　　C. 250mm　　　　　　D. 500mm

10-9 某近视眼患者的远点距离为 0.2m，他看无穷远处物体时应配戴多少度何种眼镜？

10-10 某远视眼患者戴焦度 2D 的眼镜看书须把书拿到眼前 40cm 处，此人应配戴多少度的眼镜才能和正常人一样看书？

10-11 某人选配焦度为+200 度的眼镜看 10cm 的近物，而看远物时，又改用−50 度的眼镜，此人的近点和远点各在何处？

10-12 某近视眼患者，站在规定的 5m 处看不清视力表最上面一行的 E，当他走到距离视力表 1m 时才能看清，则此患者的对数视力为多少？

10-13 一台数值孔径为 0.75 的显微镜（所用波长为 600nm）可以分辨的细节极限为（　　）。

A. 0.3 μm　　　　　　B. 0.49 μm　　　　　　C. 0.6 μm　　　　　　D. 0.75 μm

10-14 显微镜目镜的焦距为 2.5cm，物镜的焦距为 1.6cm，物镜和目镜相距 22.1cm，最后成像于无穷远处。问：

（1）标本应放在物镜前什么地方？

（2）物镜的横向放大率是多少？

（3）显微镜的总放大倍数是多少？

10-15 一台显微镜，已知其数值孔径为 1.10，光源的波长为 550nm，肉眼可分辨的最小距离约为 0.1mm，物镜的焦距为 2mm，目镜的焦距为 70mm，求：

（1）此物镜的最小分辨距离；

（2）镜筒的长度。

10-16 用孔径数为 0.75 的显微镜去观察 0.3μm 细节能否看清？若改用孔径数为 1.3 的物镜去观察又如何？设所用光波波长为 600nm。

10-17 明视距离处人眼可分辨的最短距离为 0.1mm，欲观察 0.25μm 的细胞细节，显微镜的总放大倍数及 N.A.应为多少（所用的光波波长为 600nm）？

第十一章　X射线

学习要求

1. 掌握 X 射线强度和硬度的概念、X 射线的产生的微观机制、X 射线谱、物质对 X 射线的衰减规律。

2. 理解 X 射线的基本性质。

3. 了解 X 射线的产生装置、X 射线的医学应用。

X 射线是德国著名物理学家伦琴于 1895 年 11 月 8 日发现的，它的发现给人类历史和科技发展带来深远的影响。实践证明，X 射线在对物质微观结构理论的深入研究和科学技术的发展方面起到巨大的推动作用。X 射线在医学诊断和治疗中也有广泛应用，现已成为现代医学不可缺少的诊断和治疗工具。本章主要介绍 X 射线的产生原理、基本性质、X 射线谱、X 射线在物质中的衰减和 X 射线在医学上的应用。

1895 年 12 月 22 日，伦琴拍下了他夫人的手的 X 射线照片，这是第一张人体的 X 射线片，如图 11-1 所示。

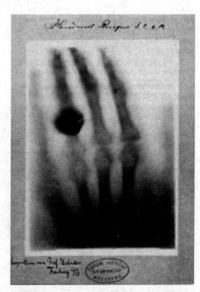

图 11-1　第一张人体的 X 射线片

第一节　X 射线的基本性质

X 射线是电磁辐射谱中的一部分。就其本质而言，X 射线与可见光、红外线、紫外线、γ 射线完全相同，都是电磁波，它具有光的一切特性，具有波粒二象性。

X 射线除具有电磁波的共同属性外，还具有以下基本特性。

（1）贯穿作用。由于 X 射线波长短，具有较高的能量，物质对其吸收较弱，因此它有很强的贯穿本领。X 射线的贯穿本领不仅与 X 射线的能量有关，还与被穿透的物质本身结构和原子性质有关。对于同一能量的 X 射线，通过原子序数较低元素组成的物体，如空气、纸张、木材、水、肌肉组织等，其贯穿本领较强；而对原子序数较高元素组成的物体，如铅、铝、铜、骨等，其贯穿本领相对较弱。因此，X 射线对人体不同组织的穿透性也就不同，它是 X 射线医学影像学的基础。

（2）荧光作用。当 X 射线照射某种物质时，能够发出荧光，具有这种光特性的物质称为荧光物质，如钨酸钙、铂氰化钡、银激活的硫化锌镉等。这些荧光物质受 X 射线照射时，物质原子被激发或电离，当被激发的原子恢复到基态时，便可释放出荧光。医学中透视用的荧光屏、X 射线摄影用的增感屏、影像增强器中的输入屏和输出屏都是利用荧光特性做成的。闪烁计数器中的闪烁晶体以及荧光玻璃等也是利用 X 射线的荧光作用制造的。

（3）电离作用。X 射线虽然不带电，但具有足够能量的 X 射线光子可以撞击出物质原子中的电子，使电子脱离原子而产生第一次电离。获得足够能量脱离原子的电子，又可与其他原子作用，产生二次电离。我们可以很容易收集气体中的电离电荷，通过测定电离电荷的多少就可以知道 X 射线的照射量。多种测定照射量仪器的探头如电离室、正比计数管、盖革弥勒计数管等都是利用这个原理制成的。电离作用也是 X 射线损伤和治疗的基础。

（4）光化学作用。X 射线能使胶片乳剂感光，能使很多物质发生光化学反应，比如医学中的摄影就是利用胶片的光化学作用进行 X 射线照相的。

（5）生物效应。X 射线在生物体内能产生电离及激发作用，可以使机体组织、细胞产生抑制、损伤甚至坏死，这就是使生物体产生生物效应。这个特性可在肿瘤放疗中得到充分应用，它是放射治疗的基础。当然，X 射线对正常人体组织也可能产生损伤作用，故应注意对非受检部位和非治疗部位的屏蔽防护，同时 X 射线工作者也应注意自身的防护。

第二节　X 射线的产生

一、X 射线的发生装置

1. 产生条件

凡高速带电粒子撞击物质受阻而突然减速时都能产生 X 射线。产生 X 射线的基本条件是：①有高速运动的电子流；②有适当的障碍物——靶，用来阻止电子的运动，把电子的动能转变为 X 射线的能量。

2. X 射线的发生装量

X 射线的发生装置主要包括三个组成部分，即 X 射线管、低压电源和高压电源。

X 射线管是一个高度真空的硬质玻璃管，管内封入阴、阳两个电极。阴极由钨丝卷绕成螺旋形，单独由低压电源（一般为 5～10 V）供给电流，使其炽热而发射电子。电流愈大，灯丝温度愈高，单位时间内发射的电子也愈多。阳极在管的另一端且正对着阴极，通常是铜制的圆柱体，在柱端斜面上嵌一小块钨板，作为接收高速电子冲击的靶。阴阳两极间所加的几十千伏到几百千伏的直流高压，称为管电压，阴极发射的热电子在电场的作用下高速奔向阳极，形成管电流。这些高速电子突然被钨靶阻止时就有 X 射线向四周辐射。

实际的 X 射线发生装置（X 光机），都是用交流供电的，结构比较复杂。图 11-2 是较典型的全波整流 X 射线机基本线路示意图，图中升压变压器 T_1 用来获得所需的管电压，4 个二极管连成全波整流器，把 T_1 输出的交流高压改变为直流。降压变压器 T_2 供给灯丝加热电流，变阻器及用来调节灯丝电流以改变发出的热电子的数量，从而控制管电流。

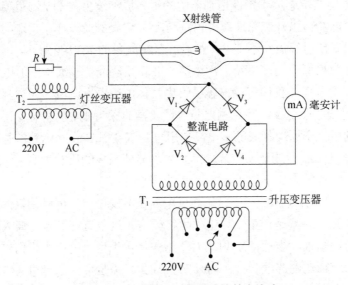

图 11-2　全波整流 X 射线机的基本线路

高速电子轰击阳极时，电子动能转变为 X 射线的能量不到 1%，99%以上都转变为热能，使阳极温度升高。因此，阳极是直接受到电子轰击的靶，应当采用熔点高的物质来制造。此外，理论和实验都表明，在同样速度和数目的电子轰击下，原子序数 Z 不同的各种物质制成的靶所发出 X 射线的光子总数和光子总能量近似与 Z^2 成正比，所以 Z 愈大则发生 X 射线的效率愈高。因此，在兼顾熔点高、原子序数大和其他一些技术要求时，钨（$Z=74$）和它的合金是最适当的材料。表 11-1 总结了这些靶材料的特性。由于靶的发热量很大，所以受电子轰击的钨或其合金阳靶则镶嵌在导热系数较大的铜上，以便更好地导出和散发热量。按照 X 射线管的功率大小，采用不同的散热方法以降低阳极的温度。

表 11-1　X 射线靶材料的特性

元素	元素符号	原子序数	K 标识 X 射线/keV	熔点/℃
钨	W	74	69	3410
钼	Mo	42	20	2600
铑	Rh	45	23	3200

3. X 射线管的焦点

灯丝发射的电子，经聚焦加速后撞击在阳极靶上的面积称为实际焦点。X 射线管的实际焦点在垂直于 X 射线管轴线方向上投影的面积，称为有效焦点（Effective Focal Spot）。

虽然电子撞击在靶上的面积较大，但 X 射线却像是从较小的面积上发射出来的。焦点愈小，X 射线透视或照相时在荧光屏或照相底片上所成的像愈清晰。一般诊断用的 X 射线管采用小焦点，而治疗用 X 射线管则采用大焦点。另外，为了降低阳极靶面的温度，大功率的 X 射线管多采用旋转阳极，使受撞击面不断改变，将热量分散到较大的面积上，如图 11-3（b）所示。

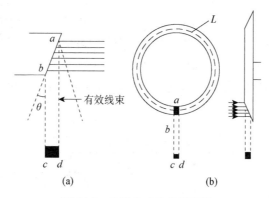

图 11-3　有效焦点和旋转阳极

二、X 射线的强度和硬度

1. X 射线的强度

单位时间内通过与 X 射线方向垂直的单位面积的辐射能量称为 X 射线的强度，用 I 表示，这与前面讲的光的强度是一致的。因为 X 射线束是由各种频率的 X 光子组成的，故 X 射线的强度 I 可表示为

$$I = \sum_{i=1}^{n} N_i \cdot h\nu_i = N_1 \cdot h\nu_1 + N_2 \cdot h\nu_2 + \cdots + N_n \cdot h\nu_n \tag{11-1}$$

式中，$h\nu_1, h\nu_2, \cdots, h\nu_n$ 分别表示各种频率的 X 光子的能量，而 $N_1, N_2, \cdots, N_n$ 则表示对应于各种能量的 X 光子的数目。

从式（11-1）可知，X 射线的强度既与光子的能量有关，又与光子数目有关。因此，调节 X 射线的强度有两种方法：一是调节管电流，控制轰击阳极靶的电子数目，以达到控制阳极靶发射 X 光子的数目；二是调节管电压，控制电子的动能，以达到控制每个 X 光子的能量。但在实际应用中，通常在一定的管电压下，用管电流的毫安数（mA）来表示 X 射线的强度。因为管电流大，单位时间内轰击阳极靶的电子数目越多，阳极靶产生的 X 射线光子数目也就越多，即 X 射线的强度大；反之，若管电流小，产生的光子数就少，X 射线强度也小。

由于 X 射线通过任一截面积的总辐射能量不仅与管电流成正比，而且还与照射时间成正比。因此采用管电流的毫安数（mA）与辐射时间（s）的乘积表示 X 射线的总辐射能量，其单位为 mA·s。

2. X 射线的硬度

X 射线的硬度是指 X 射线贯穿本领。贯穿本领强则硬度大，贯穿本领弱则硬度小。X 射线的贯穿本领决定于 X 光子的能量。如果 X 光子的能量大，被介质吸收的光子数少，它的贯穿本领强，硬度也就大；相反，如果 X 光子能量小，容易被介质吸收，其贯穿本领弱，硬度也就小。

X 光子的能量与 X 射线管的管电压大小有关，管电压高，轰击阳极靶的电子动能大，产生的光子能量大，其贯穿本领强，硬度也就大。因此，通过调节管电压就可以控制 X 射线的硬度，医学上常用管电压的千伏数（kV）来间接地表示 X 射线的硬度。表 11-2 列出了按硬度分类的四类 X 射线及其管电压、最短波长和医学主要用途。按人体组织对 X 射线透射性能的不同可分为三类，如表 11-3 所示。

表 11-2　医用 X 射线按硬度的分类

名称	管电压/kV	最短波长/nm	主要用途
极软 X 射线	5～20	0.25～0.062	软组织摄影，表皮治疗
软 X 射线	20～100	0.062～0.012	透视和摄影
硬 X 射线	100～250	0.012～0.005	较深组织治疗
极硬 X 射线	250 以上	0.005 以下	深部组织治疗

表 11-3　人体组织对 X 射线的穿透性

易透性组织	中等透射线组织	不易透射性组织	易透性组织	中等透射性组织	不易透射性组织
气体	结缔组织	骨骼	脂肪组织	软骨	
	肌肉组织			血液	

第三节　X 射线谱

通常 X 射线管发出的 X 射线，包含各种不同的波长成分，将其强度按照波长的顺序排列开来的图谱，称为 X 射线谱。用 X 射线摄谱仪可获得 X 射线谱。钨靶 X 射线管所发射的 X 射线谱如图 11-4 所示，上部是谱线相对强度与波长关系的曲线，下部是照在胶片上的射线谱。从该图可以看出，X 射线谱包含两个部分：曲线下面有斜线的部分对应于照片上的背景，它包括各种不同波长的射线，称为连续 X 射线或连续谱；另一部分是曲线上凸出的尖端，具有较大的强度，对应于照片上的明显谱线如 K_a、L_a、L_β、L_γ，称为标识 X 射线或标识谱。连续谱与靶物质无关，但不同的靶物质有不同的标识谱。下面分别讨论这两部分谱线。

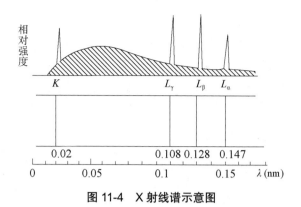

图 11-4　X 射线谱示意图

一、连续 X 射线谱

1. 产生机制

在连续 X 射线谱中包括有各种波长的 X 射线，它的产生过程是这样的：当 X 射线管内的高速电子流撞击在阳极靶上时，由于靶是用原子序数较高的物质制成的，所以电子受到靶原子核强电场作用而减速，电子失去的一部分动能 ΔE_{k} 就转化为一个 X 光子的能量 $h\nu$ 而辐射出来，即 $h\nu = \Delta E_{\mathrm{k}}$，这种辐射称为轫致辐射。由于高速电子流中每个电子和靶撞击时，所受靶原子核强电场的作用不同，速度变化的情况千差万别，电子失去的部分动能 ΔE_{k} 也各不相同，从而得到的 X 射线波长也不相同，这样就产生了连续 X 射线。

2. 连续谱特性

实验指出，当 X 射线管在管电压较低时只出现连续 X 射线谱。图 11-5 是钨靶 X 射线管在 4 种较低管电压下的 X 射线谱。由图可见，在不同管电压的作用下连续谱的位置并不一样，谱线的强度从长波开始逐渐上升，达到最大值后很快下降为零。相对强度为零的相应波长是连续谱中的最短波长，称为短波极限。连续 X 射线谱中的短波极限的产生是高速电子流中某些电子在与靶原子核强电场的一次作用中，把全部动能转化为一个 X 光子的能量，这显然就是 X 光子的最大能量。在图中还可以看到，当管电压增大时，各波长的强度都在增大，而且强度最大的波长和短波极限都向短波方向移动。

设管电压为 U，电子电量为 e，则电子具有的动能为 eU，这也是光子可能具有的最大能量 $h\nu_{\mathrm{max}}$，ν_{max} 是与短波极限 λ_{min} 对应的最高频率，由此得到

$$h\nu_{\mathrm{max}} = h\frac{c}{\lambda_{\mathrm{min}}} = eU$$

即

$$\lambda_{\mathrm{min}} = \frac{hc}{eU} \tag{11-2}$$

上式表明，连续 X 射线谱的最短波长与管电压成反比。管电压愈高，则 λ_{min} 愈短。这个结论与图 11-5 的实验结果完全一致。把 h、c、e 的值代入上式，并取 kV 为电压单位，nm 为波长单位，可得

$$\lambda_{\min} = \frac{1.242}{U(\text{kV})}(\text{nm}) \qquad\qquad (11\text{-}3)$$

连续 X 射线谱的强度同时受到靶原子序数、管电流及管电压的影响，其中靶原子序数大的原子核，其电场对电子作用强，电子损失能量多，辐射出来的光子能量大，X 射线的强度就大。

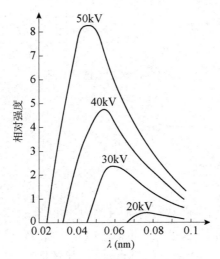

图 11-5　钨靶的连续 X 射线谱

[例 11-1] 设 X 射线管电压为 10^5V，求：（1）电子到达阳极靶时的速度；（2）连续 X 射线谱的短波极限。

解（1）设电子到达靶的速度为 V，如果不考虑速度所引起的质量变化，则电子的质量 $m = 9.11\times10^{-31}$kg，又知 $e = 1.6\times10^{-19}$C，$U = 10^5$V，由式 $\frac{1}{2}mv^2 = eU$ 可得

$$v = \sqrt{\frac{2eU}{m}} = \sqrt{\frac{2\times1.6\times10^{19}\times10^5}{9.11\times10^{-31}}}\,\text{m}\cdot\text{s}^{-1} \approx 1.87\times10^8\,\text{m}\cdot\text{s}^{-1}$$

（2）由式（11-3）可得最短波长 $\lambda_{\min}$

$$\lambda_{\min} = \frac{1.242}{100}\,\text{nm} = 1.242\times10^{-2}\,\text{nm}$$

二、标识 X 射线谱

1. 产生机制

钨靶标识 X 射线的产生是当管电压升高到 70kV 以上时，电子获得足够大的动能，电子进入阳靶时，它有可能和原子内层某一个电子发生强烈的相互作用，把一部分动能传递给这个电子，使它从原子内层中脱出，于是原子内层由于失掉一个电子而出现一个空位。如图 11-6 所示，如果被打出去的是 K 层电子，则空出来的位置就会被 L、M 或更外层的电子填补，并在跃迁过

程中辐射一个 X 光子，光子的能量等于两个能级的能量差。这样辐射的几条谱线就组成 K 线系；如果 L 层电子获得能量脱离原子后，则在 L 层出现一个空位，于是这个空位就可以由 M、N 或 O 层的电子来填补，电子跃迁过程中辐射的 X 光子就组成 L 线系。图 11-6 中的谱线就是钨靶的 K 系标识 X 射线，图中未画出 L 线系是因为 L 线系的波长超出了图中的波长范围。

　　X 射线强度在物质中的衰减规律是 X 射线摄影、透视及 X-CT 检查的基本依据，同时也是屏蔽防护设计的理论根据。

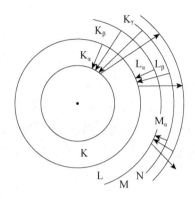

图 11-6　标识 X 射线发生原理图

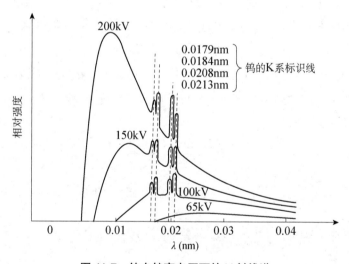

图 11-7　钨在较高电压下的 X 射线谱

第四节　物质对 X 射线的吸收

　　当 X 射线通过物质时，光子能与物质中的原子发生多种相互作用。在作用过程中，一部分光子被吸收并转化为其他形式的能量，一部分光子被物质散射而改变方向，总之，都使 X 射线原来方向上的强度被衰减。X 射线通过物质时，与物质发生的各种的相互作用称为物质对 X 射线的吸收，本节仅讨论它的宏观总效果，即 X 射线通过物质时强度被衰减的规律。

一、单色 X 射线的衰减规律

实验指出，单色平行 X 射线束通过物质时，沿入射方向的 X 射线强度变化服从指数衰减规律，即

$$I = I_0 e^{-\mu x} \tag{11-4}$$

式中，I_0 是入射 X 射线的强度，I 是通过厚度为 X 的物质层后的射线强度，μ 称为线性衰减系数。如果厚度 X 的单位为 cm，则 μ 的单位为 cm^{-1}。显然，μ 愈大则射线强度在物质中衰减愈快，μ 愈小则衰减愈慢。对于同一种物质来说，线性衰减系数 μ 与它的密度 ρ 成正比，因为吸收体的密度愈大，则单位体积中可能与光子发生作用的原子就愈多，光子在单位路程中被吸收或散射的概率也就愈大。线性衰减系数 μ 与密度 ρ 的比值称为质量衰减系数，记作 μ_m，即

$$\mu_m = \frac{\mu}{\rho} \tag{11-5}$$

质量衰减系数用来比较各种物质对 X 射线的吸收本领。一种物质由液态或固态转变为气态时，虽然它的密度变化很大，但 μ_m 值都是相同的。引入质量即系数后，式 $I = I_0 e^{-\mu x}$ 写成

$$I = I_0 e^{-\mu_m x_m} \tag{11-6}$$

式中，$x_m = x\rho$ 即称为质量厚度。x_m 的常用单位为 $g \cdot cm^{-2}$，μ_m 的相应单位为 $cm^2 \cdot g^{-1}$。

X 射线在物质中强度被衰减一半时的厚度（或质量厚度），称为该种物质的半价层。半价层与衰减系数之间的关系式为

$$x_{1/2} = \frac{\ln 2}{\mu} = \frac{0.693}{\mu} \tag{11-7}$$

$$x_{m1/2} = \frac{\ln 2}{\mu_m} = \frac{0.693}{\mu_m} \tag{11-8}$$

式（11-4）和式（11-6）可写为

$$I = I_0 \left(\frac{1}{2}\right)^{\frac{x}{x_{1/2}}} \tag{11-9}$$

$$I = I_0 \left(\frac{1}{2}\right)^{\frac{x_m}{x_{m1/2}}} \tag{11-10}$$

各种物质的衰减系数都与射线波长有关，因此以上各式只适用于单色射线束。X 射线主要是连续谱，所以射线的总强度并不是严格地按照指数规律衰减的。在实际问题中，我们经常近似地运用指数规律，这时式中的衰减系数应当用各种波长的衰减系数的一个适当平均值来代替。

X 射线通过物质时的强度按指数规律衰减，其微观机制是 X 射线与物质发生多种相互作用，从而使能量不断减少。X 射线与物质相互作用的方式主要有三种：光电效应、康普顿散

射和电子对产生。各种作用的具体过程将在下一章介绍。

二、衰减系数与波长、原子序数的关系

对于医学上常用的低能 X 射线，光子能量在数十到数百 keV 之间，各种元素的质量衰减系数近似地适合下式

$$\mu_m = KZ^\alpha \lambda^3 \qquad (11\text{-}11)$$

式中的 K 大致是一个常数，Z 是吸收物质的原子序数，λ 是 X 射线的波长。指数 α 取值通常在 3～4 之间，与吸收物质和射线波长有关，吸收物质为水、空气和人体组织时，对于医学上常用 X 射线，可取 3.5。吸收物质中含有多种元素时，它的质量衰减系数，大约等于其中各种元素的质量衰减系数按照物体中所含质量比例计算的平均值。根据上式我们得出以下两个有实际意义的结论：

（1）原子序数越大的物质，吸收本领越大。人体肌肉组织的主要成分是 H、O、C 等，而骨的主要成分是 $Ca_3(PO_4)_2$，其中 Ca 和 P 的原子序数比肌肉组织中任何主要成分的原子序数都高，因此骨骼的质量衰减系数比肌肉组织的大，在 X 射线照片或透视荧光屏上显示出明显的阴影。在胃肠透视时服钡盐也是因为钡的原子序数较大（$Z=56$），吸收本领较大，可以显示出胃肠的阴影。铅的原子序数很大（$Z=82$），因此铅板和铅制品是应用最广泛的防护材料。

（2）波长越长的 X 射线，越容易被吸收。这就是说，X 射线的波长越短，则贯穿本领越大，即硬度越大。因此，在浅部治疗时应使用较低的管电压，在深部治疗时则使用较高的管电压。

根据上述结论可知，当 X 射线管发出的含有各种波长的射线进入吸收体后，长波成分比短波成分衰减很快，短波成分所占的比例越来越大，平均衰减系数则越来越小。这也就是说，X 射线进入物体后越来越硬了，称为它的硬化。利用这一原理，我们常常让 X 射线通过铜板或铝板，使软线成分被强烈吸收，这样得到的 X 射线不仅硬度较高，而且射线谱的范围也较窄，这种装置称为滤线板。具体的滤线板往往由铜板和铝板合并组成。在使用时，铝板应当放在 X 射线最后射出的一侧，这是因为各种物质在吸收 X 射线时都发出它自己的标识 X 射线，铝板可以吸收铜板发出的标识 X 射线，而铝板发出的标识 X 射线波长约在 0.8nm 以上，很易在空气中被吸收。

γ 射线被物质吸收的规律与 X 射线相同，只是它的波长比 X 射线更短，贯穿本领更强。

第五节 X 射线的医学应用

X 射线在医学上的应用可分为诊断和治疗两个方面。X 射线诊断又分为两大类：一是 X

射线摄影、透视，属于普通 X 射线成像；二是数字减影血管造影 CT，属于数字 X 射线成像。

一、X 射线诊断

1. X 射线透视和摄影

（1）X 射线透视

X 射线透视的基本原理是利用 X 射线的荧光效应而成像的。传统荧光屏直接用硫化锌镉或碘化铯材料制成，这种装置的缺点是图像暗淡、病人照射量大等，后来又研制出配有影像增强器的 X 射线透视装置。X 射线在输入屏（荧光层）中激发出荧光，然后通过光电效应形成电子束。电子在极间高压电场的作用下飞向阳极且动能迅速增加，当它到达阳极时通过输出屏的荧光效应把本身能量转换成光子。所谓增强就是指利用极间电场对电子的加速，使输出屏的光强比输入屏约增加 10^4 倍。

由于成像原理不同，X 射线透视影像与胶片 X 射线摄影图像的黑白显示恰好相反。例如，骨骼对 X 线吸收系数较大，它在透视荧屏上显示为较黑的阴影，而在 X 线胶片上则为透明的或白色的图像。

X 射线透视的临床应用主要有：①胸部、腹部脏器检查，可以在电视荧屏上直接观察各种病灶、损伤和体内异物等；②加入造影剂进行胃肠造影，观察造影剂灌注或充盈情况，可以诊断胃肠梗阻、溃疡和肿瘤；③用于介入放射手术，就是在 X 射线影像引导下对病人做手术，实行诊断与治疗的一体化。

（2）X 射线摄影

它是用直接投照方法拍摄受检体（病人）解剖学结构并用胶片记录的影像技术。其基本原理是当 X 射线透过人体时，不同组织或器官对 X 射线的吸收不同，因而透过的 X 射线强度不同，在胶片上不同位置产生的感光点密度不同，形成一幅反映被照射部位解剖学结构的图像，记录在胶片上的图像还需经过冲片机处理，才可以显示组织或脏器的形态。

普通 X 射线摄影设备的优点是结构简单、价格低廉、操作方便。它是目前使用率最高的一项常规影像检查手段，它在临床上的应用主要是头、体部检查，包括组织、器官的病变，骨折、创伤和体内异物等，其中胸透（照片）比较常用，估计该项技术在 21 世纪仍将占有重要地位。普通 X 射线摄影的主要缺点是使用简单的投影方法，造成各层信息重叠，图像模糊，尤其是对于厚度大的脏器和对比度低的软组织，成像效果较差。

2. 数字减影血管造影

数字减影血管造影（简称 DSA）是基于数字图像处理的一种 X 射线成像技术。所谓数字图像，是指影像设备输出的视频信号（称为模拟图像），经过计算机处理而按数字矩阵格式储存的图像，图像平面被分割为 $n \times n$ 个面积元，称为像素，每个像素都有位置坐标 (x, y) 以及一个代表该点信号强度或结构特征的数值，称为像素值。

DSA 系统实际上是由原来的透视装置加上图像处理计算机而组成的，透过人体的 X 射线经过影像增强器而变成光学图像，再经电视摄像机而成为视频信号。这种信号属于模拟信号，经过放大及模/数（A/D）转换，可以转变为数字信号并以一定格式存储在计算机中，就构成一幅数字图像。DSA 检查按如下三步操作：①在注入造影剂之前先用透视方法获取一图像，称为原像，经数字化后存入存储器 S_1 中；②向病人注入造影剂，待造影剂开始充盈时再获取另一幅图像，称为造影像，经数字化后存入存储器 S_2 中；③将上述两幅数字图像相减，实际上是按照原有格式，由相应的像素值之差组成一幅新的数字图像，称为减影图像。把注射剂之后的 X 线图像与注射剂前的图像数字化并按矩阵格式逐个像素值相减，得到新的数字图像矩阵，显然，减影的作用是消除骨骼和软组织信号，剩下被造影剂充盈的血管，相当于把造影剂通过血管时的分布形态和密度变化凸显出来，产生很高的图像对比度。

二、X 射线治疗

生物组织被 X 射线照射后，由于电离和激发，会产生一系列的生物效应，使生物组织受到损伤和破坏。例如，X 射线照射可造成细胞死亡或引起遗传变异，尤其是分裂旺盛的组织或正在分裂的细胞，对射线更为敏感；对皮肤的照射，会使皮肤发红、变黑，射线剂量大时会出现严重的皮炎，形成水肿、水泡和糜烂；对血液的照射，会使白血球降低，血小板减少，严重时可能会引起白血病或再生障碍性贫血。因此，与 X 射线接触的工作人员，要有一定的防护，不能超过照射量的容许范围。常用的防护物品有铅板、含铅玻璃、铅橡皮围裙、手套等。另一方面，也可以用 X 射线的生物效应治疗某些肿瘤，常用的设备有普通 X 射线治疗机和"X射线刀"。普通 X 射线治疗机与常规 X 射线摄影机的结构基本相同，只是普通 X 射线治疗机利用癌细胞对 X 射线更为敏感的特点进行集中照射，常用于治疗皮肤肿瘤，而"X 射线刀"则采用旋转聚集照射的方法使病灶组织坏死。

三、X 射线防护

自伦琴发现 X 射线不久，在从事 X 射线试验的人员中发现了放射性皮炎和继发性结膜炎，相继发现受照者出现了毛发脱落、白细胞减少、皮肤癌等疾患。

X 射线引起人体生物学效应的机制很复杂，通常分为原发作用和继发作用。

原发作用还可分为直接作用和间接作用。直接作用是指电离辐射直接作用于具有生物活性的大分子（如核酸、蛋白质、酶等），造成生物大分子损伤，致使其正常功能和代谢功能障碍；间接作用主要是指电离辐射使人体细胞中含有的大量水分子电离，形成化学性质非常活泼的自由基，继而作用于生物大分子，造成损伤。

继发作用是在细胞损伤的基础上，引起各组织器官和系统的损伤，导致临床症状的出现，甚至威胁生命。

因此对于 X 射线的防护，有以下三点基本要求。

（1）时间防护。人体受到 X 射线照射的累积吸收剂量与受照射的时间成正比，照射时间越长，累积剂量就越大。在不影响工作的情况下，尽量减少曝光时间，采用自动化、标准化操作，提高操作技术的熟练程度，缩短在辐射场所的停留时间来减少受照剂量。

（2）距离防护。X 射线对周围空间产生的照射剂量率随距离而降低。X 射线更似点波源，照射剂量率与距离平方成反比。因此，人体离 X 射线源越远，照射剂量率就越低。

（3）屏蔽防护。利用射线通过物质时的衰减规律，在 X 射线源与工作人员之间设置一种或数种能吸收 X 射线的物体，通常用的防护物质有铅、铜等金属和混泥土、砖等，以消除 X 射线对工作人员的危害。常用的屏蔽方法有铅隔离式控制室、铅橡皮围裙和手套等。

阅读材料

伦琴简介

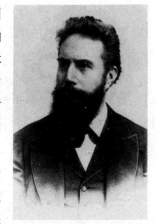

威廉·康拉德·伦琴（德语：Wilhelm Conrad Röntgen），德国物理学家。伦琴一生都在物理学许多领域中进行实验研究工作，如对电介质在充电的电容器中运动时的磁效应、气体的比热容、晶体的导热性、热释电和压电现象、光的偏振面在气体中的旋转、光与电的关系、物质的弹性、毛细现象等方面的研究都做出了一定的贡献，由于他发现 X 射线而赢得了巨大的荣誉，以至于这些贡献大多不为人所注意。

1895 年 11 月 8 日，伦琴在进行阴极射线的实验时第一次注意到放在射线管附近的氰亚铂酸钡小屏上发出微光。经过几天废寝忘食的研究，他确定了荧光屏的发光是由于射线管中发出的某种射线所致。因为当时对于这种射线的本质和属性还了解得很少，所以他称它为 X 射线，表示未知的意思。同年 12 月 28 日，《维尔茨堡物理学医学学会会刊》发表了他关于这一发现的第一篇报告。他对这种射线继续进行研究，先后于 1896 年和 1897 年发表了新的论文。

1896 年 1 月 23 日，伦琴在自己的研究所中做了第一次报告；报告结束时，用 X 射线拍摄了维尔茨堡大学著名解剖学教授克利克尔一只手的照片；克利克尔带头向伦琴欢呼三次，并建议将这种射线命名为伦琴射线。

伦琴射线是人类发现的第一种所谓"穿透性射线"，它能穿透普通光线所不能穿透的某些材料。在初次发现时，伦琴就用这种射线拍摄了他夫人的手的照片，显示出手骨的结构。这次发现立即引起很大的轰动，为伦琴带来了巨大的荣誉。1901 年诺贝尔奖第一次颁发，伦琴就由于这一发现而获得了这一年的诺贝尔奖物理学奖。

伦琴的原始论文《一种新的 X 射线》于 1895 年 12 月 28 日出版。1896 年 1 月 5 日，奥地利一家报纸报道了伦琴的发现。伦琴发现 X 射线以后，维尔兹堡大学授予他荣誉医学博士学位。在 1895 年到 1897 年间他一共出版了总计 3 篇关于 X 射线的论文。伦琴治学十分严谨，到如今为止还没有发现他的学术论文里面存在错误。

伦琴射线的发现不仅对医学诊断有重大影响，同时也影响了 20 世纪许多重大科学成就的出现。

X 射线的发现给现代物理学提供了一种新的研究手段，在光电效应研究、晶体结构分析、金相组织检验、材料无损探伤、人体疾病的透视与治疗方面都具有广泛的用途。伦琴因发明 X 射线而闻名于全世界，他除了 1901 年获得第一届诺贝尔物理学奖，还获得普鲁士二级王冠勋章、英国皇家学会伦福德奖章、哥伦比亚大学巴纳德奖章等。伦琴于 1923 年去世，他一生在物理学许多领域都进行过研究，一生共发表 50 多篇论文。

习题十一

11-1　什么是 X 射线的强度？什么是 X 射线的硬度？如何调节？

11-2　什么是韧致辐射？在连续 X 射线谱中最短波长是如何产生的？

11-3　为什么连续 X 射线谱与靶物质无关，而标识 X 射线谱却与靶物质有关？

11-4　一连续工作的 X 射线管，工作电压是 250kV，电流是 40mA，假定产生 X 射线的效率是 0.7%，问靶上每分钟会产生多少热量？

11-5　X 射线谱最短波长分别为 0.01nm、0.1nm 和 1nm 的 X 射线，求加在 X 射线管两端的电压分别是多大？这时电子到达阳极靶时的动能分别是多少？

11-6　如果加在 X 射线管端的电压减少 23kV，最短波长就增加一倍，则连续 X 射线的谱的最短波长为（　　）。

A. 0.007nm　　　　　　B. 0.017nm　　　　　　C. 0.027nm　　　　　　D. 0.037nm

11-7　X 射线被衰减时，要经过（　　）个半价层，强度才减少到原来的 1%。

A. 5.5　　　　　　　　B. 6.6　　　　　　　　C. 7.7　　　　　　　　D. 8.8

11-8　厚度为 2mm 的铜片，能使单色的 X 射线强度减小到原来的 1/5，求铜的线性吸收系数和半价层。

11-9　设密度为 $3g \cdot cm^{-3}$ 的物质对于某单色 X 射线束的质量衰减系数为 $0.03cm^2 \cdot g^{-1}$，求该射线束分别穿过厚度为 1mm、5mm 和 1cm 的吸收层后的强度为原来强度的百分数。

11-10　对波长为 0.154nm 的 X 射线，铝的衰减系数为 $132cm^{-1}$，铅的衰减系数为 $2610cm^{-1}$。想要和 1mm 厚的铅层得到相同的防护效果，铝板的厚度应为多大？

第十二章 ▶ 原子核和放射性

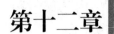学习要求

1. 掌握原子核的衰变类型、衰变规律和应用。

2. 理解原子核的基本性质、射线与物质的相互作用。

3. 了解辐射剂量与防护、放射性核素在医学上的应用。

自卢瑟福在 1911 年提出原子的核式模型以来，原子就被分为两部分来处理：研究核外运动电子的原子物理以及研究原子中心的原子核物理。与原子物理相关的现象在自然界极为普遍，在日常生活中也随处可见。相对地，原子核的现象就较为罕见了，直到 1896 年贝克勒尔（Becquerel）在铀矿石中发现某种未知辐射，从而确认了天然放射性，才打开了原子核物理大门。当然，从 20 世纪 40 年代中期原子弹的出现，原子核也成为了家喻户晓的名词。原子核物理学是研究原子核的特性、结构和变化等问题的一门学科。随着核理论和核技术的研究发展，其应用涉及工、农、医等许多领域，比如放射性同位素、核磁共振技术等为医学研究以及疾病的诊断和治疗提供了新的技术手段和方法。

第一节　原子核的结构和性质

原子核是由质子和中子组成的，它们统称为核子。质子带有正电，其电量与电子电量的绝对值相等，中子不带电。质子的质量为 $1.6726231 \times 10^{-27} \text{kg}$，中子的质量为 $1.6749286 \times 10^{-27} \text{kg}$，电子的质量比质子、中子小得多，为 $9.1093897 \times 10^{-31} \text{kg}$。原子核的半径只有原子的万分之一，而质量则占 99.9% 以上。因此，与天体物理的行星模型类似，一般以原子核作为坐标中心，电子为运动的主要承担者。

一、原子核的质量与半径

1. 原子核的质量

由于结合能的存在，原子核的质量并不等于核内中子和质子质量之和，前者质量会略小于后者，其质量亏损与具体原子核类型相关。原子物理学中常使用"原子质量单位"来度量它们，用符号 u 表示。1 个原子质量单位等于 1 个碳原子（非碳原子核）（自然界中含量最丰富的 $^{12}_{6}C$）质量的 1/12，即

$$1u=1.6605402 \times 10^{-27}kg$$

原子质量一般使用质谱仪测定，基本原理是让原子电离成为离子，然后在电场中加速获得一定的动能，接着使其在磁场中偏转，由偏转的曲率半径即可求得离子的质量，由此推算出原子质量。表 12-1 列出一些粒子和原子的质量，由此可知质子、中子、原子的质量以"原子质量单位"量度时，都接近于某一整数。

表 12-1　一些粒子和原子的质量

名称	符号	质量/u
电子	e	0.000549
质子	p	1.007276
中子	n	1.008665
α 粒子	α	4.001506
氢原子	$^{1}_{1}H$	1.007825
氘原子	$^{2}_{1}H$	2.014102
氚原子	$^{3}_{1}H$	3.016049
碳原子	$^{12}_{6}C$	12.000000
氦原子	$^{4}_{2}He$	4.002603
氧原子	$^{16}_{8}O$	15.994915

原子核常用符号 $^{A}_{Z}X$ 表示，其中 X 代表元素的符号；A 为原子的质量数，即原子核内质子数和中子数之和；Z 为原子的原子序数，即原子核内质子数或核电荷数。显然，核内的中子数等于（$A-Z$）。

含有一定数量质子和中子的各种原子核统称为核素。质子数相同而质量数不同的核素，属于同一种化学元素，具有相同的化学性质，在元素周期表中占有相同的位置，称为同位素。如 $^{1}_{1}H$、$^{2}_{1}H$ 和 $^{3}_{1}H$ 都是氢的同位素，但它们是 3 种不同的核素。因为对一定的核素来说 Z 是已知的，所以 $^{A}_{Z}X$ 的左下标常略去而写为 ^{A}X，如 ^{60}Co、^{131}I 等，分别读作钴-60，碘-131。质量数相同而核电荷数不同的核素如 ^{14}C、^{14}N、^{14}O 称为同量异位素。中子数相同而质子数不同的核素如 $^{14}_{6}C$、$^{16}_{8}O$ 称为同中异荷素。质子数与中子数相同而能态不同的核素如 $^{87}_{38}Sr$、$^{87m}_{38}Sr$ 称为同质异能素。不同的核素一般具有不同的核性质，不稳定的核素会通过放射性衰变和其他方式向稳定核素转化。目前已经发现的核素近 2000 种，其中稳定的约 280 种。

2. 原子核的半径

通过实验发现，可以将不同的原子核都近似地看成球体，也就是说认为原子核内电荷和物质的分布近似为球对称，如果用 R 表示球体的半径，实验表明核的质量数 A 与 R 的 3 次方成正比，即

$$R=R_0A^{1/3} \tag{12-1}$$

式中，R_0 称为核半径参量，对于重核，$R_0=1.20\times10^{-15}$m$=1.20$fm；对于轻核，$R_0=1.32\times10^{-15}$m$=1.32$fm。fm 称为费米（也称飞米），1fm$=10^{-15}$m。

由于原子核的体积与 R 的 3 次方成正比，所以核的体积 V 与质量数 A 成正比，即

$$V=\frac{4}{3}\pi R^3=\frac{4}{3}\pi R_0^3 A$$

式中，$\frac{4}{3}\pi R_0^3 A$ 可视为每一个核子的体积，说明每个核子所占的体积近似为一常数，或者说它们的密度大体相同，即

$$\rho=\frac{m}{V}=\frac{Zm_p+(A-Z)m_n}{V}\approx\frac{Am_n}{\frac{4}{3}\pi R_0^3 A}\approx2.29\times10^{17}\,\mathrm{kg\cdot m^{-3}}$$

可见，核子的密度是非常大的。

二、核力的主要性质

到底是什么力使原子核有这么紧密的结构呢？核子之间除有万有引力作用外，还存在电磁斥力，核子之间的万有引力非常小，与电磁力相比完全可以忽略。我们可以想象到，核子之间肯定存在另一种更大的引力作用，这种作用将核子紧紧束缚在一起。核力主要有以下特征：①核力是一种"短程力"，只有当核子之间的距离在 10^{-15}m 数量级时才能显示出来；②核力是目前已知的最强的作用力；③核力具有"饱和"性，即一个核子只能与它紧邻的核子以核力相互作用；④核力的相互作用与核子的带电状况无关，即 n 与 n，n 与 p 和 p 与 p 之间的核力在数值上大致相同；⑤当核子间距离小于 0.4fm 时具有很强的排斥力，阻止核子进一步靠近。综上所述，可认为每个核子，无论是 p 或 n，都占有相同的体积，只能与紧邻的核子以核力相互吸引，大小基本相同，并与电荷无关，是最强的力。另外核力还与核子自旋以及轨道角动量相关，是一种复杂的非中心力，目前得到的是一种经验性质的唯象核力。

1935 年日本物理学家汤川秀树提出了核力的介子场理论。介子场理论认为，核力是通过介子场传递的，即核子间的相互作用是通过交换介子实现的，介子场的量子是介子，并预言介子的静止质量约为电子质量的 270 倍，由于其质量介于质子质量和电子质量之间，故称为介子。1947 年鲍威尔（Powell）在宇宙射线中发现了 $\pi^{\pm}$ 介子，其质量为 $273m_e$，1950 年发现了 π^0 介子，其质量为 $264m_e$，同这一理论的结论一致，因此认为 π 介子是核力场的量子。因此，汤川秀树获得 1949 年诺贝尔物理学奖。核力的介子场理论仍然是一种唯象理论，若要从

根本上理解核力，需要引入夸克-胶子间的强相互作用概念。

三、原子核的结合能与稳定性

1. 结合能和质量亏损

原子核既然是由核子紧密结合在一起组成的，例如，$^2_1$H 核由 1 个中子和 1 个质子组成，那么，原子核的质量似乎应该等于核内核子质量之和，然而实际情况并非如此。$^2_1$H 由表 12-1 可知核子的质量为

$$1.008665 \text{ u}+1.007276 \text{ u}=2.015941 \text{ u}$$

但实际测量表明，1 个 $^2_1$H 核（不是 $^2_1$H 原子）质量为 2.013533 u，两者质量相差为

$$\Delta M = 2.015941 \text{ u}-2.013553 \text{ u}= 0.002388 \text{ u}$$

原子核的质量与组成它的所有核子的质量之差 ΔM 称为质量亏损。

相对论指出：当系统有质量改变时，一定也有相应的能量改变，其关系为 $\Delta E =(\Delta m)c^2$，该式表示质量减少等效于原子核合成时有能量放出。中子与质子结合组成 $^2_1$H 时，释放的能量为 2.225MeV。实验还验证了它的逆过程，让能量为 2.225MeV 的光子照射 $^2_1$H 时，$^2_1$H 将重新分解为质子与中子。

单个核子结合成原子核时放出的能量称为原子核的结合能。如果质量用原子质量单位 u，能量以 MeV 为单位，那么由质能公式可得

$$\Delta E = 931.5\Delta M \tag{12-2}$$

式中，931.5 是单位换算中引入的系数。在原子或分子发生改变时，由于 ΔE 很小，质量的改变微不足道，如两个氢原子组成氢分子，放出 4eV 的能量，质量变换约为 4×10^{-9}，但在原子核的变化中，质量的改变可接近甚至超过 1%，由此物质结构的观念将发生深刻的变化。

2. 原子核的稳定性

自由核子组成原子核所释放的能量称为原子核的结合能。一般来说，原子核的结合能 ΔE 随核子数 A 的增加而增加。原子核平均每个核子的结合能又称为比结合能（又称平均结合能）。比结合能越大，核子结合成核时放出的能量就越多，核的结合就越紧密，原子核越稳定。在物理中常常用比结合能来表示原子核的稳定性。设某原子核的结合能为 ΔE，核子数（即质量数）为 A，$\Delta E/A$ 称为比结合能。比结合能越大，原子核分解为单个核子所需的能量就越大，原子核就越稳定。

对于稳定的核素，以比结合能为纵坐标，核子数为横坐标作图，即可得到比结合能曲线，如图 12-1 所示。比结合能曲线与核素图并称为原子核物理最重要的两张图表，具有重要的理论与实践意义。从图中我们可以看出一些规律，简单总结如下：

（1）比结合能曲线两头低，中间高，即中等质量（$A=30$ 左右）原子核比结合能最大，最

为稳定。由此可以看出，我们可以通过两种途径获取能量：一是将一个重核分裂成两个中等质量的核，即重核裂变；二是将两个轻核合成一个质量更大的核，即轻核聚变。人们依靠重核裂变原理制成原子弹与反应堆，依靠轻核聚变技术制成氢弹与可控核聚变设备（又称托卡马克或人造太阳）。

（2）结合能曲线在 A 较小时具有很大的起伏，随着 A 的增大起伏减小，曲线变得光滑。原子核的稳定性还与核内质子数与中子数的奇偶性有关，当原子核内的质子数和中子数都是偶数时，原子核最稳定。

（3）在图 12-1 中，轻核峰的位置都在 A 为 4 的整数倍的地方，表明其内部可能存在 α 粒子的集团结构。

（4）在重核区（质量数 $A>209$），由于质子数增多，静电斥力迅速增大，使平均结合能减少，核子之间结合比较松散，原子核也就显示出不稳定性。所以一些天然放射性核素都是原子序数较大的重核，它们能够自发地衰变而放出射线。

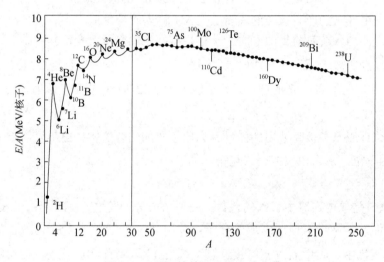

图 12-1　原子核的平均结合能曲线

[例 12-1] 试计算氦原子核的质量亏损和结合能。

解：氦核的 $A=4$，$Z=2$，$m_A=4.002603$ u，$m_p=1.007825$ u，$m_n=1.008665$ u，则氦核结合能为

$$\Delta E = \Delta M c^2 = [Z m_p + (A-Z) m_n - m_A] \cdot c^2$$

其中氦核的质量亏损为　$\Delta M =$（$2 \times 1.007825 + 2 \times 1.008665 - 4.002603$）u$=0.03077$ u

所以结合能为 $\Delta E = 931.5 \Delta M = 931.5 \times 0.03037$ MeV $= 28.28$ MeV。

第二节　原子核的衰变类型

核素有两大类，即放射性核素和稳定性核素，在现已发现的两千多种核素中，绝大多数

都是放射性核素。放射性核素能自发放出射线变为另一种核素，这种现象称为核衰变。核衰变过程遵守电荷、质量、能量、动量和核子数守恒定律。核衰变主要类型有 α 衰变、β 衰变、γ 衰变、中子发射、质子发射、核裂变等过程，下面讨论前三种主要核衰变类型。

一、α 衰变

放射性核素放射出一个 α 粒子而衰变为另一种核素的过程称为 α 衰变。α 粒子就是氦核，由两个质子和两个中子组成，用符号 $_2^4\text{He}$ 表示。衰变反应式为

$$_Z^A\text{X} \to {}_{Z-2}^{A-4}\text{Y} + {}_2^4\text{He} + Q \tag{12-3}$$

式中，X 称为母体核，Y 称为子体核。α 衰变后的子体核与母体核比较，质量数减少 4，电荷数减少 2，所以在元素周期表中的位置比母体核移前两位，这种规律称为 α 衰变位移定则。

如镭-226 的 α 衰变可表示为

$$_{88}^{226}\text{Ra} \to {}_{86}^{222}\text{Rn} + {}_2^4\text{He} + Q$$

Q 是核衰变过程中所释放的能量，称为衰变能，按照质能关系，根据衰变前后静止质量的差值可求出 Q 的数值。由动量守恒与能量守恒定律可以推算，α 衰变过程所释放的能量 Q 主要表现为 α 粒子的动能，少部分能量表现为子体核的反冲动能。有些核素在发生 α 衰变时，因为子体核有的处于基态，有的处于激发态，所以可以放出多种能量的 α 粒子。处于激发态的子体核往往不稳定，还会进一步退激到基态放出 γ 光子，这种核衰变多发生在 A 值超过 209 的重核。

早在 20 世纪初，人们对天然 α 放射性就做了大量研究，发现放射强度极大地依赖于衰变能。在量子力学的早期发展中，伽莫夫创造性地将经典物理无法回答的势垒穿透效应（又称隧道效应）应用于原子核领域，定量地解释了 α 衰变的机理。α 衰变常量 λ 与衰变能之间关系如下

$$\ln\lambda = A - BQ^{-1/2} \tag{12-4}$$

其中 A、B 对于同一元素为常量，正是由于上述关系，衰变能少许的变化将会引起衰变常量剧烈的变化，一般来说 α 粒子的衰变能在 4~9MeV 之间，而衰变常量可从 10^{-18} 到 10^6s^{-1}，横跨 24 个数量级。图 12-2 所示的是一个 α 粒子经典的衰变过程，可以看到能量的微小变化极大地影响了 α 粒子的比例。

二、β 衰变

β 衰变是指一种核自发地变成另一种核，其质量数 A 不变，而原子序数 Z 在元素周期表中向前或后移一个位置，其主要包括 β⁻ 衰变、β⁺衰变和电子俘获（EC）三种类型。

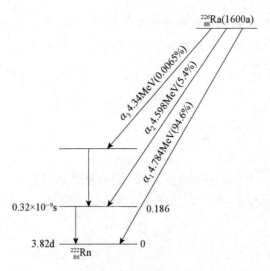

图 12-2　α粒子能量分布

1. β⁻衰变

在贝克勒尔发现放射性 4 年后，其证明其中的一种射线即为 β⁻射线，即电子。β⁻衰变是由母核放出电子的一种衰变，β⁻衰变可用下式表示

$$_{Z}^{A}X \rightarrow _{Z+1}^{A}Y + _{-1}^{0}\beta^{-} + _{0}^{0}\bar{v} + Q \tag{12-5}$$

例如，$_{27}^{60}Co \rightarrow _{28}^{60}Ni + _{-1}^{0}\beta^{-} + _{0}^{0}\bar{v} + Q$

β⁻衰变实际上是母体核中的一个中子（$_{0}^{1}n$）转变为一个质子（$_{1}^{1}p$），发射出一个电子和反中微子（$_{0}^{0}\bar{v}$）的过程，即 $_{0}^{1}n \rightarrow _{1}^{1}p + _{-1}^{0}e + _{0}^{0}\bar{v}$。反中微子是不带电的中性微粒，它的静止质量接近于零，是中微子（$_{0}^{0}v$）的反粒子。有关中微子的简介请参考阅读材料。

2. β⁺衰变

当原子核内质子数过多且基态能量较大时，其中的一个质子也可以放出一个正电子（$_{+1}^{0}e$）和一个中微子而转变为一个中子。顾名思义，正电子是电子的反物质，除带电量与电子相反以外，其余物理性质与电子完全相同。正电子在低能状态下将与物质中电子发生湮灭而产生特征 γ 射线（一般一对正负电子产生两个 γ 光子，能量 0.511MeV），这种衰变方式称为 β⁺衰变，它的衰变式为

$$_{Z}^{A}X \rightarrow _{Z-1}^{A}Y + _{+1}^{0}e + _{0}^{0}v + Q \tag{12-6}$$

例如，$_{7}^{13}N \rightarrow _{6}^{13}C + _{+1}^{0}e + _{0}^{0}v + Q$

β 衰变与 α 衰变最大的区别在于能谱的连续性上，即 α 衰变能谱是分立的，这正反映了原子核能级的量子特性，表明原子核的能量状态是分立的。而实验发现，核素放出的 β⁻、β⁺粒子的能量是连续分布的，且有一个最大值，如图 12-3 所示。由于 β 衰变后产物有 3 种粒子：子体核、β 粒子与中微子，此处能量守恒与动量守恒牵涉到了一个三体问题，从而三者之间的能量的分配不是固定的。因此，同种核素发出的 β 粒子的动能不是单值的，而是从零到一个最大值，形成一个连续能谱。具体能量分布见图 12-3。

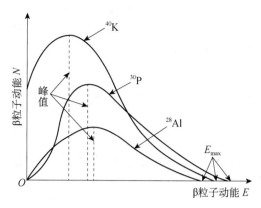

图 12-3 β 粒子能量分布

3.电子俘获

电子俘获是指原子核内质子俘获一个核外电子,放出一个中微子而转变为中子,记作 EC。它的衰变式为

$$_Z^A X + {}_{-1}^0 e \rightarrow {}_{Z-1}^A Y + {}_0^0 \nu + Q \tag{12-7}$$

例如,$_{50}^{113} Sn + {}_{-1}^0 e \rightarrow {}_{49}^{113} In + {}_0^0 \nu + Q$

电子俘获后,核外缺少一个内层电子,当外层电子填补这个空位时,便发出子体核的特征 X 射线或俄歇电子。这一点在实验上具有重大意义,由于轨道电子俘获本身只生成子体核与中微子,两者在实验上难以探测,因此一般是通过测量特征 X 射线或俄歇电子信号强度来表征轨道电子俘获的。

三、γ 衰变和内转换

原子核的能量是量子化的,α 和 β 衰变后的子体核大部分处于激发态,处于激发态的核是不稳定的,当它向基态跃迁时,就把多余的能量以电磁波的形式辐射出去。我们将原子核由高能态向低能态跃迁时释放 γ 光子的现象称为 γ 衰变。γ 衰变的性质与原子核激发态的性质相联系,通过其研究,可以获得原子核激发态的相关特性。

在 γ 衰变过程中,原子核的质量数和电荷数都不改变,只有核的能量状态发生了变化它们才会改变。

γ 衰变可以表示为

$$_Z^{Am} X \rightarrow {}_Z^A X + \gamma + Q \tag{12-8}$$

例如,$_{43}^{99m} Tc \rightarrow {}_{43}^{99} Tc + \gamma + Q$

其中,$_{43}^{99m} Tc$ 是处于激发态的 $_{43}^{99} Tc$,$_{43}^{99m} Tc$ 就是 $_{43}^{99} Tc$ 的同质异能素,是核医学中常用的一种核素。

有些原子核从激发态向较低能态跃迁时,并不辐射 γ 射线,而是将其多余的能量直接传递给核外的内层电子,使其脱离原子核束缚成为自由电子,这种现象称为内转换。所放出的电子叫作内转换电子。研究发现，内转换过程并非是原子核退激产生的 γ 射线与内层电子发生光电作用，而是原子退激能量直接转移给内层电子。

无论是电子俘获还是内转换过程，由于原子的内壳层缺少电子而出现空位，外层电子将会填补这个空位。因此这两个过程都将伴随着标识 X 射线和俄歇电子的发射。

第三节　原子核的衰变规律

原子核发生衰变时，母体核不断地变成子体核，因而随着时间 t 的增长，母核数目不断减少。对于任何一种具有放射性的核素，虽然每一个核素都能衰变，但衰变的时间却有先有后，我们不能预言哪个核先衰变，在什么时候衰变，这是完全随机的，但对大量原子核组成的放射性标本来说，其衰变遵循统计规律。实验测量和理论推导都可以证明，放射性核素衰变服从指数衰减规律。

一、指数衰变规律

如在时间 t 到 $t+dt$ 内，有 dN 个原子核发生衰变或跃迁，dN 与处于 t 时刻尚未衰变的原子核数目 N 及时间间隔 dt 成正比。这一点由引入的衰变常数（Decay Constant）λ 来表征，故可以写成如下的等式

$$dN = -\lambda N dt \tag{12-9}$$

负号表示放射性核数 N 随时间 t 的增加而减少。

将上式积分并根据初始条件：$t=0$ 时，$N=N_0$，即可得到

$$N = N_0 e^{-\lambda t} \tag{12-10}$$

这就是放射性核数衰变的指数衰减规律。

1. 衰变常数

从式（12-9）可以得到衰变常数 λ 为

$$\lambda = \frac{-dN / N}{dt} \tag{12-11}$$

此式表明 λ 是单个放射性核在单位时间内的衰变概率，或者说是单位时间内衰变的核数与当时存在的核数之比。衰变常量是描写放射性核素衰变快慢的一个物理量，其只与放射性核素的种类有关，与外界环境没有任何关系，衰变常量是放射性原子核非常重要的特征量，单位一般为时间的倒数。

2. 半衰期

对于某种特定能态的放射核，核的数量因发生自发核衰变而减少到原来核数一半所需的

时间称为半衰期（Half Life），用 $T_{1/2}$ 表示，它是表征放射性核自发衰变的另一个参数，单位为时间，一般用年（a）、天（d）、小时（h）、分（min）、秒（s）、毫秒（ms）、微秒（μs）、纳秒（ns）表示。不同的放射核素半衰期的差别可能很大，例如，天然铀中的核素 $^{238}_{92}U$，其半衰期为 $T_{1/2}=4.47\times10^9a$；而核素 $^{131}_{53}I$ 的半衰期为 $T_{1/2}=8.04d$。

根据半衰期的定义和核素的指数衰减规律式（12-9），可求出半衰期 $T_{1/2}$ 与衰变常数 λ 的关系。当 $t=T_{1/2}$ 时，$N(T_{1/2})=\dfrac{N_0}{2}=N_0e^{-\lambda T_{1/2}}$，即

$$T_{1/2}=\frac{\ln 2}{\lambda}=\frac{0.693}{\lambda} \tag{12-12}$$

可见 $T_{1/2}$ 与 λ 成反比关系。衰变常数越小，半衰期就越长；反之，衰变常数越大，半衰期越短。衰变规律式（12-10）也可用 $T_{1/2}$ 表示为

$$N=N_0\left(\frac{1}{2}\right)^{t/T_{1/2}} \tag{12-13}$$

3. 有效半衰期

放射性核素引入人体后，放射性核素的数目按照自身的衰变规律减少外，还由于人体的排泄而减少；假定由于人体的排泄作用使核素数量的减少也按指数规律变化，这样它也对应一个衰变常数，称为生物衰变常数 λ_b。参照式（12-8），人体内放射性核素总的减少量可写成

$$dN=-(\lambda_p+\lambda_b)Ndt=-\lambda_e Ndt \tag{12-14}$$

其中 λ_p 为物理衰变常数，即前述的衰变常数 λ；$\lambda_e=\lambda_p+\lambda_b$ 为有效衰变常数。

根据半衰期与衰变常数的关系有，物理半衰期 $T_{p1/2}=\dfrac{\ln 2}{\lambda_p}$，生物半衰期 $T_{b1/2}=\dfrac{\ln 2}{\lambda_b}$，有效半衰期 $T_{e1/2}=\dfrac{\ln 2}{\lambda_e}$。它们之间的关系为

$$\frac{1}{T_{e1/2}}=\frac{1}{T_{p1/2}}+\frac{1}{T_{b1/2}} \tag{12-15}$$

4. 平均寿命

它也是一个反映放射性核素衰变快慢的物理量，不过它具体反映的是某种放射性核素平均存在的时间，单位是秒（s）。若 t 时刻母核数为 N，则 dt 内母核衰减数为 $-dN$，可认为这"$-dN$"个母核中每个核的寿命都是 t。考虑到 $t=0$ 时，$N=N_0$，$t\to\infty$ 时，$N\to 0$，即最终所有的核都衰变了，它的寿命总和就是

$$\int_{N_0}^{0}t(-dN)=\int_0^{\infty}\lambda Ntdt=\int_0^{\infty}\lambda tN_0e^{-\lambda t}dt=\frac{N_0}{\lambda}$$

把它除以母核总数 N_0，即得平均寿命 τ（Mean Life）

$$\tau=\frac{1}{\lambda} \tag{12-16}$$

由此可见，平均寿命等于衰变常数的倒数。根据式（12-12），可得到平均寿命和半衰期之间的关系

$$\tau = 1.44T_{1/2} \qquad (12\text{-}17)$$

二、放射性活度

由式（12-9）所描述的放射性核子数目随时间指数衰减，然而由于测量核子数目很不方便也没有实际价值。实际上我们更关心的是射线的强弱程度，其完全取决于单位时间内衰变的原子核的个数。所以，我们定义单位时间内衰变的原子核数为该放射性样品的放射性活度（Radioactivity），用 A 表示。即

$$A = \frac{-\mathrm{d}N}{\mathrm{d}t} = \lambda N = \lambda N_0 \mathrm{e}^{-\lambda t} = A_0 \mathrm{e}^{-\lambda t} \qquad (12\text{-}18)$$

式中，$A_0 = \lambda N_0$，是 $t=0$ 时刻的放射性活度。由式（12-18）可知，若某时刻母核数为 N，则该时刻的放射性活度就是 λN，即 $A = \lambda N$；放射性活度随时间变化的规律也是指数衰减规律。

放射性活度 A 的 SI 制单位为贝可（勒尔）（Becquerel），符号为 Bq，$1\mathrm{Bq}=1\mathrm{s}^{-1}$。暂时与 SI 并用的专用单位名称是居里（Curie），符号为 Ci，$1\mathrm{Ci}=3.7 \times 10^{10}\mathrm{Bq}$ 或 $1\mathrm{Bq}=2.703 \times 10^{-11}\mathrm{Ci}$，此外还有毫居里（mCi）和微居里（μCi）。

对式（12-18）进行如下讨论。

（1）当核素一定时，即 λ 一定，$A \propto N$，即在体外测得的活度数值正比于体内对应投影位置上的放射性核素的数目，这是核素显像的基本原理。

（2）当两种核素 N 相同 λ 不同，有 $A \propto \lambda = \dfrac{1}{\tau}$，即如果引入体内两种数量相等的不同的核素，短寿命的核素的活度大。

（3）当 A 一定时，有 $N \propto \dfrac{1}{\lambda} = \tau$，即在满足体外测量的一定活度下，引入体内的放射性核素寿命越短，所需数量越少，这就是为什么临床上都要用短寿命核素的原因。

[例 12-2] 有一 $^{238}_{92}\mathrm{U}$（铀 238）放射性样品，其质量为 5.76g，实测的放射性活度为 0.52 μCi，$^{238}_{92}\mathrm{U}$ 的半衰期为 4.47×10^9 年，求该放射性样品中 $^{238}_{92}\mathrm{U}$ 核素的百分含量。

解：已知 $A=0.52$ μCi $=0.52 \times 3.7 \times 10^4 \mathrm{Bq}$，$T=4.47 \times 10^9 \mathrm{y}=4.47 \times 10^9 \times 365 \times 24 \times 3600\mathrm{s}=1.41 \times 10^{17}\mathrm{s}$，由此可得 5.76g 的放射性样品中含 $^{238}_{92}\mathrm{U}$ 原子个数 N 为

$$N = \frac{AT}{0.693} = 1.92 \times 10^4 \times 1.41 \times 10^{17} / 0.693 = 3.91 \times 10^{21} \text{（个）}$$

3.91×10^{21} 个 $^{238}_{92}\mathrm{U}$ 原子核质量为 1.55g，而放射性样品质量为 5.76g，故样品中 $^{238}_{92}\mathrm{U}$ 的百分含量为 $1.55\mathrm{g}/5.76\mathrm{g} \approx 26.9\%$。

三、放射性平衡

很多放射性核素衰变后，生成的新核素仍是不稳定的，又会立刻开始衰变，放出射线而

变为另一种新核素。这一现象可以延续好几"代"，形成一个放射性核素的"家族"，称为放射系。例如，由 $^{238}_{92}\text{U}$ 开始，经过递次衰变，最后到稳定的核素 $^{206}_{82}\text{Pb}$ 为止，

在放射系中，母核和各个子体核是共存的，各代子体核在衰变过程中的数量也有一定的规律。

下面我们讨论简单的三代衰变规律：

$$\text{A} \xrightarrow{\lambda_A} \text{B} \xrightarrow{\lambda_B} \text{C}$$

$t=0$ 时核素 A 的数目为 N_{A0}，而核素 B、C 的数目均为 0，即 $N_{B0}=N_{C0}=0$。在 $t \rightarrow t+\text{d}t$ 时间内，核素 A 衰变的数目为 $-\text{d}N_A(t)=\lambda_A N_A(t)\text{d}t$ 解出

$$N_A = N_{A0}\text{e}^{-\lambda_A t}$$

服从指数衰变规律式（12-9）；对于核素 B，既以 $\lambda_A N_A$ 的速度从 A 中产生，又以 $\lambda_B N_B$ 的速度衰变为 C，因此核素 B 在 $t \rightarrow t+\text{d}t$ 时间内的变化为

$$\text{d}N_B(t) = [\lambda_A N_A(t) - \lambda_B N_B(t)]\text{d}t \qquad （12-19）$$

子体核每秒衰变的个数将等于它从母核衰变而得到补充的个数，于是子体核的个数就不再增加和不再减少，这种状态称为放射平衡，即

$$\frac{\text{d}N_B(t)}{\text{d}t} = 0$$

这时，母核和子体核的放射性活度相等

$$\lambda_A N_A(t) = \lambda_B N_B(t) \quad 即\ A_A=A_B \qquad （12-20）$$

放射性平衡在放射性核素的医学应用中具有重要意义。医学上常需用短半衰期的核素，但在供应上有很大的困难。由上述的递次衰变现象可知，当母核与子体核达到或接近放射性平衡时，子体核的放射性活度等于或接近母核的放射性活度。在远小于母核半衰期的时间内，可以认为母核的放射性活度是不变的，所以达到放射平衡后，子体核的放射性活度也保持不变。如果用物理或化学的方法把子体核从母核中分离出来，经过一定时间后，子体核与母核又会达到或接近新的放射平衡，又可以把子体核分离出来，这样，就可以由长寿命的核素不断地获得短寿命的核素，用来生产短寿命核素的装置称为核素发生器，俗称"母牛"（Cow）。

第四节　射线与物质的相互作用

原子核在衰变过程中会发出各种射线，当它们通过物质时将与其发生一系列的相互作用并留下有关辐射种类、强度等信息。射线与物质相互相用的规律是射线探测、射线防护、射线诊断和治疗的基础，因而具有十分重要的意义。

辐射的种类很多，能谱也很宽，核辐射能量一般在 10eV 以上。这个能量下辐射与物质相互作用所产生的次级产物可使空气等发生电离，因此也称作电离辐射。另外中子虽然

自身能量可能低于 10eV，然而由于其引发的核反应或核裂变具有非常大的能量，因而也将其归入电离辐射。在原子核衰变过程中产生的辐射分为带电粒子辐射与非带电粒子辐射，带电粒子辐射主要包括重带电粒子辐射与快电子辐射，非带电粒子辐射则包含电磁辐射与中子辐射。

一、带电粒子与物质的相互作用

1. 电离和激发

α、β 等带电粒子通过物质时，由于静电力的作用，使原子或分子中的电子获得能量，产生自由电子和正离子，合称为离子对，这一过程称为电离。若脱离出来的自由电子能量足够大，它又可以使其他原子电离，称为间接电离或次级电离。如果电子获得的能量不足以使它脱离原子，而只能使它由低能级跃迁到高能级，使原子处于激发态，这一过程称为激发。由于带电粒子的电离作用，当它通过物质路径周围将留下许多离子对，每厘米路径上产生的离子对称为电离比值或电离比度。它表示带电粒子电离本领大小，在生物体内表示对机体的损伤程度。电离比值和带电粒子的速度、电量和物质的密度有关。带电离子的速度大、电离比值小；反之，速度小，电离比值大；带电粒子带的电量多，它与原子壳层电子的作用力大，电离比值就大，反之则小；物质的密度大，单位体积的电子数目多，与带电粒子的作用机会多，因而电离比值也大。

例如，能量为 1MeV 的 α 粒子在空气中的电离比值为 4×10^4 对/cm，而能量为 1 MeV 的 β 粒子的电离比值约为 50 对/cm。产生这种差别的主要原因是速度的不同，1 MeV 的 α 粒子，其速度远小于光速，而 1 MeV 的 β 粒子的速度是光速的 94%；其次是 α 粒子的带电量为 β 粒子的两倍。两种粒子的电离比值不同，其生物效应就有明显差别。

2. 散射和轫致辐射

当带电粒子通过物质时，会受到原子核的静电力作用而改变运动方向，这种现象称为散射。若作用过程没有能量损失，则称为弹性散射。β 粒子质量比 α 粒子小得多，更容易受原子核的散射而改变运动方向，所以 β 粒子路径是弯曲的，而 α 粒子的路径基本上是直的。此外，由经典力学可知，当带电粒子速度发生变化时必然伴随着电磁辐射，这种现象称为轫致辐射。与电离作用相比，粒子在激发、散射和轫致辐射中所损失的能量要小得多。

3. 射程和吸收

带电粒子在通过物质时，由于电离、激发、散射和轫致辐射，其能量不断减小，最后停止在物质层内，即穿出的粒子数减少了，这种现象称为粒子吸收。能量耗尽后的 α 粒子将俘获两个自由电子，变成中性的氦原子；β 粒子则成为一般的电子；而 β⁺粒子则与自由电子结合，转化为两个能量各为 0.511 MeV 的光子，粒子在被吸收前所通过的距离称为射程。电离比值越大，粒子的能量损失越快，射程就越短。β 粒子的穿透本领比 α 粒子强得多。α 粒子在空气中的射程约为 2～10cm，在生物体内的射程只有 0.03～0.13mm；而 β 粒子在空气中的射程可达数百厘米，在生物体内的射程也有几毫米到几十毫米。因此，在外照射的情况下，α 粒子的危险性不大，也易于防护，而 β 粒子的危害就大得多，至于内照射，则由于 α 粒子的电离比值大，伤害很集中，应特别注意防护。

二、光子与物质的相互作用

X 射线和 γ 射线都是电磁波，它们是能量很大的光子流。光子与物质相互作用的方式主要有三种：光电效应、康普顿效应和电子对效应，其作用过程分别讨论如下。

1. 光电效应

光子与物质相互作用，将其全部携带的能量交给一个壳层电子，使其脱离原子而成为自由电子，光子本身被物质吸收，这一过程叫光电效应，释放出来的电子主要是内壳层电子，叫光电子。它吸收光子的能量，除掉一部分用于克服电离能 ε_i 外，其余能量转化为光电子的动能。值得说明的是，内壳层电子释放后，在原子内壳层留下空位，较外层电子填补，则将发射标识 X 射线或俄歇电子。根据量子理论，光电效应发生的概率与原子核带电量正相关，而与光子能量呈负相关关系，因此光电效应主要发生在重核低能领域，值得一提的是紫外光与可见光波段的光子也可发生光电效应（赫兹最初正是根据紫外光照射金属板首次发现光电效应的）。光电效应对物理尤其是量子力学的发展做出了巨大贡献，爱因斯坦正是在 1905 年根据光电效应提出了光量子理论，并据此于 1921 年获得了诺贝尔物理学奖。

2. 康普顿散射

康普顿散射是能量较高的 γ 射线与物质原子较外层电子作用时，光子把部分能量传给电子，使其脱离原子成为反冲电子，而光子自身的能量减少，改变运动方向，这一过程称为康普顿散射。在放射性同位素 γ 射线范围内，康普顿散射是最为重要的一种作用机制。在康普顿散射实验中，起作用的不仅涉及光子的能量，还涉及光子的动量。因此他继爱因斯坦用光量子理论解释光电效应（只涉及到光子能量）后对该理论做了进一步的肯定与发展。值得一提的是，我国物理学家吴有训在发现和研究康普顿散射也做出了杰出贡献。

3. 电子对效应

当光子的能量大于 1.022MeV 时，光子在原子核场的作用下可能转化为一个电子和一个正电子，同时光子消失，这一过程称为电子对效应，它是高能 γ 射线与物质相互作用的一种主要方式。这时光子的能量转化为两个电子的动能，而正电子则在电离减速后捕捉物质中的一个自由电子而产生电子对湮灭。

研究表明，光子与物质作用的三种形式与光子的能量和物质的原子序数 Z 有关。用图 12-

4 说明，从图中可见能量低的光子和高原子序数的物质，以光电效应为主；中等能量的射线以康普顿散射为主；电子对生成主要发生在高能光子和高原子序数的物质中，但在能量极高光子的作用下，较低原子序数物质中，电子对生成也不可忽视。

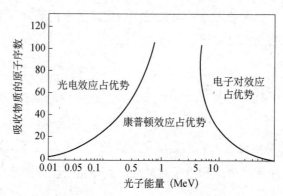

图 12-4　X（γ）光子与物质相互作用的三种形式与光子能量、吸收物质 Z 的关系

三、中子与物质的相互作用

中子不带电，根据中子的能量，又可将中子分为 6 类：高能中子（＞10 MeV）、快中子（10 keV～10 MeV）、中能中子（100 eV～10 keV）、慢中子（0.03～100 eV）、超热中子（＜0.03eV）等。

中子总体不带电，与物质中原子的电子相互作用很小，基本不会使原子电离和激发而损失能量，因此它的射程较长，具有很强的穿透能力。中子与物质的相互作用主要是与原子核发生碰撞而发生散射或与原子核发生核反应。

1. 散射作用

在中子与原子核发生碰撞时，将部分能量传递给原子核，并改变自身运动的方向和降低速度，引起原子核发生反冲，这种作用称中子受原子核散射。能量低的中子与轻核相互作用主要是弹性散射，即反冲核越轻，在弹性碰撞时得到的反冲能量越多，中子损失的能量越大，而且反应时生成的核素多数是稳定的，所以常用含氢多的水、石蜡等使中子减速，防护中子照射。由于中子不受库仑电场的阻碍，容易进入原子核，引起核反应，放射出各种次级射线，其反应前后的中子和原子核系统的总能量也就不再守恒，这种现象叫非弹性碰撞。能量大的（1 MeV 以上）中子与重核相互作用主要是非弹性碰撞。

2. 核反应

中子与原子核发生核反应，其反应的产物有稳定的核素和放射性核素，并伴随着各种射线产生。

1）中子俘获反应（n，γ）

如原子核俘获中子，中子留在核内并发射 γ 射线，这种反应叫中子俘获反应（n，γ），其反应式写成 $^1n + ^1H \rightarrow ^2H + \gamma$，简写为 $^1H(n,\gamma)^2H$；$^1n + ^{23}Na \rightarrow ^{24}Na + \gamma$，简写为 $^{23}Na(n,\gamma)^{24}Na$ 等。^{24}Na 是放射性核素，还将继续衰变。

2）电荷交换反应（n，p）

若中子留在核内而发射质子，叫电荷交换反应（n，p），如 $^1n + ^{14}N \rightarrow ^{14}C + p$，简写为 $^{14}N(n,p)^{14}C$。此外还有中子留在核内发射 α 粒子，叫反应（n，α）。中子与原子核反应的产物（α、β 粒子和 γ 射线等）都有电离作用，可导致生物组织的电离，有些放射性核素还可能较长时间滞留在人体内，造成组织损伤，所以中子对机体的危害是很大的。

第五节　射线的剂量和防护

一、射线的剂量

前面已述，α、β、γ、X 等各种射线通过物质时，都会产生直接或间接电离作用，因此把这些射线统称为电离辐射。各种电离辐射施加在生物体上，都要引起一系列的生物效应，对生物造成损伤，其轻重程度与接受辐射的量有关，称为辐射剂量。下面介绍辐射剂量中的两个概念。

1. 照射量

照射量是用来表示 X 或 γ 射线在空气中产生电离作用大小的一种物理量，符号为 E。设射线在质量为 dm 的干燥空气中产生的任何一种（正或负）离子的总电量为 dQ，则 dQ 与 dm 之比定义为射线的照射量，即

$$E = \frac{dQ}{dm} \quad (12\text{-}21)$$

照射量的国际单位为 $C \cdot kg^{-1}$，习惯用的单位为 R，1 R=$2.58 \times 10^4 C \cdot kg^{-1}$。单位时间内的照射量称为照射量率，其国际单位为 $C \cdot kg^{-1} \cdot s^{-1}$，习惯用的单位是 $R \cdot s^{-1}$。

2. 吸收剂量

照射量只能用于 X 或 γ 射线，为了适合任何一种电离辐射的剂量测定，必须引入吸收剂量的概念，用 D 表示。它定义为单位质量受照射物质从电离辐射吸收的能量，即

$$D = \frac{dE}{dm} \quad (12\text{-}22)$$

式中，dm 为受照射物质的质量，dE 为其吸收的电离辐射的平均能量。吸收剂量的国际单位为

Gy，1Gy=1 J·kg^{-1}。单位时间内的吸收剂量称为吸收剂量率，其国际单位为 Gy·s^{-1}，习惯用的单位是 rad·s^{-1}。

3. 当量剂量

由于不同种类、不同能量的射线释放出的能量在组织中的分布有明显的差异，因此，在吸收剂量相同的情况下，种类、能量不同的射线所产生的生物效应也有明显的差别。当量剂量（Equivalent Does）表示各种射线或粒子被吸收后引起生物效应的程度，或对生物组织的危险程度。当量剂量 H_T 等于某一组织或器官 T 所接收的平均吸收剂量 $D_{T,R}$ 与该射线的辐射权重因子（Radiation Weighting Factor）ω_R 的乘积：

$$H_T = \omega_R \cdot D_{T,R} \qquad (12\text{-}23)$$

H_T 的单位为希沃特（Sievert，Sv），1Sv=1 J·kg^{-1}，曾用单位为雷姆（rem），1 rem = 0.01 Sv。当量剂量与吸收剂量的量纲相同，但物理意义不同。吸收剂量反映的是单位物质对辐射所吸收的平均能量，它对任何物质都相同；而当量剂量只适用于人和生物体，是反映辐射对人体损伤程度的物理量。表 12-2 列出了几种射线的辐射权重因子。

表 12-2　不同射线的辐射权重因子

射线种类及能量范围	辐射权重因子 ω_R
X（γ）射线	1
β$^-$，β$^+$ 射线	1
中子，能量<10 eV	5
中子，能量 100eV～2 MeV	20
中子，能量 2～20 MeV	10
中子，能量>20 MeV	5
质子，能量>2 MeV	5
α粒子，重核	20

二、射线的防护

放射性核素在医学领域的广泛应用，使接触放射性核素的人日益增多，因此在使用、保存和消除放射性废料时，都应采取相应的措施，以达到安全使用的目的。

1. 最大容许剂量

经过长期积累或一次照射后，既无损伤，又无遗传危害的最大允许剂量称为最大容许剂量。随着人们对放射性损伤及防治研究的进展，最大容许剂量的规定也不断改变，我国现行规定的最大容许剂量为每周 100mrem，即每年不能超过 5rem。

2. 外照射防护

放射源在体外对人体进行照射称为外照射。工作人员受到外照射的剂量与在放射源附近停留的时间以及离放射源的距离有关。因此工作人员应尽可能利用远距离操作工具，熟练地掌握操作技术，尽量缩短在放射源附近停留的时间。此外，还应在放射源和工作人员之间设置屏蔽。屏蔽的物质和射线的性质有关。例如，对于 β 射线，一般采用有机玻璃、铝等中等原子序数的物质作为屏蔽材料，因为原子序数高的物质容易产生轫致辐射；X 射线和 γ 射线因穿透能力强，多采用高原子序数的物质，如铅、混凝土等为屏蔽材料；对于 α 射线，因为它的贯穿本领低，射程短，工作时只需戴上手套就行了。对于中子的防护问题比较复杂，常用含氢多的水、石蜡来防护。

3. 内照射防护

放射性核素进入体内对人体进行照射称为内照射。由于 α 射线的电离比值大，在体内造成的伤害比 β 射线和 γ 射线都要严重，但任何射线的内照射都会造成伤害。要注意防止放射性物质由呼吸道、食道或外伤部位进入体内。为此，要有严格的规章制度，如不准在工作时间在工作场所抽烟、进食等。只要工作细心，遵守规章制度，内照射是可以避免的。

第六节　放射性核素的医学应用

一、示踪诊断

放射性核素由于它发出的射线容易被探测，这就相当于提供一种特殊的标记，使得它的踪迹很容易寻找。把放射性核数与稳定的化合物相混合，制成标记药物并注入人体，通过探测器就可以检测标记药物在人体内的吸收、分布、代谢、排泄过程，这种方法称为同位素示踪法。这种方法的灵敏度很高，极微量的放射性物质都可以准确地测出来。一般光谱分析法只能鉴定 10^{-9}g 的放射性物质，而同位素示踪法可检出 $10^{-18}\sim10^{-14}$g 的放射性物质，另外，该方法测量简单，具有无创伤性，特别适合于对机体生理过程的研究，而且用量极微，不会干扰正常生理状态。

示踪诊断在临床上的应用日益广泛。例如，用 ^{131}I 标记的马尿酸作示踪剂，从静脉注入后，通过肾图仪可以描记肾区放射性活度随时间的变化，反映肾动脉血流、肾小管分泌和尿路的排泄情况，从而提供肾功能和尿路有无梗阻的诊断依据。又如，把胶体 ^{198}Au 注入体内后，容易通过血液运输而集积在肝脏内，但它不能进入肝肿瘤中。如果从体外探测 ^{198}Au 发出的 γ 射线，就可以了解这种核素在肝脏内的分布，为肝癌的诊断提供有用信息。

放射性核素成像也是利用同位素示踪法获得的。放射性核素成像又称核医学成像，它的基本原理是：用不同的放射性核素制成标记化合物注入体内，在体外对体内核素发射的 γ 射线进行跟踪探测，可以获得反映放射性核素在脏器和组织中的浓度分布及其随时间变化的图像。目前在临床上广泛应用的放射性核素成像有三种：γ 照相机、单光子发射型断层成像和正电子发射型断层成像。

二、放射治疗

放射性核素治疗是利用射线的生物效应，即通过射线对组织细胞的电离作用抑制细胞的生长，甚至使细胞变质、坏死，从而达到治疗的目的。治疗应用可以分为以下两类。

1. 外照射治疗

外照射主要是用 ^{60}Co 的 γ 射线对深部肿瘤进行治疗，如颅脑内、纵隔及鼻咽部的肿瘤。这种治疗机俗称钴炮，其中 ^{60}Co 的强度约为数百到一千居里，它与硬 X 射线治疗机比较，光子能量较大且较单纯，设备也较为简单。

2. 内照射治射

内照射是将放射性药物引入体内进行治疗。最常见的是用 ^{131}I，治疗甲状腺机能亢进和部分甲状腺癌等。由于甲状腺具有高度选择性摄取和浓聚碘的能力，口服或静脉注射的 ^{131}I，通过血液循环很快集中在甲状腺中，^{131}I 的 β 射线能够破坏甲状腺组织而达到部分"切除"甲状腺的目的，也可以将放射性药物做成胶体、微球等多种形式，通过手术、注射等方式直接引入病变部位，如胶体 ^{198}Au 注入腹腔可治疗转移癌。

阅读材料

中微子简介

β 衰变虽然与 α 衰变同时被发现，但对于 β 射线科学界一直面临着两个难题，即 β 能谱的连续性问题与 β 射线的来源问题。

β 能谱的连续性问题挑战了量子力学在原子核领域的适用性，同时由于电子质量远小于原子核，β 衰变反应能基本全部转换为电子动能，那么显然连续谱也挑战了能量守恒、动量守恒与角动量守恒三大守恒定律在原子核领域的适用性。泡利为了维护三大守恒定律，提出了著名的中微子假说，他在 1930 年指出在 β 衰变中除了放出 β 电子以外，还发射出另外一个粒子，泡利根据一系列实验现象推测出中微子各类性质：中微子不带电，其质量很小或没有质量，自旋量子数为 1/2，该粒子基本不与其他物质发生反应，这个粒子后来被命名为中微子。

泡利提出的中微子假说，不得不承认是一个极其大胆的行为。由于中微子既不带电，也基本没有质量，且基本不会发生物质相互作用，因此在实验中极难探测，直到 1956 年，即提出中微子理论假设 26 年后，才首次在实验中被探测到。值得一提的是，我国著名物理学家王淦昌先生在 1952 年提出了一个测定中微子的方法：其利用 β 衰变中电子俘获过程，这是一个两体问题，子体核与中微子能量是单一的，那么我们可以根据其衰变能推算出子体核的反冲动能，如 ^{7}Be 的衰变能为 0.86Mev，若中微子存在，则可算得其反冲动能为 56eV，实验验证了上述结果。

关于第二个问题，具体来说原子核是由质子与中子组成的，那么 β 射线（即电子）是从哪里来的？这个问题由费米在 1934 年提出的 β 衰变的弱相互作用理论得到了良好的解释。光子是由核外电子或原子核在不同状态能级下跃迁产生的，费米认为，质子与中子是核子在原子核内的两个量子态的转变，在转变过程中会放出电子与中微子，它们事先并不存在于核内，正如光子事先不存在于电子或原子核内。

习题十二

12-1　两个氢原子结合氢分子时释放的能量为 4.73eV，试计算由此发生的质量亏损，并计算 1 mol 氢分子的结合能。

12-2　某反应式如下所示 $^4_Z X + Z \rightarrow ^4_{Z-1} Y + ^0_0 v + Q$，其中 Q 为反应能，则 Z 所代表的粒子为（　　）。

　A. 质子　　　　　　B. 中子　　　　　　C. α 粒子　　　　　D. 电子

12-3　$^2_1 H$ 与 $^3_1 H$ 发生聚变产生一个中子与一个新核，并出现质量亏损，则（　　）。

　A. 吸收能量，生成的新核是 $^3_2 He$　　　　B. 吸收能量，生成的新核是 $^4_2 He$

　C. 放出能量，生成的新核是 $^4_2 He$　　　　D. 放出能量，生成的新核是 $^3_2 He$

12-4　^{32}P 的半衰期是 14.3d，试计算它的衰变常数 λ 和平均寿命，1μg 纯 ^{32}P 的放射性活度是多少贝可（Bq）？

12-5　^{131}I 的半衰期是 8.04d，问在 12 日上午 9 时测量时为 5.6×10^8Bq 的 ^{131}I，到同月 30 日下午 3 时，放射性活度还有多少？

12-6　1g $^{226}_{88}$Ra 的放射性活度为 0.98Ci，求 $^{226}_{88}$Ra 的半衰期为多少年？（1 年等于 3.1557 $\times 10^7$s）。

12-7　^{131}I 的溶液用作甲状腺扫描，在溶液出厂时只需注射 0.5ml 就够了（^{131}I 的半衰期为 8.04d）。如果溶液出厂后储存了 11d，做同样扫描需注射多少溶液？

12-8　一放射性物质含有两种放射性核素，其中一种的半衰期为 1 天，另一种的半衰期为 8 天，开始时短寿命核素的放射性活度为长寿命核素的 128 倍。问经过多长时间后两者的活度相等？

12-9 某一放射性核素的原子核数为 N_0，经过 24h 后衰变为原来的 1/8，问该放射性核素半衰期应为多少天？

12-10 在肾图检查中可静脉注射 ^{18}F，它的物理半衰期为 110min，有效半衰期为 108.8min，其生物半衰期是多少？

12-11 ^{60}Co 的半衰期为 5.3 年，现有 3g ^{60}Co 放射性样品，其放射性活度为 900Ci，求该样品中 ^{60}Co 占的百分比。

12-12 有两种生物半衰期不同的核素，如果以相同的放射性活度作内照射，问哪一种核素对人体损伤大？为什么？

12-13 两种放射性核素的半衰期分别为 8d 和 6h，假设两种放射性药品的放射性活度相同，求两者原子核个数之比。

12-14 带电粒子与物质有哪几种作用？其中哪一种是主要的？光子与物质又有哪些作用？

第十三章　医学影像的物理学基础

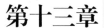
学习要求

1. 掌握 B 型超声诊断仪、X-CT 成像、磁共振成像的物理学原理。
2. 熟悉单光子发射型计算机断层成像、正电子发射型计算机断层成像的原理。
3. 了解其他型超声诊断仪的原理和应用。

医学影像成像是借助于某种物质（如超声波、X 射线、电磁场等）与人体的相互作用，把人体内部组织、器官的形态结构、密度等，以影像的形式表现出来，供医生根据影像中所提供的信息进行分析判断，从而对患者的健康状况进行诊断的一门科学技术。所以，医学影像学是临床诊断、治疗和影像研究的一个重要领域，包括超声波成像、X 射线成像、核素成像、磁共振成像等。医学影像学可分为三大部分：医学影像成像原理、医学影像处理技术和医学影像临床应用技术。本章我们主要介绍医学影像成像的物理学基础。

第一节　超声及其医学应用

超声技术应用于医学只有几十年历史，具有独特的优越性，已在医学诊断、治疗及医学研究方面获得广泛应用。尤其是超声诊断技术，是继 X 射线诊断技术之后发展最迅速、推广应用和普及最快的一门技术。超声成像在医院中仅次于 X 射线成像。超声诊断利用超声波探测人体内部情况，与 X 射线诊断相比较，具有无损伤和灵敏度高两大优点。X 射线对人体有伤害作用，过量的 X 射线照射会造成严重后果。而超声诊断使用的超声波的强度小，对患者无痛苦与伤害，比较安全。X 射线对人体软组织的辨别能力较差，组织密度相差 10% 以上才能显示区别，而超声波则适用于对人体软组织的探查，有较高的灵敏度，并且适用于人体器官的动态观察与研究。超声诊断的不足是对含气组织及骨骼系统的探查困难。利用超声波成像获得人体的内部信息，与其他诊断信息相互补充才能确诊。超声波、X 射线及核素扫描，是现代医学并用的三大影像诊断系统。

一、超声脉冲回波成像原理

1. 超声波诊断仪的组成

超声诊断仪主要由高频信号发生器、探头、显示器和电源等四部分组成，如图 13-1 所示。

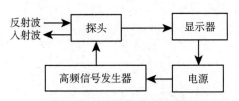

图 13-1　超声诊断仪结构方框图

（1）探头（即换能器）：由压电晶体组成，兼有发射和接收超声波两种功能。探头向人体发射的超声波不是连续的，而是以脉冲的形式断续发射的。在发射脉冲的间隙期间，可接收从人体各组织界面上反射回来的超声波并转变为交变电压，从中获取人体内部的结构信息。反射回来的超声波也称为"回波"。

（2）高频信号发生器：是一个高频电压振荡器，供给探头产生超声波所需要的超声频交变电压，这个电压是脉冲式、间歇式的。

（3）显示器：探头接收回波所产生的交变电压十分微弱，需利用电子技术进行放大，然后在荧光屏上显示出波形或图像。显示器主要是示波管或荧光屏。

（4）电源：给显示器和信号发生器提供电能。

2. 超声脉冲回波成像的基本原理

探头把高频超声脉冲射入人体内，然后接收来自人体内各组织器官分界面的反射波（回波）。由于超声波在人体内传播的速度不是很快，在以脉冲方式向人体发射持续时间仅仅几微秒的探测脉冲后，有几百微秒的间隙时间可以用来放大、处理和接收回波信号。

如果人体内部不同组织和脏器发生变形或有异物，由于其形状、位置和声阻抗的变化，各个界面回波的位置和强弱将发生改变，通过检测回波脉冲就可以获得有关界面的深度信息和方位信息，临床医生就可以根据回波所形成的超声图像进行分析和诊断。

超声波诊断仪分为 A 型、B 型、M 型等多种类型，简称 A 超、B 超、M 超等。它们的基本原理相同，工作方式有差别。此外，超声多普勒诊断仪也是超声波在医学中的一种重要应用设备。

二、超声波探测的分辨本领

在超声图像诊断中，关于超声探测的分辨本领，常用的有空间分辨率、细微分辨率、对比分辨率和时间分辨率等。

1. 空间分辨率

在超声诊断上，超声图像的空间分辨率是指超声对病灶空间大小的分辨能力，即能把空间两点区分开来的最小距离（可分辨最小距离），其值越小则空间分辨率越高，越能显示出脏器的细小结构，可分为纵向分辨率和横向分辨率。

（1）纵向分辨率：指在超声束的传播方向上对前后相邻两点的分辨能力。

纵向分辨率的理论极限为超声波的半个波长。例如，在超声束的传播方向上有相距 Δx 的两个障碍物 A、B，那么这两个障碍物相距多远，超声束才能产生两个反射回波，而不是重叠成一个反射回波？显然，只有当超声脉冲宽度 τ 小于往返两点之间所需时间，两个反射回波才不致重叠，从而显示出两个独立的可分辨的回波信号脉冲。可见，纵向分辨率 Δx（即纵深可分辨的最小距离）与脉冲宽度之间有如下关系

$$\Delta x = \frac{1}{2} u \tau \tag{13-1}$$

在式（13-1）中，u 为超声波在介质中的传播速度。

已知超声波在人体软组织中的传播速度为 $1500 \mathrm{m \cdot s^{-1}}$。可见，脉冲宽度 τ 越小（即脉冲持续时间越短），则纵向分辨率越高（纵向可分辨距离 Δx 越小）。脉冲宽度与超声频率有关，一般超声频率越高，则超声脉冲宽度可以做得越小，纵向分辨率就越高。

（2）横向分辨率：表示能分辨与超声束轴线垂直的横向平面上的两个点的能力。它与超声束的横向直径有关。显然，只有当超声束直径小于横向两点之间的距离时，反射回波才显示出两个波形，才能把两个点都显示并被分辨。否则，若超声束的直径大于两点间的横向距离，则两个反射波重叠而不能区分，成为一个点像。横向分辨率常用这两点的距离来衡量。超声束的直径越细，能分辨的横向尺寸越小，横向分辨率越高。理论分析证明，能分辨的横向尺寸与超声波的波长成正比，超声波的频率越高，则波长越短，横向分辨率越高。

综上所述，提高超声波的频率，能同时提高纵向分辨率和横向分辨率。超声图像的质量主要取决于横向分辨率，横向分辨率越高，图像越细腻，微小结构就显示得越清楚。但是，提高超声波的频率会增大物质对超声波的吸收，降低超声波的穿透能力，影响超声波的探测距离。由于超声束的直径随着传播距离的增大而增大，所以横向分辨率随着传播距离的增大而不断下降。

2. 细微分辨率

只有当病灶比超声的波长大数倍时，作为大界面才能发生明显的反射。一般能分清的最小病灶的线径规定为超声波长的 5 倍。例如，当超声频率为 1MHz 时，则波长为 1.5mm，可分辨的最小直径为 7.5mm。而频率为 15MHz 时，其波长为 0.1mm，可分辨的最小直径为 0.5mm。可见超声频率越高，分辨率越高，图像质量越好，但探测深度越小。所以在探查浅部组织时用高频探头，在探查深部组织时可改用频率较低的探头。因为频繁更换探头十分不

便，所以采用动态频率扫描技术，只用一只探头，对浅表组织探查时用高频段，随着探查深度的增加，自动转换为低频，使不同深度的组织，都能形成清晰的图像，实现了用一个探头，既有高分辨率又有宽频带的灵敏度，不用更换探头，就能自动选择近场用高频率、远场用低频率。

3. 对比分辨率

对比分辨率指超声成像系统可以显示不同灰阶细微差别的回波能力，或者说在低对比度条件下鉴别软组织类型和分清细微结构的能力。对于 B 超，灰阶越多，则所显示图像层次越丰富，图像越清晰。

三、A 型超声诊断仪的原理和应用

A 型超声诊断仪（简称 A 超）是以回波幅度调制显示（Amplitude Modulation Display，AMD）为基础。图 13-2 是 A 型超声探查肝的示意图，其原理是：高频信号发生器 U 向探头 T 输送脉冲式高频电压，探头 T 发生逆压电效应，发射脉冲式超声束。探头与体表之间垂直接触并涂有导声耦合剂以减少声波能量损失，超声束进入人体射向肝。正常肝组织的密度较为均匀，超声波在通过其内部时不发生反射。只有在进入和透出时，在肝的两个外表面发生反射，产生回波。在超声脉冲发射的间隙期，探头作为超声波接收器使用。回波透出体表被探头接收，探头受回波作用产生交变电压，经放大后加在示波器的垂直偏转板上，在示波器上显示出对应的两个回波脉冲波形。

图 13-2（a）中所示的 4 个脉冲波形，分别表示超声波进入和透出人体表与肝脏时的反射回波。波形的幅度表示回波的强弱。4 个波形横向展开而不重叠，是因为示波器的水平偏转板上加有扫描电压进行横向扫描，因此，脉冲间距与回波的时间差成正比，而超声波通过肝的速度不变、时间差又与传播距离成正比，因此示波器上的脉冲间距反映肝的位置和尺寸。示波器的荧光屏横坐标表示时间，也表示距离，纵坐标表示回波的强度。图 13-2（b）表示肝内有病变。由于病变组织与正常组织的声阻不同，在其分界面上将发生反射，产生回波。在示波器上出现相应的波形，由该波形的位置和间距可确定病变部位的位置和大小。由于回波的强弱与病变组织的声阻有关，根据脉冲波形的幅度，可以推测病变组织的物理性质（囊性的、实质性的还是含气性的）。但是回波与病变的原因无关，须结合临床经验和其他检查才能确诊。

综上所述，A 型超声诊断仪在探查人体内部时接收回波，以不同幅度、不同间距的波形在荧光屏上显示出来。A 型超声诊断仪所获得的是一维信息，所显示的是一维图像，即沿超声束行进方向上的体内信息。

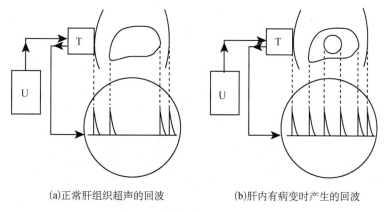

(a)正常肝组织超声的回波　　　(b)肝内有病变时产生的回波

图 13-2　A 型超声探查肝的示意图

四、B 型超声诊断仪的原理和应用

在 A 型超声诊断仪中，超声回波信号的幅度大小在显示器上以 Y 轴表示，回波信号的时间在 X 轴上直接以距离定标，显示器显示的是一维图像。B 型超声诊断仪（简称 B 超）是在 A 型超声诊断仪的基础上发展起来的一种辉度调制显示（Brightness Modulation Display，BMD）的成像仪器，在显示器上显示的是组织或器官的二维纵断面影像。它与 A 型超声诊断仪相比，主要有两点不同：其一是辉度调制型，即回波转换成的电信号加于示波管的（控制）栅极上，荧光屏上显示的不是波形，而是光点，光点的辉度随回波的强度的变化而变化。组织中某一部位的回波越强，则图像上对应部位的光点亮度越高。其二是显示纵断层的两维图像，在 B 型超声诊断仪中，将深度扫描的时基信号加于垂直偏转板上，在深度方向上显示一行明暗不同的光点。而且探头不是固定于体表的，而是垂直于接触体表沿某一方向移动，对被检查部位进行扫描。随着探头的移动，荧光屏上出现一行行、一列列的光点，组成二维的图像，即被检查部位的断面影像。注意，该断面是由超声传播方向线与探头移动方向线（互相垂直）所决定的平面，与超声行进的方向平行，故为纵断面。改变探头的位置和移动方向，就可方便地获得不同位置、不同方向上的纵断面影像，相当于把体内的组织和器官一层层切开进行观察，这种成像技术又称为超声断面成像技术。

B 超探头移动（扫描）的方式，可以分为机械扫描和电子扫描。B 超工作原理如图 13-3 所示，它是采用电子扫描方式，显示组织纵断面影像。

探头由多个（一般不少于 64 个）相互独立的压电晶片组成线形换能器阵，每块压电晶片称为一个阵元，相当于一个小探头，兼有发射超声和接收回波两个功能。一个阵元发射出脉冲式超声束射向人体组织，组织内部有几个界面，就有几个回波。图中组织内有一个空腔，具有两个界面，因此每行产生两个回波，为该阵元接收后转换为交变电压，经放大后输送到显示器，在荧光屏上出现对应的两个光点。探头的线形换能器阵有多少个阵元，各个阵元依次工作一遍（一瞬间），荧光屏上就对应多少行光点，这些光点就组成荧光屏上一幅影像，图中为一个圆。阵元的数目越多，荧光屏上的图像越清晰，分辨率越高可达 1mm 以下。图中的横坐标表示回波返回探头的传播时间，也表示沿超声行进方向的深度。

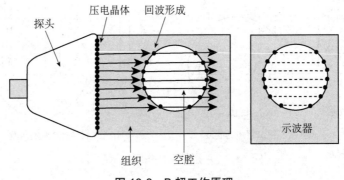

图 13-3　B 超工作原理

数目众多的阵元受电子开关控制依次轮流工作，称为电子扫描。各阵元在发射超声束期间与发射电路的输出端连接，在接收时与接收放大器的输入端连接。由于电子开关的切换速度很快，这种扫描速度每秒可达几十遍，相应地在荧光屏上可以得到每秒几十幅图像，能显示所形成的被检查部位的活动影像。例如，可观察心、大血管、膈以及胎儿、胎心等的动态情况。

五、M 型超声诊断仪的原理和应用

M 型超声诊断仪也属于辉度调制型，与 B 超不同之处在于单探头固定在某一探测点不动。探头发射一束超声并接收回波，若所探查处的内部组织界面运动，则对应的回波达到探头的时间提前或延迟，即深度扫描线沿纵轴（代表深度信息）方向发生变化；由于在示波管的水平偏转板上加有慢扫描锯齿波电压，使深度扫描线同时沿水平方向缓慢移动，故水平轴代表时间。因此，M 型超声回波形成的光点，随着人体组织的上下运动而做上下运动的同时，还沿水平方向缓慢向右匀速运动，形成了深度随时间变化的曲线，如图 13-4 所示。图中纵坐标表示超声束行进方向的深度，即各层组织离开探头的距离；横坐标表示时间。曲线表示各层组织的位置随时间变化的规律。

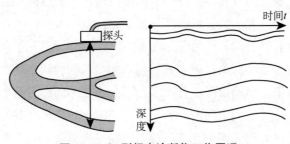

图 13-4　M 型超声诊断仪工作原理

M 型超声诊断仪一般用于观察和记录脏器的活动情况，特别适用于检查心脏功能，称为超声心动图（Ultrasonic Cardiogram，UCG）。在实际应用时，可以将超声心动图与心电图、心音图同步显示。

六、超声多普勒诊断仪的原理和应用

超声多普勒诊断仪的基本工作原理是依据多普勒效应。其基本工作过程是：①超声波发生器向被探查部位发射频率固定的超声波；②接收回波，根据多普勒效应，回波的频率已经变化；③将回波的频率与固定的发射频率相比较，获取两者的差值。然后对多普勒频率偏移信号进行分析、处理和显示，从中获取诊断信息。在临床上，超声多普勒技术目前主要有超声多普勒血流仪和彩色多普勒血流显像（Color Doppler Flow Imaging，CDFI）。

CDFI 简称"彩超"，是临床诊断价值很高的超声多普勒诊断仪，属于实时二维血流成像技术，能实时显示出任一剖面上的解剖结构及血液的流动状态。

彩超利用一高速相控阵扫描探头进行平面扫查，探头采集到的回波信号分为两路：一路信号经放大处理后，按回波强弱建立 B 型超声图像，此图像反映剖面的解剖结构；另一路用以建立反映血液流动状态的声像图，血液流动的状态通过色彩及亮度来显示。即彩色多普勒血流成像仪在形成黑白的 B 型超声图像的同时，在每条扫描线上的各点提取多普勒频移信息，把获得的血流速度的信息经过自相关技术处理、伪彩色编码等，然后叠加在黑白的 B 型超声图像上，最后形成反映血液流动活动的伪彩色影像。

所谓伪彩色，是指所显示的彩色并不是真正的自然彩色。其原理是根据彩色显像三基色原理，一般用红色（R）表示流向探头的正向血流速度，蓝色（B）表示离开探头的负向血流速度，绿色（G）表示血流速度紊乱而复杂多变的湍流。因此，如果血流为层流则显示纯红（流向探头）或纯蓝（离开探头）；如果血流是流向探头也是湍流，则由红绿混合而呈黄色；如果血流是负向湍流，则由蓝绿混合而呈青蓝色；彩色越鲜亮血流速度越大，彩色暗淡则血流速度缓慢。这种彩色血流信号叠加在黑白图像上，就形成了（伪）彩色多普勒血流影像。

彩色多普勒血流影像实现了血流图像的二维显示，可由图像的彩色类型、鲜亮程度了解血液流动情况，既能观察解剖部位、腔室形态的大小，又能观察内部血液流动的活动状态，直观形象，一目了然，检查快速，分辨率高，漏误较小，是检查诊断心脏病的先进技术。

第二节　X-CT

1972 年，英国工程师豪斯费尔德（G.N. Hounsfield）发明了 X 射线计算机体层摄影（X-rays Computed Tomography，X-CT），简称 CT。CT 的发明，在放射医学领域引起了一场深刻的技术革命，使医学成像技术出现了一个崭新面貌，是 X 射线在医学领域应用以来，在医学放射诊断学上最重大的成就之一。与普通 X 射线透视和摄影相比，CT 能获得更清晰的人体解剖图像。CT 成像技术，无论从成像原理、成像装置和图像重建，还是从图像处理和图像的诊断上，都与传统的 X 射线有很大不同。本节简要介绍 CT 成像的主要工作过程和成像的物理机制，从而对 CT 成像技术有一个初步了解。

一、X–CT 装置

CT 成像方法与传统的 X 射线摄影方法不同。一般 CT 成像装置主要由 X 射线管、准直器、检测器、扫描机构、测量电路、计算机、电视监视器等部分组成，图 13-5 为 CT 基本的扫描和成像系统示意图。

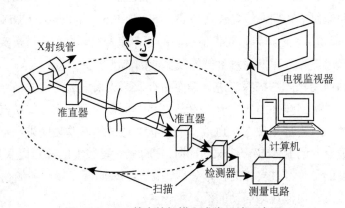

图 13-5 CT 基本的扫描和成像系统示意图

X 射线首先经过准直器，形成一束准直线很细的射线束，用以穿透人体被检测的体层平面。X 射线束经人体薄层内的器官和组织衰减后，射出到达检测器，检测器将含有该组织和器官的图像信息的 X 射线转变为相应的电信号。然后通过测量电路将电信号放大，再由 A/D 转换器转换为数字信号，送给计算机系统。计算机系统按照预先设计好的图像重建方法，对这些数字信号进行一系列的计算、处理、存储等，最后在屏幕上依据不同器官或组织的密度表示出不同的灰度，即显示人体这一体层平面上的器官或组织的图像。这就是 CT 成像的主要工作过程。

CT 成像与传统的 X 射线摄影相比，具有以下特点：

（1）X 射线利用率高。传统的 X 射线摄影，X 射线束的照射面积大，有较多的散射线作用于胶片，使影像变得模糊；CT 成像由于采用窄 X 射线束，散射线成分少，并且在检测器前用栅网进一步滤除窄 X 射线束内的散射线，从而大大提高了 X 射线的检测能力和利用率。

（2）能显示人体某一体层平面上的器官或组织的结构。由于 CT 成像中消除了人体内器官或组织结构间的影像的相互重叠，故能准确地反映体层平面上的器官和组织的解剖结构。

（3）能分辨人体内器官或组织密度的细小变化。CT 在获取图像信息时，克服了影像重叠和散射线干扰两大难题，又采用了高精度的图像重建技术，从而提高了图像的分辨率，使传统的 X 射线摄影难以区分的低对比度的软组织的结构清晰可见，能分辨出器官或组织内密度分布上的细小差异，提高和扩大了对病灶的识别和诊断能力。

二、X–CT 成像的物理基础

当 X 射线束通过人体时，因各种吸收和散射原因而衰减。设一定波长的单色 X 射线束通过一密度均匀的介质之后，透射的 X 射线的强度 I 与介质层的厚度 x 的关系为

$$I = I_0 \mathrm{e}^{-\mu x} \tag{13-2}$$

式中，I_0 为入射 X 射线强度，μ 为该介质的吸收系数。经数学变换后 μ 值为

$$\mu = \frac{1}{x} \ln \frac{I_0}{I} \tag{13-3}$$

当 X 射线束通过人体时，因人体组织的密度和组成是不均匀的，为研究方便，可将目标分割为许多厚度为 l 的小块，每一小块（称为体积元）可视为均匀介质，即 μ 值相同。此体积元称为体素（Voxel），如图 13-6 所示。

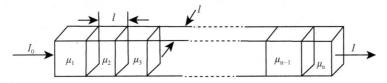

图 13-6　X 射线束穿过 n 个厚度为 l 的体素的强度

对第 1 个体素：$I_1 = I_0 \mathrm{e}^{-\mu_1 l}$

对第 2 个体素：$I_2 = I_1 \mathrm{e}^{-\mu_2 l} = (I_0 \mathrm{e}^{-\mu_1 l}) \mathrm{e}^{-\mu_2 l} = I_0 \mathrm{e}^{-(\mu_1 + \mu_2) l}$

...

对第 n 个体素：$I_n = I_{n-1} \mathrm{e}^{-\mu_n l} = I_0 \mathrm{e}^{-(\mu_1 + \mu_2 + \cdots + \mu_n) l}$

I_n 与 I 值可以测量，I_0 和 l 值可视为常量，类似于式（13-3）可求出吸收系数之和为

$$\mu_1 + \mu_2 + \cdots + \mu_n = \frac{1}{l} \ln \frac{I_0}{I} \tag{13-4}$$

如果测得 X 射线束的入射强度 I_0、透射强度 I 以及每一小体素的线度 l，则上式右边可以计算，即在此透射路径上的人体组织的总吸收系数是可以计算出来的。可见上式为一个 n 元一次方程。显然，仅此一个方程不能解出每一个体素的吸收系数 μ_1、μ_2、μ_3、$\cdots$、μ_n。

为了求得被检测体层面上每一个体素的吸收系数，可以设想将该体层分成许多线度为 l 的小体素，因为每块体素的体积很小，其吸收系数可认为是常量，如图 13-7 中所示。

当强度为 I_0 的 X 射线束从断层面第一行左侧进入断层，在右侧用探测器测得 X 射线的强度为 I_1，则根据式（13-4），可得方程

$$\mu_{11} + \mu_{12} + \cdots + \mu_{1n} = \frac{1}{l} \ln \frac{I_0}{I_1} = c_1$$

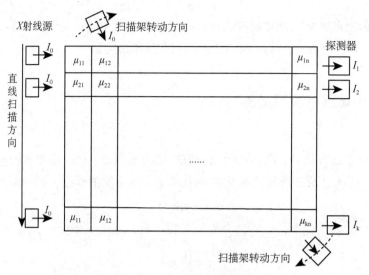

图 13-7   CT 工作原理示意图

式中，c_1 为计算出来的常数。

如果 X 射线源与探测器沿直线同步向下移动，进行直线扫描。在每一次直线扫描的各次测量中，X 射线束沿着不同的相互平行的路径通过断层，可以测得对应的若干个通过断层后的 X 射线的强度值，可建立类似于上述的若干个方程：

$$\mu_{21} + \mu_{22} + \cdots + \mu_{2n} = \frac{1}{l}\ln\frac{I_0}{I_2} = c_2$$

$$\cdots\cdots$$

$$\mu_{k1} + \mu_{k2} + \cdots + \mu_{kn} = \frac{1}{l}\ln\frac{I_0}{I_k} = c_k$$

在此假定一次直线扫描测得 k 个 X 射线的强度值，于是可建立以某些体素的吸收系数为未知数的 k 个方程。

一次直线扫描之后，将整个扫描架（其上有 X 射线源和探测器）旋转 1°，又进行一次直线扫描，又可建立 k 个方程。直到旋转 180°，共可建立 $180\times k$ 个方程。由于每次直线扫描时，X 射线束是从不同方位穿过体层面的，显而易见，每个体素至少被扫描一次。从图 13-7 可知，体层面分为 kn 个体素，对应有 kn 个吸收系数，如果 $180\times k > kn$，则可从 $180\times k$ 个方程中找出 kn 个独立的方程组成方程组，解这个数目巨大的方程组，就可求出 kn 个体素的吸收系数。例如设人的头部断层取面积为 25cm×25cm，层厚为 10mm，每个体素为 1.56mm×1.56mm×10mm，则此体层面共有 160^2（$=25600$）个体素。若一次直线扫描可探测 240 个 X 射线强度值，当旋转 180°后，就可得到 43200=240×180 个强度值，可列出 43200 个方程，从中找出 25600 个独立方程组成方程组，解方程组即可得到对应各体素的吸收系数。显然，此方程组不可能靠人工求解，用高速计算机可迅速求解，并且把所求得的各体素的吸收系数值按照一定的图像重建方法，转换成不同灰度等级的像素（Pixel），构成平面图像的"点"，即构成影像的最小基本单元，在荧光屏上显示出该断层相应的影像。可见断层平面有多少个体素，在影像平面中就有多少个像素，划分的体素越多，影像越清晰。体素的多少根据实际需要和计算机的计算能力等选取，一般头部 CT 图像采用 160×160 或 256×256 个像素即可满足要求；全身 CT 图像可选用 256×256 或 320×320 个像素；如需要显示脊椎骨等结构的细节，则可选用 512×512 或 640×640 个像素。

第三节　发射型计算机断层成像

发射型计算机断层成像（Emission Computed Tomography，ECT）可分为单光子发射型计算机断层成像（Single Photon Emission Computed Tomography，SPECT）和正电子发射型计算机断层成像（Positron Emission Tomography，PET）。

一、单光子发射型计算机断层成像

SPECT 的基本原理是用环绕人体的探测器记录体内放射性核素向各个方向发射的 γ 射线强度。如图 13-8 所示，检测过程先进行直线扫描，记录下每一条直线上 γ 射线的强度，得到一组直线投影值。每完成一次直线扫描探测器旋转一定角度，再重复以上过程，直到绕人体一周。将每一个角度的直线投影值集合，经计算机处理组成一个投影断面，这就是人体内某一断层面上放射性核素分布的断层图像。

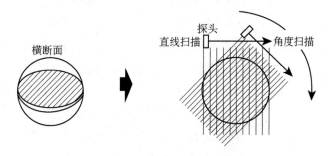

图 13-8　SPECT 扫描示意图

SPECT 可分为横断层（断层垂直于人体的长轴）和纵断层（断层平行于人体长轴），后者由于图像对比度差，不适于定量分析，故临床上多采用横断层。

设被扫描的断层面由 $n×n$ 个放射性核密度可视为均匀的体素组成，其放射性强度分别为 I_{11}、I_{12}、…I_{1n}，I_{21}、I_{22}、…I_{2n}，…；从探测器得到每条线上放射性强度的总和为 y_1、y_2、…、y_n，即 $y_1 = I_{11} + I_{12} + \cdots + I_{1n}$，$y_2 = I_{21} + I_{22} + \cdots + I_{2n}$，…，则一个断层至少应由 n^2 个方程组成，将这些大小不同的强度值经 A/D 转换，再由计算机求解，就可以把这一层面的每一个体素的放射性强度计算出来。之后要进行图像重建和 D/A 转换，将各体素的放射性强度在图像中用对应像素的灰度表示，从而得到一幅该层面放射性核素密度分布的断层图像。SPECT 图像所描绘的是人体内部组织和脏器断层中放射性核素的浓度分布，不能显示断层的解剖学形态，而是反映了组织、脏器与放射性核素相关的生理、生化过程。SPECT 常用的放射性标记物主要有 ^{99m}Tc、^{201}Tl、^{131}I、^{67}Ga 等能产生 γ 射线的核素。

二、正电子发射型计算机断层成像

PET 的基本原理是将 $β^+$ 放射性核素注入体内，在体外探测其发出的正电子与体内负电子产生湮没时发射的光子，从而确定放射性核素在体内的位置及分布，由计算机处理实现断层成像，以反映体内生理、生化等功能的变化。

PET 的探测器放置在需要扫描的断层周围。这是因为由体内放射性核素不断衰变而产生的正电子与生物体相互作用，使自身的能量不断消耗，所以正电子在人体组织内的射程很短，最多只有几毫米。另外，正电子的寿命很短，它丧失动能后遇到负电子，两者结合在一起而产生湮没，同时放出两个能量均为 0.511MeV 的光子，沿相反的方向离开湮没点。PET 探测系统的特点是位于扫描断层两侧的一对探头同时工作，只有当两个探头都分别接收到湮没光子时，才有信号输出。如图 13-9 所示，设扫描断层中 a、b、c 为某瞬间正电子湮没点，它们分别发出一对光子。a 点发出的一对光子没有进入探头，b 点发出的一对光子中只有一个进入探头，因而没有信号输出，称为无效辐射；只有 c 点的一对光子同时进入探头，符合计数探测要求，有信号输出，称为符合事件。通过测定两探头间组织中的湮没点，就可以推知放射性核素所处的位置，因为该点离正电子的初始位置，也就是放射性核素的位置只有几毫米。实际上 PET 的检测系统是由很多探头做多层环型排列的。a、b 两点发出的光子可由同一环内其他两对探头分别接收，得到该断层内放射性核素分布的断层图像。不同环内的符合计数可以一次形成多个断层图像。PET 系统必须有小型回旋加速器来产生发射正电子的核素，然后迅速用这些核素来合成特定的标记物。所使用的标记物很多，例如，肿瘤成像药物18F 脱氧葡萄糖标记的（^{18}F-Fluorodeoxyglucose, ^{18}F-FDG），测定糖代谢的 ^{11}C-DG，测定血流量的 $^{13}NH_3$、$C^{15}O_2$，测定血容量的 $C^{15}O_2$，测定蛋白质合成的 ^{11}C-蛋氨酸等。

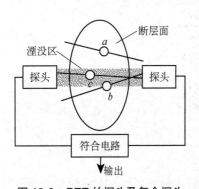

图 13-9　PET 的探头及复合探头

第四节　磁共振成像

磁共振成像（Magnetic Resonance Imaging，MRI），是一种多参数、多核种的成像技术。

其基本原理都是利用一定频率的电磁波，照射处于磁场中的人体，使人体中各种不同组织的氢核发生磁共振，氢核共振吸收电磁波的能量，随后又发射出电磁波。MRI 系统探测到这些来自人体内部的氢核发射出来的电磁波信号，经计算机处理和图像重建，得到人体的断层影像。一般医学成像只能反映解剖学结构，而氢核吸收和发射电磁波时，受周围化学环境的影响，因此由磁共振信号得到的人体断层图像，不仅能反映形态学的信息，还能从图像中得到与生化、病理等有关的信息。MRI 的图像对比度高，密度层次分辨率高，对软组织成像尤其有用。MRI 技术无辐射损伤，属于无创伤性检查，可获取人体任意断层面的图像。MRI 是一种研究活体组织、诊断早期病变的医学成像技术。

一、原子核的自旋与磁矩

1. 原子核的自旋

当一质量为 m 的质点以速度 v 运动时，具有动量 mv；当质点 m 绕固定轴（距离为 r）转动时，具有转动惯量（相当于惯性质量 m）$J = r^2 m$，角动量（相当于平动中的动量）$L = rmv = J\omega$，ω 为质点的角速度矢量大小。

人体和其他物体一样也是由分子、原子组成的，包括 C、H、O、Ca、P 以及其他微量元素。理论和实验都已证明，原子核具有固有的角动量，通常称为原子核的"自旋角动量"。原子核具有角动量是原子核最重要的特性之一。由于原子核由质子和中子组成，质子和中子都是具有自旋量子数为 $\frac{1}{2}$ 的粒子，它们的角动量的矢量和就是原子核的自旋角动量。它是原子核内部的复杂运动所具有的，与核的外部条件无关。

原子核自旋角动量 L_1 的大小是

$$L_1 = \sqrt{I(I+1)}\hbar, \hbar = \frac{h}{2\pi} \tag{13-5}$$

式（13-5）中，I 为整数或半整数，称为自旋量子数（Spin Quantum Number）。如果原子核处于外磁场 $\boldsymbol{B}_0$（设为 z 方向）中，则 L_1 在 z 方向的投影为

$$L_{1z} = m_1\hbar \tag{13-6}$$

式（13-6）中，m 称为原子核的磁量子数（Magnetic Quantum Number），它可取 $2I+1$ 个值，$m_1 = I, I-1, I-2, \cdots, -I+1, -I$。对于氢原子，其原子核仅含一个质子，所以它的自旋量子数 $I = \frac{1}{2}, m_1 = \frac{1}{2}, -\frac{1}{2}$。

2. 原子核的磁矩

一个电流强度为 i 的环形电流，在其周围产生磁场，如图 13-10 所示。其电流 i 与环形电流所围的面积 S 的乘积称为环形电流的磁矩（Magnetic Moment），用 $\boldsymbol{\mu}$ 表示，$\boldsymbol{\mu} = iS$。$\boldsymbol{\mu}$ 是矢量，其方向由环形电流的右手法则确定。

原子核是一个带电系统，而且具有自旋角动量，因此可以推测它应该具有磁矩。实验和量子理论表明，原子核的核磁矩（Nuclear Magnetic Moment）μ_I 的大小可表示为

$$\mu_I = g\mu_N\sqrt{I(I+1)} \tag{13-7}$$

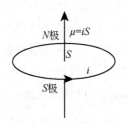

图 13-10　环形电流的磁矩

式（13-7）中，g 称为朗德因子（Lande Factor），是个无量纲的量，大小与原子核的种类有关；μ_N 称为核磁子（Nuclear Magneton），一般用作核磁矩的单位

$$\mu_N = \frac{e\hbar}{2m_{pc}} = 5.0508\times10^{-27}\,\text{J}\cdot\text{T}^{-1}$$

式中，m_p 为质子质量，c 为真空中的光速。

二、自旋核在稳恒磁场中的能级分裂

按照量子力学的观点，处于外磁场中的原子，其核磁矩的空间取向是量子化的，即只能取一些确定的方向。自旋量子数为 I，则只能取 $2I+1$ 个不同方向，取 z 轴为外磁场方向，核磁矩在其上的投影 μ_{Iz} 也有 $2I+1$ 个不连续的值

$$\mu_{Iz} = g\mu_N m_I \tag{13-8}$$

如图 13-11（a）所示，氢核的自旋量子数 $I=\dfrac{1}{2}$；磁量子数 $m_I = \dfrac{1}{2},-\dfrac{1}{2}$，其核磁矩 μ_I 在外磁场 $\boldsymbol{B}_0$ 方向上的投影与 $\boldsymbol{B}_0$ 平行或反平行。由于它们的空间取向不同，对应的附加能量为

$$E = -\mu_{Iz}B_0 = -g\mu_N m_I B_0 \tag{13-9}$$

如图 13-11（b）所示，氢原子核的能级在外磁场中分裂为两条，称为塞曼效应（Zeeman Effect）。图中 $\mu_I = 2.792743\mu_N$，是氢核磁矩 μ_I 在 B_0 方向上的投影值。

通常用最大投影值来表示核磁矩的大小。表 13-1 列出了一些原子核的自旋量子数 I 和核磁矩 μ_I 的取值。

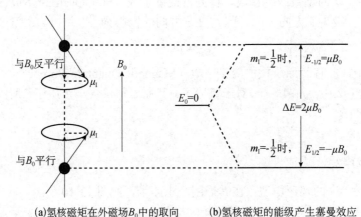

(a)氢核磁矩在外磁场 B_0 中的取向　　　(b)氢核磁矩的能级产生塞曼效应

图 13-11　氢核在外磁场中的磁矩和能级分裂

表 13-1 一些原子核的自旋量子数 I 和核磁矩 μ_I

核 素	I（自旋量子数）	μ_I（核磁矩）	核 素	I（自旋量子数）	μ_I（核磁矩）
^{1}H	1/2	2.792 743	^{14}N	1	0.40371
n	1/2	−1.913 14	^{19}F	1/2	2.628
^{13}C	1/2	0.7023	^{31}P	1/2	1.181

三、磁共振

当原子核置于外磁场 $\boldsymbol{B}_0$ 中时，因为核磁矩的空间取向不同，原来的能级分裂成 $2I+1$ 个不同的子能级，其两个相邻子能级的能量差按式（13-9）计算，因为 $\Delta m_I = 1$，所以 $\Delta E = g\mu_N B_0$。如果在垂直于均匀磁场 $\boldsymbol{B}_0$ 的方向上再施加一个强度较弱的高频磁场，当其频率 v_0 满足以下条件

$$hv_0 = \Delta E = g\mu_N B_0 \qquad (13\text{-}10)$$

则样品的原子核将会吸收高频磁场的能量，原子核由较低的子能级向相邻的较高子能级跃迁。此时，高频磁场的能量将被原子核强烈吸收，称为共振吸收，这一频率 v_0 称为共振频率。

根据角频率 $\omega_0 = 2\pi v_0$，式（13-10）可以改写为

$$\omega_0 = \gamma B_0 \qquad (13\text{-}11)$$

式（13-11）称为拉莫尔公式（Larmor Formula），其中 $\gamma = g\dfrac{e}{2m_p c}$ 称为原子核的旋磁比（Gyromagnetic Ratio），自旋不为零的原子核都有特定的旋磁比。

拉莫尔公式的物理意义是，用一个简单的数学关系式把共振频率和外磁场联系起来。只有当高频磁场，即射频（Radio Frequency，RF）的角频率 ω_0 与外磁场 B_0 满足拉莫尔公式时，原子核才发生共振吸收；对同一种原子核，旋磁比 γ 为常数，共振频率与外磁场 $\boldsymbol{B}_0$ 成正比；不同种类的原子核，γ 值不同，在同样的外磁场下其共振频率也不同，例如，在 1T 的磁场中，氢核的共振频率为 42.58MHz，^{19}F 的为 40.05MHz，^{23}Na 的为 11.26MHz。不同的核素具有不同的共振频率意味着在磁共振过程中共振吸收只能发生于一种核素中。

氢核对 RF 信号发生共振吸收后跃迁到较高能级，一旦 RF 脉冲停止作用，受激发的原子核将迅速由较高能级跃迁到较低能级，这一跃迁过程称为弛豫过程（Relaxation Process），所经历的时间称为弛豫时间（Relaxation Time），同时以电磁波的形式辐射能量，称为共振发射。大量原子核的共振吸收和发射电磁波能量，都会在环绕原子核系统的接收线圈上产生感应电动势，这就是磁共振（Magnetic Resonance，MR）信号，简称 MR 信号。

四、磁共振成像的基本原理

MRI 的方法有很多，但不论采用哪种成像方法都基于这样一种物理思想，即怎样利用磁场强度值来标定受检体共振核的空间位置。为了实现这一目的，人们在均匀磁场中叠加一个随位置坐标而变化的磁场，称为线性梯度场（Linear Field Gradients）。由拉莫尔公式可知，沿梯度场方向的位置不同，共振频率也不同。于是，可以通过梯度场来建立起共振信号与空间位置之间的关系。为了重建一幅断层图像，即建立起不同检测点的共振信号与空间位置坐标一一对应关系，首先要对检测对象进行空间编码，把研究对象简化为由若干小体积元（体素）所组成，然后依次测量每个体素，最后根据各体素的编码与空间位置一一对应关系实现断层图像的重建。下面简要介绍 MRI 的成像过程。

1. 层面的选择

把成像物体置于均匀磁场 B_0 中，设 B_0 方向沿 z 轴正方向。在均匀磁场的基础上叠加一个同方向的线性梯度场 G_z，其磁感应强度沿 z 轴正方向由小到大均匀增加，如图 13-12 所示。

由图 13-12 可知，垂直于 z 轴的同一层面上的磁感应强度相同，而不同层面（例如，图中的 1、2、3 层面）梯度场的强度不同，因而总场强不同。根据拉莫尔公式，可设计 RF 脉冲的频率，例如，使 2 层面的氢核发生共振，1、3 层面的氢核因不满足拉莫尔公式而不发生共振。通过用不同频率的 RF 脉冲而使不同的层面发生共振，这一过程称为层面的选择，也称为选片（Selected Slice），因此 G_z 称为选片梯度场。

2. 编码

图 13-13 所示的是用线性梯度场 G_z 选取的一个层面，是一个二维平面。所谓编码（Coding），就是把所研究的层面分为若干个体素，然后把每个体素标定一个号码，就像一张电影票，上面标有几楼（已由 G_z 确定）几排几号，观众（相当于体素）对号入座。层面中每个体素的空间定位，需要对二维平面内的体素进行编码。

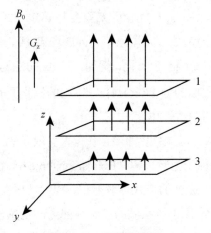

图 13-12 层面的选择

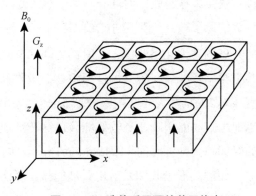

图 13-13 选片后层面的若干体素

阅读材料

塞曼简介

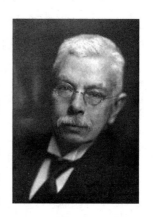

彼得·塞曼，荷兰科学家，由于他发现了塞曼效应的出色工作，与亨德里克·洛伦兹分享了 1902 年的诺贝尔物理学奖。

1865 年 5 月 24 日深夜，荷兰泽兰小岛上的拦海大坝突然决堤了，霎时间，无情的海水吞噬一切。这时，一条无舵无桨的小木船上躺着的一位产妇在突如其来的撞击中提前分娩了。虽已无力与波涛搏斗，但她并未忘记本国的古训："我要挣扎，我要探出头来！"她咬紧牙关，任凭风浪的颠簸。直至次日午后，人们才把他们救起——伟大的物理学家彼德·塞曼就这样来到了人世。塞曼的父亲是当地的一个神职人员。

在 1883 年，塞曼结束了高中教育之后，他来到代尔夫特学习经典语言，因为这是进入大学学习的先决条件。也就是在这里，他遇到了年长他 12 岁的海克·卡末林·昂内斯，1913 年的诺贝尔物理学奖获得者。

他于 1885 年进入莱顿大学后，就成为了昂内斯和后来与他共享诺贝尔奖的亨德里克·洛伦兹的学生。1890 年洛伦兹毕业之后，他开始担任洛伦兹的助教，这让他参与到了关于克尔效应的深入研究中，这也是他后来做出重要研究工作的基础。1893 年，在完成了博士的研究工作之后，他曾在法国边界斯特拉斯堡的弗里德里希科尔劳施学院逗留了半年。1895 年，他回到莱顿大学担任面对非全日制学生的讲师。

1896 年，在完成博士学位三年以后，他没有听从导师的命令，用实验室的设备测量了在强磁场作用下光谱的分离，并因此被开除了。在之后他的实验被证明是极其重要的，他于 1902 年赢得了诺贝尔物理学奖，并由于塞曼效应而广为人知。1897 年，他被邀请到阿姆斯特丹大学担任讲师，并在三年以后，提升为全职教授。

1943 年 10 月 9 号，塞曼病逝于阿姆斯特丹。

塞曼对于自然科学的天赋很早就体现出来了，1893 年，在他依然还在上高中的时候，他仔细观察并记录了北极光，并发表在了著名的自然杂志上。

塞曼对洛伦兹的电磁理论很熟悉，实验技术也很精湛，1892 年曾因仔细测量克尔效应而获金质奖章，并于 1893 年获博士学位。他在研究磁场对光谱的影响时，得益于洛伦兹的指导和洛伦兹理论，从而做出了有重大意义的发现。

习题十三

13-1 超声脉冲回波成像的基本原理是什么?

13-2 A 型超声与 B 型超声显示的主要异同之处是什么?

13-3 X-CT 图像与常规 X 射线摄影的成像方法有何不同?

13-4 X-CT 图像用于说明被观测层面的什么物理量的二维分布?

13-5 什么是磁共振成像?

13-6 磁共振成像的含义和磁共振的条件是什么?

第十四章 激光及其在生物医学领域中的应用

学习要求

1. 掌握自发辐射和受激辐射的概念；掌握激光产生的原理；掌握激光的生物作用机制；掌握光梯度力与光散射力，以及光镊俘获微粒的必要条件。

2. 理解激光的束腰半径和传输性质；理解光镊的结构，光镊的势阱刚度。

3. 了解激光的横模和纵模；了解各种类型的激光器及其应用；了解光动力学疗法以及激光治疗眼睛屈光不正的原理；了解光镊在细胞和单分子测量中的应用。

激光是一种单色性良好、高度相干且高度准直的高亮度光源。与普通的光源相比，如太阳光或者日光灯，激光光束一般由纯粹单一波长的光波组成（即单色性），而且激光中的光子间存在固定的相位关系（即高度空间相干）。这使得激光光束能够传输很远的距离，而且能够聚焦成很小的光斑，聚焦后的光斑的强度远远超过普通光源。这些因素使得激光在当今生命科学领域、医学领域，甚至国防军事领域等有着不可替代的重要作用。

1917 年，爱因斯坦基于量子理论，预言了"受激辐射"的可能。1958 年，汤斯和肖洛提出了基于受激辐射的光放大的理论机制。基于这个理论，梅曼于 1960 年制成了人类史上第一台激光器——红宝石激光器。1961 年，我国第一台红宝石激光器在中国科学院长春光学精密仪器机械研究所研制成功。此后 5 年间，我国的激光技术发展迅速，各种类型的固体、气体、半导体激光器也相继研制成功，赶上世界先列水平。

激光的英文名"Laser"，是英文"Light Amplification by Stimulated Emission of Radiation"（受激辐射光放大）的缩写。1964 年，钱学森院士提议取名"激光"，沿用至今。要理解激光的原理，首先要理解什么是光。按照麦克斯韦的理论，光就是波长范围在 $1000\mu m \sim 1nm$ 内的电磁波。其中波长在 $390 \sim 760nm$ 范围内的光波称为可见光，波长范围在 $10\mu m \sim 760nm$ 内的称为近红外光，波长更大的光称为远红外光。波长小于 $390nm$ 的光称为紫外光。其次，要理解激光的原理，还需要理解受激辐射，而这就涉及原子能级概念。本章将从原子的波尔能级开始讲解激光的原理。

另外，激光在现代生物医学领域中的应用相当普遍。限于篇幅，本章将着重介绍激光在医学治疗中的应用以及光镊技术。高强度的激光可以作为手术刀用于某些临床手术中，与传统手术相比，其精确度更高，操作更方便，而且副作用少。在肿瘤治疗中，激光能够引发光敏作用，从而在特定组织中能够杀死肿瘤细胞，这种肿瘤治疗方法被称为光动力学疗法，是一种新的治疗肿瘤的手段。利用激光还可以直接对眼球的角膜组织进行切削，从而实现对近视的有效矫正。光镊是一种利用激光操控微粒（如细胞、蛋白质等大分子微粒等）的技术，这种操控技术精度高而且不会对微粒造成损伤，所以作为一种基本工具被普遍用于生物医学实验中，极大地促进了生物医学领域的发展。由于光镊的重要性，其发明者阿什金于 2018 年被授予诺贝尔物理学奖。

第一节　激光的原理

一、受激辐射

1. 玻尔能级

要理解受激辐射，首先得理解原子的波尔能级。1915 年，波尔提出了一种原子的模型，这个原子模型推动了量子力学的诞生。与现在的原子模型相比，虽然这个模型仍有许多缺陷，却可以作为一个简易的模型解释激光的原理。

波尔的原子模型如图 14-1 所示，带负电的电子绕着原子核按特定的轨道运动。与早期原子的行星模型不同，电子的轨道数目是有限的而且是固定的。电子可以从低能级的轨道跃迁到高能级的轨道，也可以从高能级的轨道衰减到低能级的轨道，但不能停留在轨道之间。这些能级轨道是量子化的，用主量子数 $n=1$，2，3 等表示。

当原子从低能级跃迁到高能级时，原子需要从外部世界获取能量。这些能量可以来源于机械能（如原子间的弹性碰撞）或者电磁波（如吸收光能）。类似地，当电子从高能级掉到低能级时，原子多余的能量也可以动能或者光能的形式释出。接下来，我们将主要讨论以光能形式释放能量（即辐射跃迁）的模型。

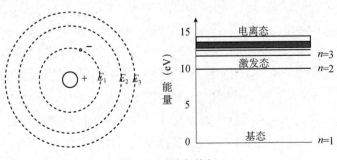

图 14-1　波尔能级

2. 光子的能量

在 16 世纪到 17 世纪，近代光学诞生以前，科学家们对于光的本性有大量的争论。一些科学家认为光是由微粒组成的，另一种思想认为光是一种波。其实这两种思想都分别阐述了部分光的物理特性。近代物理的相关研究表明，光是由一种名为光子的粒子组成的，光子同时包含例子特性与波动特性，即波粒二象性。单个光子所包含的能量由下式计算

$$E = h\nu$$

式中，ν 为光波的频率，h 为普朗克常数。由波的定义，频率与波长之间存在关系式

$$\lambda\nu = c$$

式中，λ 为光波波长，c 为光在真空中的光速，结合上面两式，我们可以得到

$$E = \frac{hc}{\lambda} \tag{14-1}$$

从上式可知，光波的波长越大，光子所具有的能量就越低。因此紫外光的穿透力比红外光更强。

基于玻尔的原子模型，当原子吸收光时，电子有可能从一个较低的能级 E_n 跃迁到一个高能级的状态 E_m，这样光子的能量必须刚好等于两个能级的能级差。光子的能量太高或者太低，都不会引起光的吸收。因此光子的波长需满足

$$\lambda = \frac{hc}{\Delta E} \tag{14-2}$$

其中，$\Delta E = E_m - E_n$。同理，当电子从高能级衰减到低能级时，所释放的光子的波长也必须满足相应的规则，即辐射的光子的能量恰好等于相应的两个能级的能量差。

3. 自发辐射和受激辐射

处于高能级态的电子不稳定，会自发向低能级的状态跃迁，同时辐射光子，这称为自发辐射，自发辐射产生的光子具有随机的方向和随机的相位。电子从高能级跃迁到低能级所需要的时间称为自发辐射的时间常数，用 τ 表示。

另外，当一个电子处于高能级状态 E_2 时，正准备往较低的能级 E_1 辐射，但此时，恰好有一个能量等于 E_2-E_1 的光子经过，这就会诱发原子辐射出一个新的相同的光子，即辐射产生的新光子与恰好路过的光子具有相同的频率、方向以及相位。这一过程称为受激辐射。吸收光子、自发辐射、受激辐射是三种基本的辐射跃迁行为，如图 14-2 所示。在光与粒子系统相互作用的过程中，这三种基本过程是同时存在的。但是在不同的条件下它们各自的概率将会有所不同。

假设有一群处于相同激发态的原子，且发生能级跃迁的能量差恰好与外部入射的光子能量相同，如图 14-3 所示。假设自发辐射的时间常数 τ 足够大，那么发生受激辐射的概率将会是 100%。入射的光子首先与第一个原子发生作用，受激辐射产生一个新的相干光子；而后这两个相同的光子再与后面两个原子发生作用，最终获得 4 个相干光子。以此类推，最终我们将获得很多个具有相同方向、相同相位的相干光。在图 14-3 中，通过受激辐射，共获得了 11

个这样的相干光子。我们就说初始的光被放大了 11 倍。但是要实现这种放大效果，首先需要
把足够多的原子提升到相同的激发态，这就需要外部提供能量，即泵浦源。

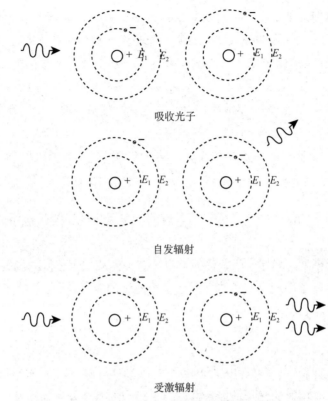

吸收光子

自发辐射

受激辐射

图 14-2　原子吸收光子、自发辐射和受激辐射示意图

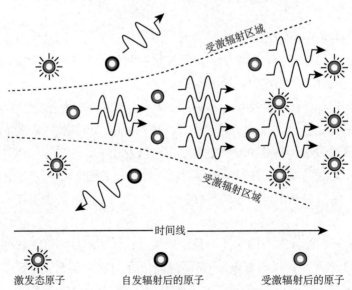

图 14-3　光受激辐射放大示意图

假设有一群处于相同激发态的原子，且发生能级跃迁的能量差恰好与外部入射的光子能

量相同，如图 14-3 所示。

　　当然，在实际的原子群中，发生受激辐射的概率是非常低的。因为，大部分的原子都处于低能级的基态，而不是处于高能级的激发态。按照热力学中的玻尔兹曼定律，如果一群原子处于平衡状态的话，那么任意两个能级的原子的粒子数目比值需满足以下公式

$$\frac{N_2}{N_1} = \exp\left(-\frac{E_2 - E_1}{kT}\right)$$ 　（14-3）

其中，N_1 和 N_2 分别为低能级和高能级状态的原子的粒子数。T 为温度，k 为玻尔兹曼常数。由于 $hv = E_2 - E_1$，所以

$$\Delta N \equiv N_1 - N_2 = \left(1 - e^{-hv/kT}\right)N_1$$

　　由上式可知对于正常的原子群来说，低能级的原子的粒子数 N_1 总会大于高能级的粒子数 N_2。而对于单个的原子来说，其吸收光子的概率与受激辐射发光的概率是一样的。这样在实际的一群原子中，吸收光子的可能性远比受激辐射发光的可能性要大很多，这就不可能实现光的放大。而激光的基本原理就是光的放大，要实现激光，就要实现"粒子数反转"。

4. 粒子数反转

　　在实际中，原子的能级系统是很复杂的。原子有很多能级，而且每个能级衰减到低能级的时间常数不一样。图 14-4 所示为激光器中常用的四能级体系。

　　通过辐射跃迁机制，可以将电子泵浦（即激发）到高能级状态 E_4。处于高能级 E_4 的电子可以衰减到低能级 E_3，而后再衰减到 E_2，最后衰减到基态 E_1。假定 E_3 到 E_2 的衰减时间远远大于 E_2 到 E_1 的衰减时间。这样，对于一群数目很大的原子群来说，当外界有持续的泵浦源存在时，最终的平衡状态就有可能出现这样的结果，E_3 能级态的原子数目要多于 E_2 能级态，即出现了粒子数反转。当外来的光子进入这样的原子系统，就会出现光的相干放大。

5. 谐振腔

　　虽然通过粒子数反转能够实现光波的受激辐射放大，但如果光波仅仅单次穿过这些激发态的原子群，体系中大部分激发态的原子并没有与外界光子发生作用，因此光波的放大的倍数也是非常有限的。为了构造激光，需要将物质中大部分的原子都能够参与受激辐射过程，产生更多的相干光子。这就需要谐振腔，谐振腔是由两块反射镜组成的。凡是不沿腔轴方向前进的光将会逸出，而沿着腔轴方向前进的光子将会历经多次反射，并且被持续放大。

　　图 14-5 所示为激光结构示意图，一个激光谐振腔，在具有特定波长的激励光的作用下，激活介质中的原子会发生粒子数反转。处于激发态的原子会发生自发辐射，自发辐射产生的光子的方向是随机的。有些光子的行进方向是沿着腔轴的，大部分光子的行进方向是不沿腔轴的。那些沿着腔轴方向前进的光子又能够与原子作用发生受激辐射，产生相干光子，这些

光子会在谐振腔的端面被反射回腔内，与更多的原子发生作用，产生越来越多的相干光子。而不沿着腔轴方向的光子将会从谐振腔逸出。随着相干光子在腔内反复地反射增强，往各个方向辐射光子的自发辐射越来越弱，而沿着腔轴方向的受激辐射越来越强，这样就产生了激光。

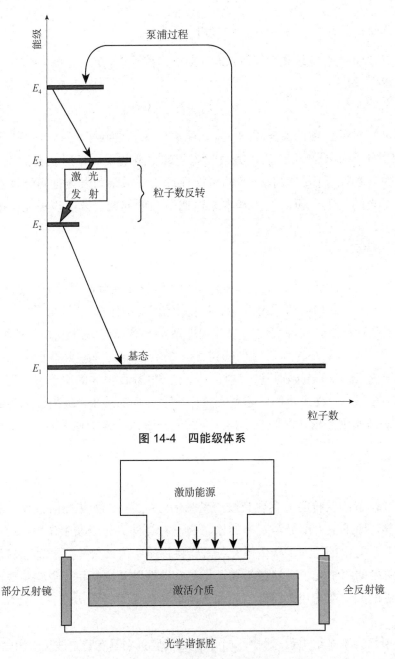

图 14-4　四能级体系

激励能源

部分反射镜　　　　　激活介质　　　　　全反射镜

光学谐振腔

图 14-5　激光结构示意图

为了使激光从谐振腔的端面出射，谐振腔其中一个端面的反射镜需为部分反射镜，这样就使得腔内的部分激光能够透过这块反射镜射出。在不同的激光器中，这块反射镜的反射率有所不同，如在氦氖激光器中，反射率为 50%，在高功率激光器中，反射率可达 90% 以上。

二、激光光束的传输性质

由于衍射，光线在向前传输过程中会发生横向扩散，原来小的光斑会扩散成为一个大光斑，所以理论上，完全平行准直的光束是不存在的。一般来说，激光光束的准直性是很好的，但由于衍射效应，激光在往前传输的过程中光斑也会逐渐变大，这点我们可以从后面的公式中看到。

1. 高斯光束

普通激光器发射出的激光一般为高斯光束（也称为基模高斯光束，用 TEM$_{00}$ 表示，下一节我们将用 TEM$_{mn}$ 表示激光的不同模式），高斯光束中所包含的光线在某一个位置是完全平行的，即此位置的波前（可以认为波前垂直于光线的曲面的）是一平面。如果我们将此平面的位置定义为 $z=0$，那么高斯激光光束在往前传输的过程中，由于衍射的扩散效应，z 位置处的波前将不再维持一个平面，而是变成一个曲面，其曲率半径将变成 $R(z)$；同样光斑的半径也将变为 $w(z)$。这两个物理量需满足以下公式

$$R(z) = z\left[1 + \left(\frac{\pi w_0^2}{\lambda z}\right)^2\right] \tag{14-4}$$

$$w(z) = w_0\left[1 + \left(\frac{\lambda z}{\pi w_0^2}\right)^2\right]^{1/2} \tag{14-5}$$

在上面的式子中，z 表示光传输的距离，λ 表示光波的波长，w_0 是光束在 $z=0$ 平面处的半径，需要注意的是，这里的半径是指光强由中心最大值下降到 $1/e^2$ 时与光轴的距离。基于上面两个公式，我们还可以研究 $R(z)$ 和 $w(z)$ 随 z 值的变化，波前的曲率半径 $R(z)$ 在 $z=0$ 平面，趋于无穷大，变成一个平面；当光往前传输时，$R(z)$ 首先变小，达到一个最小之后，再逐步增大；在很远的地方，$R(z)$ 将会变得和 z 值本身差不多，即接近变成一个以 $z=0$ 位置为球心的一个球面。而光束的半径 $w(z)$，则一直随着传输距离 z 的增大而增大，在 $z=0$ 位置，$w(z)$ 有一个最小值 w_0，故此位置的光束半径 w_0，又被称为束腰半径。由公式（14-5）可知，当 z 很大时，$\left(\frac{\lambda z}{\pi w_0^2}\right)^2 \gg 1$，此时，$w(z)$ 可以表示为

$$w(z) = \frac{\lambda z}{\pi w_0} \tag{14-6}$$

这样我们就可以定义高斯光束的远场发散角 θ

$$\theta \approx \tan\theta = \frac{w(z)}{z} = \frac{\lambda}{\pi w_0} \qquad (14\text{-}7)$$

由上式可知，光束的束腰半径越大，远场发散角就越小；反之，光束会发散得很厉害，光斑会变得很大。图 14-6 表示了光束的大小随 z 的变化，以及发散角 θ 的定义。

高斯光束在向前传输的过程中，其轮廓并不是线性发散的，在束腰位置附近，光束的发散角是很小的。这个区域被称作瑞利距离，具体来说，瑞利距离是光束的半径增长到束腰半径的 $\sqrt{2}$ 倍的距离范围，可以用以下公式计算

$$z_R = \frac{\pi w_0^2}{\lambda} \qquad (14\text{-}8)$$

在实际应用中，激光的瑞利距离是一个很重要的参数，瑞利范围内的激光的发散角很小，可以看成完全平行的光线。高度聚焦的激光，其瑞利范围只有不到几个毫米，而普通激光器发出的激光，其瑞利范围可以到几米的范围。

对于谐振腔产生的高斯光束来说，光束的束腰位置和束腰半径与两块反射镜的距离和反射面的曲率半径有关。在反射镜面的位置，光束的曲率半径恰好与光束波前的曲率半径一致。因此，对于一端为平面的谐振腔来说，束腰位置恰好就是平面反射镜的位置。而对于对称镜面的谐振腔来说，束腰位置恰好就在两块反射镜的中间。

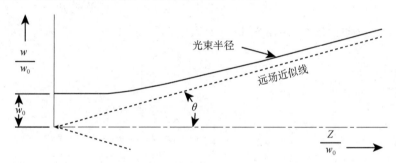

图 14-6　高斯光束的半径随传输距离的变化

2. 激光的横模

事实上，高斯光束只是谐振腔内产生的众多光波模式中的一种。所谓模式，是指激光谐振腔产生的一种特定的光场分布。高斯光束是激光最主要的一种模式，被称为基模，用 TEM_{00} 表示。我们可以用 TEM_{mn} 表示其他的高阶模。当谐振腔为方形镜时，所对应的高阶模 TEM_{mn} 被称作厄米-高斯光束，其中 m、n 分别对应 x、y 方向的节点数（节点即光强为 0 的点）；当谐振腔为圆形镜时，所对应的高阶模被称作拉盖尔-高斯光束，其中 m、n 分别对应径向方向和角方向的节点数。当 m 和 n 都为 0 时，光束实际上就是高斯光束，但当 m 和 n 取其他数值时，这两种光束的轮廓将变得非常不一样，如图 14-7 与图 14-8 所示。

由于基模高斯光束的发散角较小，聚焦后的光斑更小。所以在很多应用中，需要抑制高阶模的产生。但在某些情况下，也可以应用高阶模的特殊光场分布，实现特殊的应用，如利用 TEM_{0m} 的高阶拉盖尔高斯光束，产生空心光束，用于旋转微粒、囚禁冷原子等。

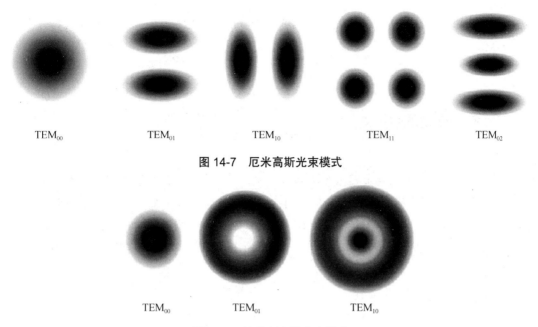

TEM$_{00}$　　TEM$_{01}$　　TEM$_{10}$　　TEM$_{11}$　　TEM$_{02}$

图 14-7　厄米高斯光束模式

TEM$_{00}$　　　TEM$_{01}$　　　TEM$_{10}$

图 14-8　拉盖尔高斯光束模式

3. 激光的纵模

激光的纵模，是指谐振腔的输出激光频率必须满足谐振腔的驻波条件。所谓驻波条件就是，光波在谐振腔内往返一周再回到原位置时的相位差需为 2π 的整数倍，这样才能发生稳定的相长干涉

$$\Delta\varphi = \frac{2\pi}{\lambda}2L' = q \cdot 2\pi \tag{14-9}$$

L' 为谐振腔两端镜面之间的光程差，q 为一个正整数。这样谐振腔内光波的频率必须满足

$$\nu_q = \frac{qc}{2L'} \tag{14-10}$$

由上式可知，特定长度的谐振腔是能够允许多个频率的光波在谐振腔内反复振荡的，这些频率模式就称为纵模。相邻纵模的间隔为

$$\Delta\nu_q = \nu_{q+1} - \nu_q = \frac{c}{2L'} \tag{14-11}$$

由上式可知，谐振腔长度越小，纵模间隔越大。为研究谐振腔长度 L' 对纵模频率 ν_q 的影响，对公式（14-10）两端取微分可得

$$\mathrm{d}\nu_q = -\frac{qc}{2(L')^2}\mathrm{d}L' \tag{14-12}$$

以氦氖激光器为例，其波长为 632.8nm，当谐振腔长度为 25cm 时，纵模间隔为 600MHz，由于温度升高等因素，造成谐振腔长度发生 100nm 的变化，会导致纵模发生 190MHz 的频移。

在实际应用中，要制备单频激光器，则需要用到选模技术。一种比较直接的方法是，减小谐振腔的长度，使得在有限的长度内，只允许单个纵模存在。以氦氖激光器为例，当腔长为

25cm 时，会同时有 2～3 个纵模存在，但如果将腔长缩小到 10cm，这个时候就只有一个纵模了。但是缩小腔长会极大地降低激光的输出功率。另一种方法是，在腔内放入法布里-珀罗标准具，抑制其他模式的产生。

三、各种类型的激光器

自从 1960 年，第一台红宝石激光器问世以来，各种各样的激光器相继被发明出来。按照工作介质的不同，可以将这些激光器分为固体激光器、气体激光器、半导体激光器、染料激光器、光纤激光器等。按照运转方式的不同，激光又包括连续激光器与脉冲激光器，如在医学中有重要应用的飞秒激光器，其脉冲宽度达到 10^{-15}s。本节将对一些医学中常用的激光器做一些简单的介绍。

1. 固体激光器

固体激光器一般以绝缘晶体或者玻璃为工作物质。将一些过渡金属离子或者稀土离子，如铬、钕、镍等，掺入工作物质，在光泵浦的作用下，这些金属离子发生粒子数反转，受激辐射发出特定波长的激光。固体激光器一般输出功率较大，比较常见的有红宝石激光器、YAG 激光器、钛蓝宝石激光器等。

红宝石激光器是掺有铬离子的氧化铝晶体，是三能级体系，输出波长为 694nm，为可见光。虽然红宝石激光器是最早研制成功的激光器，但由于泵浦的阈值能量较高，应用远不如 YAG 激光器广泛。

YAG 是钇铝石榴石的简称，在 YAG 中掺入各种金属离子，可以制备不同种类的激光器，YAG 激光是研制高效率、高功率的固体激光器的主要发展方向。在 YAG 中掺入钕离子（Nd3+），可以输出 10064nm 的激光，输出功率可达 1000W 以上。Nd：YAG 激光器可以用于血管瘤的治疗。在 YAG 中，还可以加入钬（Ho）、铒（Er）等金属。Ho：YAG 激光器的输出波长位于近红外波段的 2140nm，在临床中可以用于击碎输尿管中的结石；Er：YAG 激光器的输出波长为 2940nm，与水的主吸收峰重叠，并且能被羟基磷灰石高度吸收，被广泛用于治疗口腔的各类疾病。

2. 气体激光器

气体激光器是以气体或者蒸汽为工作物质的激光器。与固体相比，气体在谐振腔内的分布更为均匀，所以能够得到比较完美的高斯光束；而且气体激光器的单色性也更好。但是由于气体的密度较小，相同体积内的激活介质的原子数目也更少，所以气体激光器输出的功率一般要比固体激光器小。比较典型的气体激光器有氦氖激光器、氩离子激光器、CO_2 激光器以及准分子激光器等。

如图 14-9 所示，氦氖激光器是研制成功的第一种气体激光器，输出光波长一般为红光 632.8nm。谐振腔内有一放电管，放电管的阴极和阳极之间的毛细管内充满氦气和氖气。放电管工作时，氖原子会发生粒子数反转。虽然混合气体中氦气的比例更高，但是激光产生于氖原子的能级跃迁，氦原子仅仅是起到共振能量转移的辅助作用，提高氖原子的泵浦效率。氦氖激光器的结构简单，体积较小，使用方便。而且氦氖激光器输出的光束呈高斯分布，虽然功率不高，但在精密测量等领域中有重要的应用价值。

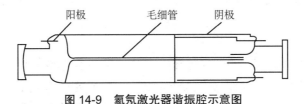

图 14-9　氦氖激光器谐振腔示意图

CO$_2$ 激光器也是一种较早发明出来的气体激光器，其增益介质是混合了氮气和氦气的 CO$_2$，在气体放电的过程中，CO$_2$ 的两个振动-转动能级发生粒子数反转，辐射出波长为 10.6μm 的激光。由于这个波长的光在大气中的透过率最高，且 CO$_2$ 激光器的激光光束质量很好，这种激光器被广泛用于遥感测距等国防军事领域。同时，由于很多材料在这个波段有很强的吸收峰，且 CO$_2$ 激光器的激光功率很高，这种激光器同样也可以用于材料加工。

准分子激光器也是一种特殊的气体激光器。准分子是一种短暂的分子状态，组成分子的两个原子在激发态时复合成一个分子，在基态时解离成自由原子。激光跃迁发生在分子的激发态和基态之间，由于准分子回到基态时，会立即分离，这意味着下能级的粒子数一直为 0，只要激发态存在分子就满足粒子数反转的条件，辐射激光。准分子可以由同类或者异类的分子组成，其工作物质一般为稀有气体或者稀有气体的卤化物。准分子激光器输出激光的波长一般处于紫外波段或者深紫外波段，所以聚焦的光斑更小。在眼科手术中，193nm ArF 准分子激光能够打断角膜生物组织分子的化学键，从而能够简便地实施角膜光切削手术。另外，由于绝大部分激光会在很短的距离内被角膜组织吸收，这就不会引起角膜周围组织和内部组织的损伤。目前准分子激光已经被广泛应用于眼科激光手术中。此外，准分子激光器在半导体光刻、平板显示制造等工业领域也有很重要的应用。

3. 其他激光器

除了气体和固体两类激光器之外，还有染料激光器、半导体激光器、光纤激光器等。染料激光器是以溶解于溶剂中的有机染料为工作介质的。相比于气体和固体激光器，染料激光器的波长范围更宽，所以更适合于可调谐的激光器以及脉冲激光器。半导体激光器是以半导体材料为工作物质的激光器，常用工作物质有砷化镓（GaAs）、硫化镉（CdS）、硫化锌（ZnS）等。半导体激光器由于体积小、寿命长、重量轻，而且价格便宜，所以是日常生活中应用最为广泛的激光器。比如激光笔就是一种最为常见的半导体激光器，此外激光打印、激光投影、光通信等领域也会用到半导体激光器。光纤激光器是在光纤中掺杂稀土元素作为工作物质的一类特殊固体激光器，与普通的固体激光器相比，它的泵浦效率更高，而且出射的光束质量更好。光纤激光器在激光雕刻、材料加工、医疗仪器设备等领域都有着重要的应用价值。

第二节　激光治疗

一、激光生物作用机制

激光照射在生物组织上会发生吸收、折射、反射以及光的散射作用。生物组织在光的作用下，其物理、化学等性质可能会发生特殊变化，这些特殊的激光生物作用机制可以用于临床医学治疗领域中。首先，激光生物作用机制与激光本身的特性有关，在激光被发明以前，光与生物组织的作用很少被研究，激光具有高强度、单色性好、准直性好等特性，为临床医学诊断与治疗提供了一个新的工具。其次，激光生物的作用机制也与特殊生物组织的光学特性、机械特性、电学特性有关。根据激光作用于不同生物组织的差异，一般可以将激光生物效应分为五类：光热效应、光化学效应、光压效应、电磁场效应、弱激光生物刺激效应。一般来说，激光功率密度越高，电磁场效应和光压效应越明显，光热效应和光化学效应对应的激光强度稍弱一些，而弱激光刺激效应则要求对激光强度不能太高。在激光与组织的作用中，一般都会同时存在多种生物效应，所以需要根据具体情形来分析。不同激光功率密度和照射时间下的生物作用机制如图 14-10 所示。

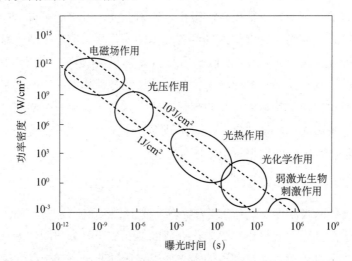

图 14-10　不同激光功率密度和照射时间下的生物作用机制

1. 光热效应

激光的光热效应是指生物组织中的分子吸收光能后，振动和转动加剧，从而使得其内能增加，产生热作用。光热效应一般包括两种模式，第一种是，生物组织分子直接吸收光能，转化为其振动和转动的分子内能，产生热作用，由于分子振动和转动的能级较低，所以这种直接光热效应以低频率的红外光为主；另一种是，生物组织内部的原子吸收光能跃迁到激发态，发生光化学作用，再由激发态回到基态时，辐射光能，使得分子内能增加，这种产热方式称为间接光热效应。间接光热效应的激光一般以高频率的紫外光或可见光为主。

生物组织的适度升温，可以加速酶的催化效率，加速细胞内化学反应的进程以及改善局部的新陈代谢。当温度比正常体温高 5℃以下时，生物组织不会出现明显的热作用效果，但是当温度持续上升时，组织就会出现物理化学性质的变化。当温度达到 60℃时，酶活性将会减弱，细胞将会出现坏死的情况，组织出现凝结现象。当温度达到 100℃时，出现汽化现象，产生气泡，生物组织会破裂以及被分解。当温度达到 150℃时，组织会被炭化变黑。

激光的光热效应可以用于激光手术刀、激光焊接血管或皮肤的临床治疗中，不仅精度高、出血少，而且术后副作用也比传统手术轻，是未来激光治疗的重要发展方向之一。

2. 光化学效应

当生物组织被激光照射时，组织内的能量不足以破坏其生理结构，且会引起组织内部分子的旧化学键的断裂和新化学键的形成，这种效应就是光化学效应。一般来说光化学反应分为两个阶段。第一阶段，就是分子吸收光能后，跃迁到激发态，当其从激发态回到基态时，辐射的光能恰好触发自身旧的化学键的断裂，产生具有活性的中间产物，如离子、自由基等。第二阶段就是，这些具有活性的中间产物继续与生物组织内部的其他物质发生化学反应，产生新的物质，或者引起组织功能或者形态的变化。光化学效应的种类很多，包括光致分解作用、光致聚合作用、光致氧化还原作用、光敏作用等。

光致分解作用是指分子吸收光子后，引起分子的化学键断裂，分解成其他的分子或原子。如氯化银（AgCl）在可见光的照射下会分解为氯原子和银原子；氧气在紫外光的照射下，会分解为活性很强的氧原子，这单个的氧原子又会和氧气分子发生化学作用产生臭氧。光致聚合作用与光致分解作用相反，指的是一些小分子，在光照和光引发剂的共同作用下，"黏合"成一个大分子的过程，比较典型的如紫外固化胶，光固化涂料等。

光致氧化还原作用，指的是生物分子在光照的作用下，发生氧还原反应的过程，在这里光只是起到催化反应进行的作用，比较典型的是光合作用。叶绿素 a 分子受到光照，吸收能量到达激发态，并且放出电子给其他的分子（称作电子受体），此时叶绿素 a 分子被氧化，受体分子被还原；而后叶绿素 a 分子又从受体处获得电子还原到初始状态，这样不停地传递电子，加速光合作用的进程。

光敏作用是指某些物质吸收光能量，并将能量传递给周围不吸收光子的物质，从而产生单线态氧等强氧化性的物质。这些强氧化性的物质会引起生物细胞、组织等发生形态或者功能的变化，甚至杀死相关组织。开始吸收光能量的物质被称为光敏剂。如图 14-11 所示，光敏作用有两种类型，光敏剂吸收光能量并将能量用于产生自由基和离子，它们与周围氧分子作用，产生氧化产物；在 II 型光敏反应中，光敏剂吸收能量后，直接与氧分子作用，生成高活性的单线态氧，促使细胞氧化和坏死。在这两种类型中，氧分子都是一个必要的条件。光敏作用可以用于杀死肿瘤细胞，通过将光敏剂注射到肿瘤位置，然后通过激光照射，产生氧化物质杀死肿瘤组织的疗法，称为光动力疗法。1978 年，美国科学家 Dougherty 首次提出用激光照射血卟啉治疗肿瘤的方法。卟啉类光敏剂也作为首种光动力治疗药物于 1996 年通过 FDA

批准。

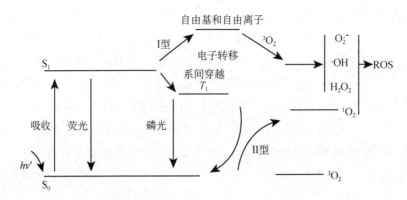

图 14-11　不同激光功率密度和照射时间下的生物作用机制

3. 光压效应

光压效应是指光照射在生物组织上，直接或者间接产生的压力作用。按照近代物理的观点，电磁波都是由光子组成的，光子具备能量与动量。光子的能量被微粒吸收能够产生光热效应或者光化学效应。光子的动量被物体吸收，则会引起物体的动量的变化，即物体会受到光辐射压力的作用，光镊就是利用这种直接的光压力效应来俘获和操控单个微粒的。不过在激光治疗中，应用更多的是间接压力效应，即因为光热效应，导致生物组织内部的液体发生汽化，导致组织内部压强瞬间增大，从而改变组织的物理形态。比较典型的应用如眼科中的青光眼打孔。青光眼是由于眼内压过高所引起的，这时可以通过激光打孔的方法，贯穿前后房，解除虹膜膨胀和瞳孔阻滞，避免急性青光眼的发作，如图 14-12 所示。此外，激光的光压效应还可以用于激光碎石、激光去除血块等应用中。

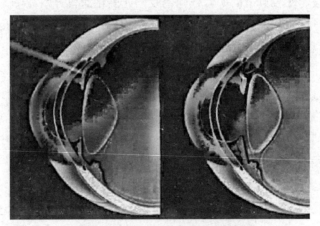

图 14-12　激光打孔治疗急性青光眼

另一种光压效应是组织吸收激光后，产生弹性振动，进而在组织内部产生超声波压强。组织产生弹性振动的原因可以来自于光热效应，也有可以源于激光中的电场作用所引起的电致伸缩效应。这种声压效应可能会对细胞造成损失，引起组织水肿。例如，当用红宝石激光照射人和动物的眼部区域时，可以在头皮层检测到声波信号。

4. 电磁场效应

激光的电磁场效应是指激光的电场对组织内部带电粒子产生力的作用，从而引起电离、共振、磁场变化等效应。由于激光的电磁场效应一般所需要的能量较强，所以一般应用短波长的激光来电离物质。在近视眼屈光手术中，角膜组织会在准分子激光器的照射下发生电离，产生大量自由电子，这些自由电子与原子碰撞，形成更多自由电子，引发雪崩效应，形成大量电子和离子（统称为等离子体），如图 14-13 所示。这些等离子体具有很高的能量，可以对角膜进行有效蚀除，矫正视力。

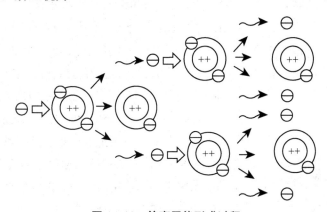

图 14-13　等离子体形成过程

二、激光治疗眼睛屈光不正

当激光照射在眼组织上，会发生光热效应、光化学效应、电磁场效应等。这些效应在眼科的临床诊断治疗中有许多重要的应用，包括急性青光眼治疗、视网膜脱落治疗、角膜切割和移植等。这其中对临床医学影响最大的应用应该是利用激光切割消融角膜组织，治疗眼睛屈光不正的手术。

我们知道角膜或者晶状体表面曲率半径过大，就会造成眼睛的焦距变小，引发近视眼；而随着人年纪的增长，新陈代谢减弱，角膜或者晶状体曲率半径太小，又会造成眼睛的焦距变大，引发远视眼。在很长的时间内，人们只能通过佩戴不同焦距的凹透镜或者凸透镜来矫正视力。从 19 世纪 40 年代开始，科学家们就尝试通过改变角膜表面形态的方法来矫正视力，从而使得人们可以摆脱眼镜。1987 年，科学家特罗克（Trokel）首次成功实现了利用准分子激光器切削角膜矫正视力的手术。这个方法被称作屈光角膜切开术（Photo Refractive Keratotomy，PRK），并于 1995 年，获得 FDA 批准。此后这一方法逐渐在世界范围内推广，并成为治疗眼睛近视的主要临床治疗方法。后来，人们在 PRK 方法的基础上发展出激光原位角膜磨镶术（Laser assisted In-situ Keratomi Leusis，LASIK）以及小切口透镜摘除术（small Incision Lenticule Extraction，SMILE）。

在临床手术中，PRK 方法是将眼睛麻醉后，首先利用稀释的酒精溶解角膜的上皮层，去除上皮层组织后，再用计算机控制 193nm 的准分子激光器扫描照射角膜区域，达到切削角膜的目的，而后盖上保护镜。整个手术时间只有几分钟。几天后角膜上皮层会自行愈合，眼睛恢复正常。而且，准分子激光不会对角膜周围组织和眼球内部组织造成损伤，因此对眼睛的副作用相对较少。但是，PRK 方法需要去除上皮组织，眼睛失去上皮组织的保护后，术后会有明显的不适感，需要 3~7 天的恢复时间。

LASIK 方法是目前临床应用最广的一种治疗方法。如图 14-14 所示，LASIK 方法，需要首先利用角膜刀在角膜上皮层划开一个圆形的切口，制作一个带蒂的角膜瓣；而后将角膜瓣翻开，利用准分子激光器切削角膜组织；最后再将角膜瓣复位，完成手术。与 PRK 相比，由于不需要完全去除角膜上层，所以眼睛的不适感会降低；而且利用原有角膜瓣替代保护镜的方法，也减少了眼睛被感染的概率以及加快了眼睛的恢复速度。在 LASIK 的基础上，SMILE 方法是不需要制作角膜瓣，在角膜的上皮组织开一个很小的切口，激光直接透过上皮组织对角膜进行切削，最后将切削的残余从切口位置取出即可。一般来说，LASIK 切口的长度约为

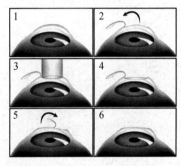

图 14-14　LASIK 方案步骤

20mm，而 SMILE 切口的长度要小于 4mm，所以 SMILE 方法术后眼睛几乎没有不适感，恢复速度快，适用于干眼症的人群。但 SMILE 方法对技术和仪器的要求较高。

总体来说，在临床治疗中，需要根据患者眼睛的情况以及医院的技术资源选择合适的方法。例如，对于角膜很薄的人群来说，没法制作合适的角膜瓣，则只能选择 PRK 方法。这些方法目前也还在进一步发展中，如利用飞秒激光制作角膜瓣，提高手术的安全性与治疗效果等。由于我国近视人口基数庞大，屈光手术的数量也在增加，目前我国飞秒激光屈光手术约每年 220 万例。

三、光动力学疗法

目前，外科手术仍然是肿瘤治疗的主要手段，但光动力学疗法为肿瘤治疗开创了一条新的思路。光动力学疗法是基于光敏效应的一种治疗方法。激光照射光敏剂时，光敏剂会吸收能量，并将能量转移给周围不吸收光能的分子，产生有害物质，杀死周围的肿瘤细胞或者组织。光敏效应有两种类型，在 I 型光敏效应中，处于激发态的光敏剂与相邻基质发生氧化还原作用，产生光敏剂自由基离子，自由基离子与氧分子发生作用，产生过氧化物、超氧化自由基等对有毒性的物质。在 II 型光敏效应中，处于激发态的光敏剂与分子氧直接发生相互作用，产生单线态氧。这两类光敏效应中产生的自由基、单态氧等体内物质被称作活性氧（Reactive Oxygen Species，ROS）。活性氧能够与许多生物分子发生化学反应，如蛋白质中的色氨酸、胆固醇、核酸碱基等，这些反应会造成细胞膜的损失、酶失去活性等，最终导致细胞的死亡。

光动力学疗法的三要素包括光敏剂、光源以及氧。光敏剂是光动力学反应的核心要素，光敏剂首先要能够在生物组织内部聚集，并且要能够产生有毒性的物质。其次，由于大部分生物组织在红外和近红外波段的光的穿透性最强，这就要求光敏剂在红外和近红外波段有较强的吸收能力，这样才能使得光敏剂能够在组织内部发挥作用，提升治疗效率。最后，光敏剂应当在术后快速清除，而且不要采用会对目标组织造成伤害、能够溶解于生物介质等。第一代光敏剂以血卟啉类衍生物为主，虽然临床疗效较好，但存在治疗深度不足、体内代谢缓慢等缺点。第二代光敏剂包括 5-氨基乙酰丙酸（简称 ALA）、维替泊芬、Foscan、Lutex 等，其中以 5-氨基乙酰丙酸的应用最为广泛，这种光敏剂在肿瘤组织处的积累更快，而且在术后能够在 24 小时内排出体外，减少对人体的副作用。第三代光敏剂则着重提升光敏剂的溶解特性和靶向性，由于许多光敏剂很难溶解于水，通过水包油乳液作为载体等方法传递光敏剂颗粒确实可以提升治疗效率，但其靶向性又会受到制约。这时可以通过将生物分子与光敏剂相结合，提高其靶向性，如免疫靶向光敏剂、mRNA 靶向光敏剂等。光源是光动力学疗法的条件之一，普通的日光或者汞灯都能够激发光敏效应，但是存在功率低、穿透深度不足、信噪比高等问题。所以，一般采用激光作为光动力学疗法的光源。为了提升治疗效率，增加穿透深度，杀死组织深处的肿瘤细胞，一般以 630nm 或者 650nm 的红光为主要的光源。氧的存在是光动力学效应的必要条件，在氧的参与下，光敏效应通过产生氧化自由基或者单线态氧杀死肿瘤细胞。

在临床治疗中，光动力学疗法分为 5 个步骤进行。首先，根据患者的情况，选择合适的光敏剂，注射入患者体内。其次，肿瘤组织长时间选择性地吸收光敏剂药物；然后，利用激光光源照射肿瘤组织区域。这里需要注意的是，随着肿瘤组织位置的不同，光动力治疗的光激发手段也不一样，例如，对于浅表组织的肿瘤，直接用激光照射即可；对于食管或者胃等区域的肿瘤，则需要用内窥镜将激光引入体内；而对于组织深处的肿瘤，则需要用多根光纤将激光导入肿瘤组织区域。组织处的光敏剂被光激发后，会产生活性氧物质，杀死肿瘤细胞，同时对周围的健康细胞产生尽可能小的伤害。治疗结束后，要清除患者体内残余的光敏剂药物，减少日光的敏感度。

虽然光动力学疗法在许多国家都得到了认可，但作为一种全新的肿瘤治疗模式，还需要进一步的研究和发展，并且常常需要与传统的肿瘤治疗方法相结合。光动力学疗法的最大问题是，由于光在组织中的传输过程中，光强衰减得特别快，导致穿透深度和激发效率都太低。应用飞秒激光器等方法可以有效地提升效率，但目前还处于实验阶段。

第三节　光镊

光镊，顾名思义就是一种用光来抓取微粒的工具。光镊自 1986 年问世以来，在生物、医学等领域的应用非常广泛。利用光镊，我们可以在显微镜下精确操控细胞、细菌、蛋白质、

DNA 等大分子物质，而且不会对这些物质造成损伤。光镊与微观物质的机械力学效应相关，基于光镊，人们可以研究分子马达的物理原理、研究细胞膜的弹性、解开 DNA 的双螺旋结构等，这就为人们研究生命体的微观世界的物理原理奠定了基础。另外，光镊作为一种普遍工具也可以用于细胞融合、筛选微粒、纳米器件的研究等具体应用中。由于光镊的重要性，其发明者阿什金也获得 2018 年的诺贝尔物理学奖。

一、光镊的原理

光镊是光对微粒的力学效应的体现，早在 17 世纪，人们就发现了太阳光的力学特性。要理解光镊的原理，首先要理解光的能量属性和动量属性。

1. 光辐射压

光镊是基于光的力学效应来俘获微粒的。人类对于光的力学效应的研究可以追溯到 17 世纪初，开普勒利用望远镜发现彗星有两条尾巴，如图 14-15 所示。其中一条尾巴沿着轨道的切向方向，另一条尾巴却始终沿着与太阳的连线的延长线方向。这就是太阳风的方向。如果把光子看出类似气体分子一样的微粒，具有动量，那么当太阳光照射在彗星上时，就像"太阳风"吹过来一样。根据气体分子动力学理论的结论，我们可以给出当光波具有能量 E 时，其内部的压强与这段光波的体积 V 有关，即光的辐射压为

$$P=E/V \tag{14-13}$$

需要注意的是，这个公式是在光能够完全被物体吸收时的压强公式，并没有考虑光的反射和折射。如果考虑光的反射和折射，则需要用到麦克斯韦的光辐射压公式

$$P=(1+R-T)E/V \tag{14-14}$$

上式中，R 为反射系数，T 为透射系数。

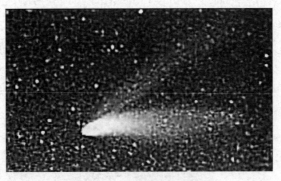

图 14-15 彗星的两条尾巴

由于地球时刻处于太阳光的照射下，且每秒钟到达地球表面的光能量为 $1.368\times10^3 \text{W/m}^2$，且假定光被完全吸收，即不考虑反射和透射效应。那么我们可以估算出太阳光对地球的辐射压强为 $4.5\mu\text{Pa}$。这样的压强与大气压相比，差了十几个数量级，因此是完全可以忽略不计的。

虽然太阳光的光辐射压很小，但是在航天飞行器中，却可以作为持续推动航天器飞行的能量来源，使得飞行器持续加速飞向太空。这就是太阳帆飞行器的原理。

太阳光辐射的压强因为太小，所以几乎不可能得到应用。要增强光辐射压强，首先就要增强光在单位体积内的能量，增加光的光强。这就需要用到激光。激光是一种高强度、高单色性、高准直性的光源。自激光问世以来，人们对光的力学效应的研究就非常普遍。因为利用激光，尤其是经过物镜高度聚焦的激光，可以产生很大的压强，进而很方便地控制或者改变粒子的运动轨迹。

[例题 14-1] 假定激光光束入射功率为 10mW，经过物镜聚焦为半径 1μm 的光斑，同样一个微球的半径也为 1μm，那么当这束聚焦的激光照射到这个微球上，不考虑反射和折射的效应，假定激光完全被这个微球吸收，那么产生的光辐射压强为多少？微球的加速度为多少？该微球的密度为 $1 \times 10^3 \text{kg/m}^3$。

解：当微球完全吸收光时，其所受导得光压为

$$P = \frac{E}{V} = \frac{10\text{mW}}{3 \times 10^8\,\text{m/s}^2 \times \pi \times \left(1 \times 10^{-6}\,\text{m}\right)^2} = 10\text{Pa}$$

微球所受到的力为

$$F = P \cdot \left(\pi R^2\right) = 33\text{pN}$$

注意，上式中，$1\text{pN} = 1 \times 10^{-12}\text{N}$。虽然这个力很小，但是微粒的质量也很小，可以计算得到微粒的加速度为

$$a = \frac{F}{m} = \frac{10\text{Pa} \cdot \left(\pi R^2\right)}{1 \times 10^3\,\text{kg/m}^3 \times \frac{4}{3}\pi R^3} = 1.33 \times 10^4\,\text{m/s}^2$$

由上面的计算可知，激光对微粒的辐射压强造成的加速度是很大的，甚至远远大于地球的重力加速度，因此激光的力学效应对微观粒子来说是非常显著的。

由于激光能够推动微粒向前运动，所以应用三束相对传输的激光，就可以将微粒束缚在中心区域，但这个装置太复杂。1986 年，阿什金首次实现利用单束激光俘获微粒，这就是光镊。

2. 光子的动量

由于电磁波的动量表达式较为复杂，所以我们接下来将从粒子特性方面来理解光子的动量属性。从粒子特性来看，光是由光子组成的，光子的能量与光子的频率有关，光子在真空中的动量为

$$p = \frac{h\nu}{c}$$

假定光在折射率为 n 的介质中传输，那么按照闵可夫斯基的定义，光子的动量普遍表达式可以写作

$$p = \frac{h\nu n}{c} \tag{14-15}$$

按照闵可夫斯基动量的定义，介质的折射率越大，光子的动量也越大。例如，当光由上往下，从空气进入水时，光子向下的动量会增大。由于光子和水面组成的系统应该满足动量守恒定律。由于光子向下运动，且动量增加，所以水面的动量应该向上，即水面会往上凸。

3. 散射力和梯度力

由于光子经过微粒会发生反射和折射等现象，如果把光看作一条条光线，具有特定动量的光子沿着光线路径在界面处发生反射和折射的时候，其动量方向和大小将会发生变化。按照动量守恒定律，微粒的动量也将发生变化，即微粒将会受到光的力的方向。一般我们可以将微粒受到的辐射力分为散射力与梯度力。

散射力源于光在微粒界面的反射。假定光线从上往下沿着中心入射，并在微粒表面反射，此时入射光的方向与反射光方向恰好相反，且大小相等。假定入射光子的动量大小 P，则反射光子的动量为 $-P$。要满足动量守恒定律，所以，微粒的动量大小为 $2P$，方向向下，即微粒受到向下的力与入射光方向相同。这种因为光反射或光吸收产生的力被称为散射力，散射力一般沿着光传输的方向。

梯度力则与光的折射有关，如图 14-16 所示，一透明微粒置于透镜下方，且微粒球心位置位于透镜的焦距下方。当入射光线经过透镜聚焦后打在微粒表面发生折射进入微粒内部，而后再在下表面发生二次折射出射。以入射角为 θ_i 的右边的入射光为例，入射光子的动量为 k_i，经过二次折射后出射的光子动量为 k_s。k_i 与 k_s 大小相等，但方向不同，如图 14-16 所示。由动量守恒定律可以求得微粒的动量为 g_1。由对称性可知，左边的入射光子折射后，也会给予微粒一个动量 g_2。动量 g_1 与动量 g_2 大小相等，且关于光轴对称。微粒的总动量为 g 方向向上，即微球受到一个与光传输方向相反的力，这个力由光的折射引起，且在纵向方向上，故称为纵向梯度力。一般来说，纵向梯度力指向光焦点的方向。

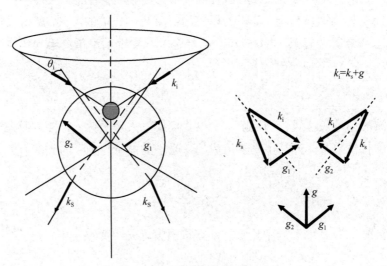

图 14-16　纵向梯度力示意图

考虑不对称的情况，如图 14-17 所示，微粒中心在光轴右侧。左右两边对称位置的入射光线具有的动量为 k_i，出射光子动量为 k_s，可以求得微粒的动量分别为 g_1 和 g_2，其中 g_1 方向斜向下，g_2 方向斜向上。微粒最终的合动量为 g，方向向左。所以，因为光的折射，偏离光轴的微粒会受到一个横向的力，这个力称为横向梯度力。横向梯度力将微粒拉回光轴位置。纵向梯度力和横向梯度力是梯度力的不同分量。

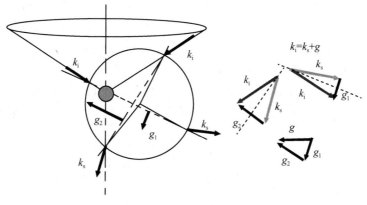

图 14-17　横向梯度力示意图

梯度力和散射力的大小的计算比较复杂。根据微粒尺寸的不同，需要用不同的模型来计算光辐射力的大小。比较方便的模型是，将微粒看成一个很小的电偶极子，电偶极子在电磁中会被极化，其极化率为

$$\alpha = \frac{\alpha_0}{1 - i\alpha_0 k_0^3 / (6\pi\varepsilon_0)}$$

$$\alpha_0 = 4\pi\varepsilon_0 R^3 \frac{\varepsilon - 1}{\varepsilon + 2}$$

上式中 R 为微粒的半径，k_0 为真空中的波数，ε 为微粒所在介质的相对介电常量，ε_0 为真空介电常数。应用经典电动力学的结论，可以求得该电偶极子在电磁中所受到的梯度力 F_g 与散射力 F_s

$$\bar{F}_g = \frac{1}{4}\varepsilon_0\varepsilon\,\mathrm{Re}(\alpha)\nabla I \tag{14-16}$$

$$F_s = \frac{\varepsilon_0\varepsilon^3 k_0^4}{12\pi}\left|\alpha^2\right| I \tag{14-17}$$

从上式可以看出，梯度力 F_g 与光强的梯度 ∇I 有关，光强的梯度方向就是梯度力的方向。当入射光束为高斯光束时，梯度力就指向光束的束腰位置。散射力则与光强的大小有关，光强越大，散射力就越大。由于散射力一直沿着光传输方向，会将光推离俘获区域，如果光强越大，那么散射力会越大，微粒的俘获难度也会增加。微粒俘获的关键是增强梯度力，即增强光的梯度，物镜的倍数越高，光的梯度力也就越大。另一方面，如果能够调节光场的强度分布，例如用非高斯光束，也可以实现特殊的俘获效果。

4. 光镊俘获微粒的条件

微粒在光场中受到梯度力与散射力的作用，梯度力沿着光强的梯度方向，一般指向光束的焦点位置，散射力沿着光线传输方向。所以要利用一束激光将微粒束缚在焦点区域，这就要求微粒的纵向梯度力大于散射力。其次，微粒本身也有重力，在液体中还会受到水分子的布朗运动的干扰，这就要求梯度力能够克服重力和布朗运动的干扰。通过增强入射光功率以及高倍物镜的方法可以增强梯度力，从而增强光镊的俘获效果，但在实际应用中，需要根据实际情况选择合适的参数，例如，增加功率会是的样品池变热，选用高倍物镜也会使得视场变小，给光镊操作造成不便。

由于梯度力是由折射产生的，而折射光的方向与微粒的折射率以及微粒周围介质的折射率有关。所以如果微粒的折射率小于周围介质的折射率（如气泡等），梯度力将会把微粒排斥出俘获区域，此时，高斯光束无法俘获微粒，需要用非高斯光束，例如，高阶的拉盖尔高斯光束或者空心光束等。

二、光镊的结构和参数

1. 光镊装置

光镊一般利用物镜来聚焦光束，产生光梯度力捕获微粒。这样，我们可以将光镊装置与显微成像系统集成在一个装置体系里面，方便在捕获微粒的同时，观测粒子的运动位置。具体装置如图 14-18 所示。整个装置包括两条光路，一条称作捕获光路，激光器发出激光经扩束整形后到达物镜后瞳，然后经物镜高度聚焦到样品池内，捕获微粒。另一条光路是照明光路，光源经过聚光镜聚焦后照在样品池的微粒上，而后经物镜成像到 CCD 上。其中装置中的 DM 是二相色镜，反射捕获光，透过照明光，这样两条光路就可以集成到一起。

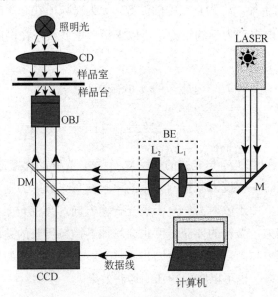

图 14-18　光镊装置

捕获光路的光源的波长最好避开微粒以及微粒所在介质的吸收波段，避免产生光热效应。光源所发出的光束一般为高斯光束，光强呈高斯分布，经过物镜聚焦后，微粒会被捕获在高斯光束的束腰位置。一般要求，光束的大小刚好与物镜后瞳的孔径大小一致，这样才能够聚焦成更小的光斑，提升光梯度力。光路中的扩束装置的作用就是调节物镜后瞳的光斑的大小。另外，物镜也是捕获光路中的核心器件，物镜的数值孔径越大，所产生的梯度力也越大，可以通过水浸物镜或者油浸物镜提升数值孔径的大小。

在实际光镊实验中，光镊操控微粒的方法可以分为两类：一类是被动操控方法，通过三维移动样品台，而保持光镊静止，来实现对微粒的操控。被捕获的微粒将保持相对静止，而未被捕获的微粒随样品池的溶液一起运动。使用计算机驱动操控平台，再结合软件就可以实现高精度操控。图 14-19 是光镊横向操控微粒的示意图。另外一种方法是，主动操控方法，通过光偏转器，调节光的输出位置，进而调节光镊的位置。但是用偏转器的调节范围非常有限，而且还容易引入像差。

2. 光阱力和光捕获效率

光镊捕获微粒的中心区域称为光势阱（简称光阱），处于光势阱中的微粒会受到梯度力与散射力，当传输方向的纵向梯度力大于散射力时，微粒将会俘获在光势阱区域。但如果外界给微粒一个作用力，或者微粒的速度较大，微粒将逃出光势阱区域。这个能够使得微粒刚好逃出光势阱束缚的力称为最大光阱力，也叫逃逸力。逃逸力是光镊的一个重要参数，实验上可以通过拖动微粒的方法来测量最大光阱力，如图 14-20 所示，由于拖动的速度越大，微粒受到的斯托克斯阻力也越大，当速度达到一定值时，微粒刚好脱离光镊的束缚，此时的速度对应的斯托克斯阻力就刚好与最大光阱力相等。

另一个，描述光镊装置性能的一个重要指标就是光捕获效率，用 Q 表示。假定入射光功率为 P，即单位时间输入光镊系统的能量；由于微粒受到光阱力 F 的作用，反过来，也可以说，光子受到一个反方向的光阱力的作用，从而引起动量变化。该反方向的光阱力单位时间对光子做的功为 $F \times c/n$。故可以定义光镊的捕获效率 Q 为

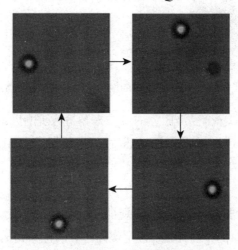

图 14-19　光镊横向操控微粒示意图

$$Q = \frac{Fc}{nP} \qquad (14\text{-}18)$$

当 F 为横向梯度力时，Q 就代表横向的俘获效率；当 F 为纵向光阱力时，Q 就代表纵向俘获效率。由于受纵向散射力的影响以及高斯光束的横向和纵向的聚焦特性不同，所以纵向捕获效率一般要小于横向捕获效率。

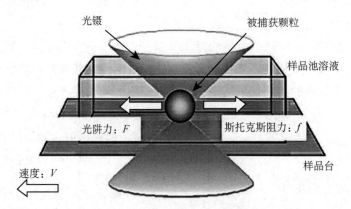

图 14-20　拖曳法测量横向最大光阱力

3. 势阱刚度

被捕获在光势阱中的微粒，被束缚在中心区域，但微粒并不会是完全静止的，而是在振动，就像弹簧振子一样，如图 14-21 所示。仿照弹簧振子的劲度系数，我们可以定义光镊的势阱刚度 k。k 越大，微粒的活动范围越小，捕获更加稳定；k 越小，微粒的活动区域越大。

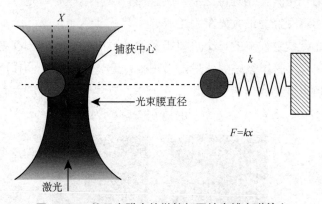

图 14-21　处于光阱中的微粒如同被束缚在弹簧上

实验中，可以通过外加一个黏滞阻力的方法来测量势阱刚度。与测量最大光阱力的方法类似，假定微粒与溶液之间有一个相对运动速度 v，按照斯托克斯定律，此时微粒受到一个与速度成正比的黏滞阻力

$$F_f = 6\pi\eta r v = \alpha v$$

α 为比例系数，η 为溶液的黏滞系数，r 为微粒的半径。当黏滞阻力与光阱力达到平衡时，微粒将偏离光镊中心而处于新的平衡位置。假定偏离中心的位移为 x，通过测量 x 就可以，测得

势阱刚度

$$k_x x = \alpha v$$

另外一种方法是外加间谐力驱动的方法。由于光势阱中的微粒本身就在做简谐振动，外加的简谐驱动力，会使得微粒做受迫振动。假定测得微粒最终受迫振动的频率与微粒原来的简谐振动之间的存在一个相位差为 δ，那么根据 δ 就可以计算得到势阱的横向的刚度系数

$$k_x = \frac{12\pi^2 \eta r}{\tan \delta} f$$

上式中，η 为溶液的黏滞系数，r 为微粒的半径，f 为驱动力的频率。由上式可知，微粒的运动仅与驱动力的频率有关，而与驱动力的大小无关。这种方法的优点是，不需要对位置进行精确测量。

此外还有飞行时间法、玻尔兹曼统计方法、功率谱方法等，在实验中，可以根据具体的实验条件来选择合适的方法。

三、光镊在细胞研究中的应用

由于光镊可以精确操控微粒，而且不会对微粒造成损伤，这就为我们精细研究细胞、蛋白质等微粒的物理功能奠定了基础。光镊在生物医学中的应用相当广泛，从开始研究单个微粒的受力情况，细胞手术，筛选微粒，到目前，光镊技术与其他技术相结合，如拉曼技术、全息技术、荧光技术等，光镊在生物和临床医学中的研究中越来越普遍。光镊技术的继续发展，将进一步为我们打开生命奥秘的大门。由于光镊的应用非常多，本节将主要着眼于细胞、大分子微粒等一些前沿的研究结果。

1. 光镊在细胞研究中的应用

光镊最经典的应用就是固定和操控细胞，而且不需要将样品制备成标本，可以对活的细胞进行实时观测。在这个基础上，利用光镊可以进行细胞筛选、细胞融合、细胞膜弹性测量等实验。

细胞筛选是生物学中一项重要技术，且悬浮在溶液中的细胞，受到布朗运动的影响，会做无规则的运动，一般的技术方法费时费力。而利用光镊可以很方便地进行细胞分类。图 14-22 所示为光镊与微流道技术结合进行细胞分选的例子。方框内为光镊作用的区域，没有被选中的细胞将会走下面的通道，而被选中的细胞将会向上移动，走上面的通道流出，这样就实现了细胞分选。而利用多光镊技术，让不同的细胞一

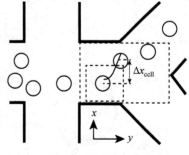

图 14-22 细胞分选示意图

起经过多光点阵列，由于不同的细胞受力不同，其运动轨迹也就不同，从不同的通道流出，这样就提升了细胞筛选的效率。

细胞融合也是细胞工程学的一个重要内容，普通的细胞融合技术效率较低，且会对细胞造成损伤，而利用光镊技术则可以很方便地对细胞进行融合。如图所示，首先利用光镊控制 B 细胞，将其向 A 细胞靠拢，利用强脉冲激光对 AB 细胞的接触部位照射，使得接触部位细胞膜破损，细胞质贯通，最终融合成一个细胞。

普通的光镊对细胞的捕获和操控，虽然摆脱了标本的限制，但还需要制备样品溶液，2013年，中国科学技术大学李银妹课题组首次实现了对活体内的细胞的直接操控。实验采用小白鼠为实验对象，利用光镊捕获了毛细血管中的红细胞。这项研究对生物医学领域具有重要的意义，在不久的将来，有可能利用光镊直接对血管或其他器官进行微手术。

2. 光镊在分子马达研究中的应用

分子马达是细胞中的一种重要单分子蛋白质，其大小为几个纳米。它们能够使活细胞发挥作用，如运输营养物质、细胞分裂等。如果把细胞生命体比作一种复杂的机器，分子马达就是它运转的电机。以肌肉收缩为例，它是通过肌动蛋白马达和肌球蛋白细丝相互滑动产生作用力的。如图 14-23 所示，肌球蛋白分子首先与肌动蛋白丝结合，然后通过与 ATP 分子发生化学反应，释放能量并使得其分子结构发生变化，摆动其"杠杆臂"结构并拉动细丝，然后释放肌动蛋白丝回到原位置，为下一个循环做准备。在每个循环中，两条细丝相互滑过一小段距离——这是肌肉收缩的基础。单个循环产生的力和运动是微小的，但数百万个肌球蛋白分子同时作用的组合将效果放大了多个数量级。

但是，单个肌动蛋白产生的拉力有多大呢？能够将肌球蛋白丝拉多远呢？化学环境的变化对机动蛋白的分子影响有多大呢？这些问题困扰了生物学家很长时间。单纯的显微镜观察并不能给出答案，需要一种能够固定和控制单个肌球蛋白分子的工具，显然光镊技术是解决这个问题的最佳答案。

如图 14-24 所示，通过将肌球蛋白丝两端与乳胶微球结合并拉伸，利用两个光镊将乳胶微球分别固定形成一个哑铃结构；肌动蛋白则固定在玻片上的一个微球中心。这样，当肌动蛋白与肌球蛋白丝发生作用时，哑铃两端的微球中心位置将会发生偏移，通过测量这个偏移量就可以测得单个肌动蛋白产生的拉力。实验最终测得这个拉力的数值为 3～4pN。

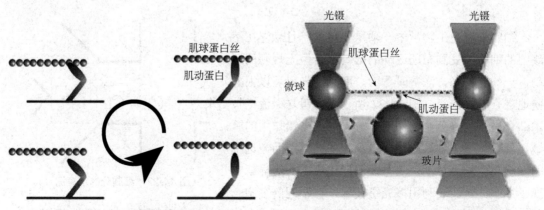

图 14-23　肌动蛋白作用原理　　　　　图 14-24　利用光镊测量肌动蛋白的拉力

驱动蛋白是另一种重要的分子马达，它是一种行走的分子机器，它在细胞内能够沿着微管的一端持续运动，在细胞内主要起运输物质的作用。驱动蛋白的运动方式像人一样行走，两个头部交替与微管结合，沿着微管步行，称为非对称移交手模型（Asymmetric Hand-over-hand Model）。要精细操控驱动马达的运动"步态"，并研究其动力学特性，这就需要用到光镊装置。如图 14-25 所示，将肌动蛋白附着在微球上，微管附着在盖玻片上，通过光镊固定微球，当驱动蛋白运动时，就可以观测到微球的定向运动。基于光镊装置，

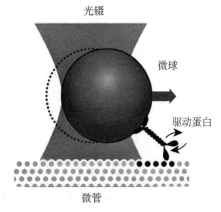

图 14-25　利用光镊测量驱动蛋白的拉力[15]

科学家们对驱动蛋白的行走机理、步距、力等做了大量的研究，目前还有许多问题有待解决。

除了肌动蛋白和驱动蛋白外，还存在 RNA 聚合酶、DNA 解旋酶等其他分子马达，光镊在揭示这些分子马达的动力学特性的研究领域中都起了至关重要的作用。

阅读材料

梅曼简介

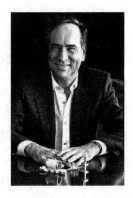

梅曼是一位美国的电子工程师和物理学家，是人类史上第一台激光器的发明者，出生于 1927 年美国洛杉矶，他的父亲是一位电气工程师和发明家。梅曼小时候的动手能力很强，十几岁就能够通过修理电器和收音机挣钱。1949 年，梅曼获得科罗拉多大学的工程物理学学士学位。梅曼的梦想是进入斯坦福大学物理学攻读博士学位。几经波折，1951 年梅曼进入斯坦福大学兰姆教授的课题组（1955 年诺贝尔物理学奖获得者），主要用光学方法研究原子气体的性质。1955 年，梅曼获博士学位后，进入加利福尼亚州的休斯飞机公司工作，在有关微波激射器（英文简称 Maser，激光的前身）的相关研究上获得成功后，他说服公司管理层提供资金支持他从 1959 年开始的激光项目。

当时激光项目研究的竞争很激烈，许多著名的科学家和重要的实验室都参与其中，比如汤斯（因发明 Maser，提出激光理论，获 1964 年诺贝尔物理学奖）、肖洛（提出制备激光的必要条件谐振腔结构）以及极具天才和个性的古德（给出了激光的定义以及英文名称 Laser）等。1959 年，汤斯和肖洛发表论文提出了激光的理论产生方法，预言了激光的可行性。很多研究

组都想在此基础上第一个发明出激光。虽然梅曼加入这次激光的竞争很晚，但他很幸运，选择了红宝石作为增益介质。由于肖洛之前选择过红宝石作为增益介质，但是最终因为红宝石会温度过高失败了，所以学界普遍认为是不可能用红宝石产生激光的。梅曼认为肖洛之所以没有成功是因为他的红宝石质量不够好，而且梅曼选择利用光脉冲激发避免红宝石过热。他在自传中曾说"我是唯一一个对红宝石进行了足够详细分析以有信心坚持下去的人"。1960年5月16日下午，梅曼和他的助手在实验中产生了人类史上第一束相干光，第一台激光器就此诞生。有意思的是，梅曼的助手本来是红色色盲，由于激光输出的红光很强，使得这位助手在人生中第一次看到红色。梅曼将激光的研究成果发表在《自然》杂志上，全文只有300字，汤斯称赞该论文是《自然》杂志100年来字字珠玑的最重要的一篇论文。

梅曼因为发明了激光获得了无数奖项和荣誉，以及两次诺贝尔物理学奖提名，但却没有最终获得诺贝尔奖。1964年，与激光发明有关的诺贝尔物理学奖被授予汤斯以及苏联科学家巴索夫和普罗霍夫。此后，激光被广泛用于工业、天文学、医学等各个领域，相关研究多次获得诺贝尔奖。比较典型的如1981年的光谱仪、1997年冷原子、2018年的光镊等都是直接利用激光作为基本的工具实现的。

习题十四

14-1 原子自发辐射产生的光与受激辐射产生的光有何区别？（　　）
A. 都是相干光　　　　　　　　　B. 都是非相干光
C. 前者是非相干光，后者是相干光　　D. 前者是相干光，后者是非相干光

14-2 激光光源与太阳光源有何区别？激光的相干性更好的原因是什么？

14-3 某激光器输出功率为1W，波长为500nm，则每秒钟激光上能级向下能级跃迁的粒子数是多少？

14-4 什么是粒子数反转？实现粒子数反转需要什么条件？

14-5 一对激光能级分别为E_1和E_2，产生的激光波长为1μm，则当T=300K时，两个能级的粒子数比N_2/N_1是多少？

14-6 在激光治疗眼睛屈光不正手术中，一般需要用哪种激光器？（　　）
A. 氦氖激光器　　　　　　　　　B. 半导体激光器
C. 准分子激光器　　　　　　　　D. YAG激光器

14-7 光动力学疗法的基本原理是什么？在实际操作过程中有哪些优缺点？

14-8 当光由空气以一定角度进入玻璃微粒中，光子的动量会发生什么变化？（　　）
A. 动量大小不变，方向改变　　　B. 动量变大，方向不变

C. 动量变小，方向不变　　　　　　　　D. 动量变小，方向改变

14-9　什么是梯度力和散射力？激光俘获微粒的原因是什么？

14-10　除了课本上介绍的光镊在细胞和分子马达中的应用之外，查阅资料，找找光镊在其他领域中的应用。

参考文献

1. 胡新珉. 医学物理学[M]. 7 版. 北京：人民卫生出版社，2008.

2. 王磊，冀敏. 医学物理学[M]. 8 版. 北京：人民卫生出版社，2013.

3. 王磊，冀敏. 医学物理学[M]. 9 版. 北京：人民卫生出版社，2018.

4. 马文蔚. 物理学[M]. 4 版. 北京：高等教育出版社，1999.

5. 马文蔚. 物理学教程[M]. 北京：高等教育出版社，2002.

6. 马文蔚，周雨青. 物理学教程[M]. 2 版. 北京：高等教育出版社，2006.

7. 马文蔚，周雨青. 物理学教程[M]. 3 版. 北京：高等教育出版社，2016.

8. 武宏. 医用物理学[M]. 5 版. 北京：科学出版社，2020.

9. 喀蔚波. 医用物理学[M]. 2 版. 北京：高等教育出版社，2008.

10. 杨继庆，文俊. 医学物理学[M]. 北京：科学技术文献出版社，2002.

11. 朱世忠，刘东华. 医用物理[M]. 6 版. 北京：人民卫生出版社，2014.

12. 王绍文. 医学影像中的医学物理学应用[D]. 求医问药（学术版），2012，10（6）.

13. 李志达. 影像物理学在影像检查技术中的应用[D]. 环球人文地理，2014，6（6）.

14. 张恩全. 电磁学在医学中的应用[D]. 教育现代化，2017，1（5）.

15. 倪忠强，刘海兰，武荷岚. 医用物理学[D]. 北京：清华大学出版社，2014.

16. Introduction of laser technology，CVI Melles Griot Technical Guide，2009.

17. A. Siegman. Lasers. University Science Books，1990.

18. 周炳琨，高以智，陈倜嵘等. 激光原理[M]. 7 版. 北京：国防工业出版社，2014.

19. S. Yun，S. Kwok. Light in diagnosis，therapy and surgery. Nature Biomedical Engineering，2017.

20. 骆清铭，张镇西. 生物光子学[M]. 北京：人民卫生出版社，2018.

21. 贺号. 飞秒激光生物光子学[M]. 北京：电子工业出版社，2020.

22. A. Ashkin，J. Dziedzic，J. Bjorkholm et al. Observation of a single beam gradient force optical trap for dielectric particles. Optics Letters，1986.

23. A. Rohrbach，J. Huisken，E. Stelzer. Optical trapping of small particles：Optical Imaging and Microscopy，Springer 2007.

24. Y. Harada，T. Asakura. Radiation forces on a dielectric sphere in the Rayleigh scattering

regime. Optics Communications，1996.

25. 李银妹，姚焜. 光镊技术 [M]. 北京：科学出版社，2015.

26. 蒋云峰. 特殊光束的传输性质及其在光镊钟的应用 [D]. 浙江大学，2014.

27. B. Landenberger，H. Hofemann，S. Wadle，et al. Microfluidic sorting of arbitrary cells with dynamic optical tweezers. Lab on a chip，2012.

28. M. Zhong，X. Wei，J. Zhou，et al. Trapping red blood cells in living animals using optical tweezers. Nature Communications，2013.

29. R. Vale，T. Reese，M. sheetz. Identification of a novel force-generating protein，kinesin，involved in microtubule-based motility. Cell，1985.

30. J. Finer，R. Simmons，J. Spudich. Single myosin molecule mechanics：piconewton forces and nanometre steps. Nature，1994.

31. 常国庆. 梅曼，一个用红宝石点亮世界的人. 激光制造网，2020.

32. 朱照宣. 中国大百科全书（第一版）[M]. 北京：中国大百科全书出版社，1985.